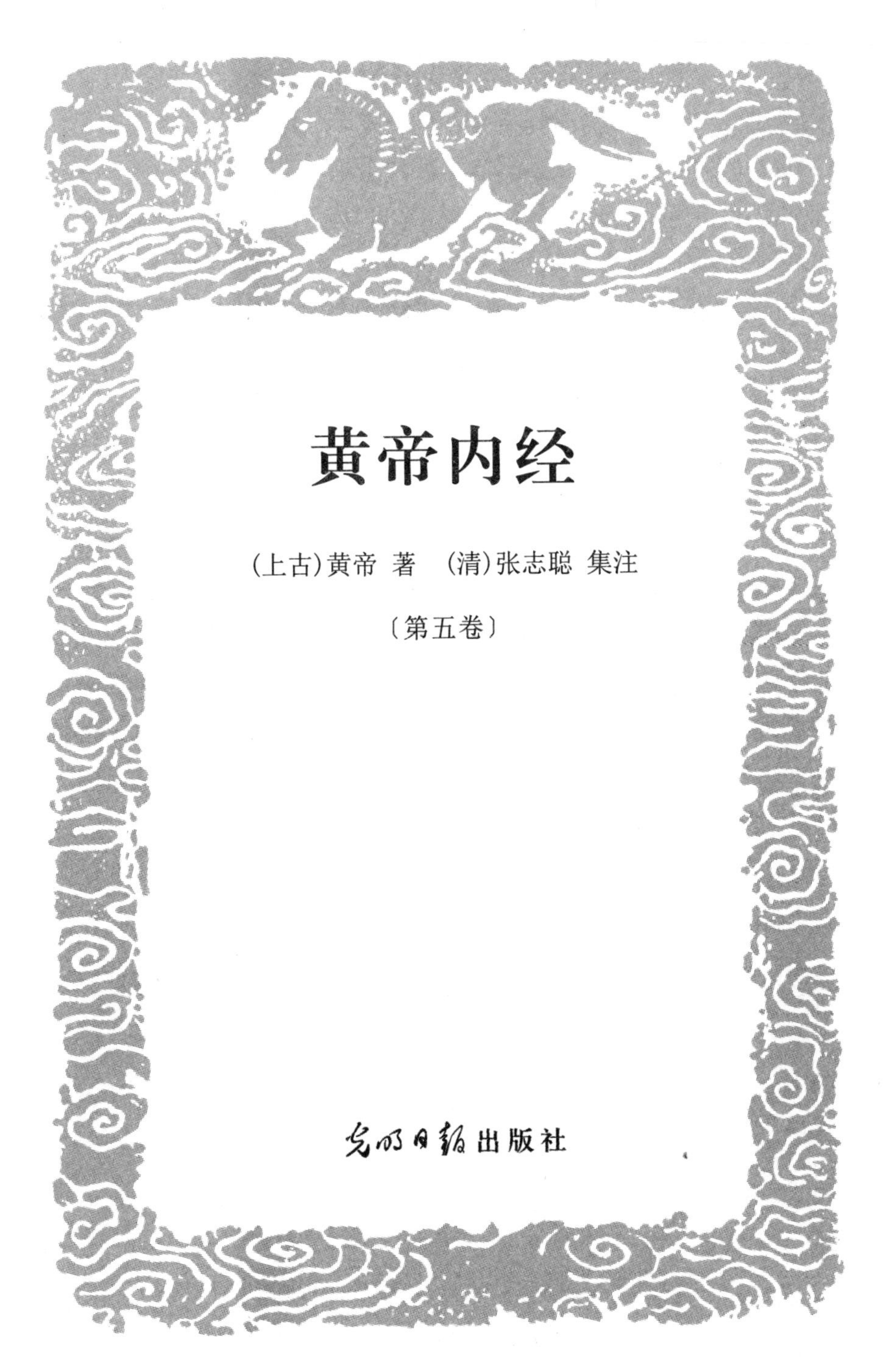

黄帝内经

(上古)黄帝 著 (清)张志聪 集注

〔第五卷〕

光明日报出版社

阴阳离合论篇第六

黄帝问道：我听说天属阳，地属阴，日属阳，月属阴，大月和小月合起来三百六十天而成为一年，人体也与此相应。但现在人体的三阴三阳却与天地阴阳之数不相对应，这是何道理？

岐伯回答说：天地阴阳所指的范围很广，在实际运用时，经过进一步推演，则可以由十到百，由百到千，由千到万，甚至一直演绎下去，无穷无尽，然而其原则只有一个，那就是对立统一的阴阳之道。

天地之间，万物初生，还没有长出地面的，叫做伏居阴处称为阴中之阴；若已长出地面的，就叫做阴中之阳。有阳气，万物才能生长，有阴气，万物才能成形。所以万物的初生，是凭借春气的温暖；万物的生长则凭借夏气的炙热；万物的收成凭借着秋气的清凉；万物的闭藏，则凭借冬气的寒冷。如果四时阴阳失序，气候无常，那么万物生长收藏的变化也会失常。这种阴阳变化的道理，于人而言，也是有一定的规律，并且可以推测而知的。

黄帝说：我很想听您说说关于人体三阴三阳的离合情况。

岐伯说：圣人面向南方站立，前方叫做“广明”，后方叫做“太冲”。循行在太冲部位的经脉叫少阴。少阴经上方的经脉，叫太阳。太阳经下端的起点是足小趾外侧的至阴穴，上端的终结点是睛明穴，因为太阳是少阴之表，所以又称为“阴中之阳”。如果用人身上部和下部来说，则人体的上半部分属阳，叫做“广明”，“广明”以下的部分属阴，叫做“太阴”。“太阴”的前面，是阳明经脉，阳明经下端的起点是足大趾侧次趾末端的厉兑穴，因为阳明是太阴之表，所以又称“阴中之阳”。厥阴是阴气已尽、重新回阳的意思，因此厥阴之表，是少阳经，少阳经下端的起点是窍阴穴，因为少阳居于厥阴之表，因此又称“阴中之少阳”。

人体三阳经脉的离合情况分别为：太阳主表为开，阳明主里为阖，少阳介乎表里之间为枢。但是它们三者并非互不相干，而是互相协调、密切相关的，所以合称为一阳。

黄帝说：希望再听您讲述三阴的离合情况。

岐伯说：在外的为阳，在内的为阴，所以在里的经脉为阴经，循行在少阴前面的称为太阴，其下端起点大致是足末端的隐白穴，太阴经被称为“阴中之阴”。

太阴的后面，叫少阴，其起点是足心的涌泉穴，少阴经被称为阴中之少阴。少阴的前面，称为厥阴，厥明经的起点是足大指末端的大敦穴，由于两阴相合而无阳，加上厥阴又位于最里面的位置，所以称之为“阴之厥阴”。

三阴经的离合情况分别是：太阴是三阴之表为开；厥阴为主阴之里为阖；少阴介于表里之间为枢。但三者之间，并非互不相干，而是相互协调、紧密联系的，所以合起来称为一阴。

阴阳之气，往来运行不息，依次相传于周身，气运于里，形立于表，这就是阴阳离合、表里相成的缘故。

阴阳别论篇第七

黄帝问道：人体有四经十二从，指的是什么呢？

岐伯说：四经是与四时相顺应的正常脉象，十二从是与十二个月相顺应的十二经脉。经脉有阴阳两种，如果能知道什么是阳脉，就能知道什么是阴脉，如果能知道解什么是阴脉，就能知道什么是阳脉。

阳脉有五种，分别为春微弦、夏微钩、长夏微缓、秋微毛、冬微石。五时各有五脏的阳脉，所以五时配合五脏，则为二十五种阳脉。阴脉是没有胃气的脉象，叫真脏脉象。真脏脉表示胃气已经衰败，一旦出现衰败的征象，就可推断出患病之人必死。阳脉是有胃气的脉象。通过观察阳脉的情况，就可以知道病变的所在；辨别真脏脉的情况，就可以知道病人的死期。

要了解三阳经脉的情况，需要检查喉结两旁的人迎穴；要了解三阴经脉的情况，需要检查手鱼际后的寸口。一般在健康状态下，人迎穴与寸口的脉象是统一的。辨别属阳的胃脉，就能推知时令气候于疾病的宜忌；辨别属阴的真脏脉，就能推知病人的生死期限。临证时应谨慎而熟练地辨别阴脉与阳脉，就不至于迟疑不决而众说纷纭了。

脉象的阴阳情况是这样的：脉往为阴，脉来为阳；脉静为阴，脉动为阳；脉慢为阴，脉快为阳。

凡触诊到无胃气的真脏脉，比如肝脉来时，或者脉搏微弱，好像一条悬着的线，似断似绝，或者急促而生硬，十八天后一定死；心脉来时，孤悬断绝，九天后一定死；肺脉来时，孤悬断绝，十二天后一定死；肾脉来时，孤悬断绝，七天后一定死；脾脉来时，孤悬断绝，四天后一定死。

通常来说：肠胃有病，就会影响心脾，病人往往有难言的病情，如果是女子就会有月经不调，甚至闭经的现象。如果时间长了病变转移，或者恶化为“风消”，身体渐渐消瘦；或者恶化为“息贲”，呼吸短而急促，气息上逆，就不可治疗了。

通常来说：太阳经有病时，多有寒热的症状，或者下部浮肿，或者两足软弱无力、逆冷，腿肚酸痛。如果时间长了病变转移，会导致皮肤干燥而无光泽，或引发颓疝。

通常来说：少阳经有病时，生发之气就会减少，或易患咳嗽和泄泻。如果时间长了病变转移，会出现心虚掣痛，或为食欲不振、阻塞不通。

阳明与厥阴发生病变时，就会表现为惊骇，背痛，常常嗳气、呵欠，这种病叫风厥。

少阴和少阳有病时，就会表现为腹部胀满，心中烦闷，常常叹气等症状。

太阳和太阴有病时，就会表现为半身不遂的偏枯症，肌肉萎缩无力，或者四肢不能活动。

按压脉搏时，脉搏在指下鼓动，来势强盛，去势衰弱，叫做钩脉；脉搏在指下无力，来势轻浮，叫做毛脉；脉搏有力而紧张，如琴瑟的弦，叫做弦脉；脉搏有力却必须重按，轻按不足，叫石脉；不是十分无力，又不过于有力，来往柔和，流通平顺，叫滑脉。

阴气逆胜于内，阳气扰乱于外，大量出汗，四肢厥冷，寒气就会伤肺，使人喘息有声。

阴精之所以能够不断产生，根本在于阴阳两气的调和。如果以刚与刚，那么阳气过盛就会破散，阴气也会随之消亡；如果阴气独盛，那么寒湿偏胜，刚柔不和，也会导致经脉气血衰败。

患上属于死阴之类的病，不超过三日就会死；患上属于生阳之类的病，不超过四天就会四。

生阳和死阴是这样的：如果肝病转移到心，为木生火，得其气，叫做生阳；心病转移到肺，为火克金，金被火消亡，叫做死阴；肺病转移到肾，肺和肾同属阴，两阴相并，叫重阴；肾病转移到脾，肾水反过来欺侮脾脾土，叫做辟阴，这都是不可治愈的死症。

如果邪气郁结于阳经，那么四肢就会肿胀；邪气郁结于阴经，阴经的气血受阻，那么大便下血，轻的便一升，重的便二升，更严重的便三升；阴经与阳经都有邪气郁结，而偏重于阴经方面的，就会发生“石水”之病，出现小腹肿胀；邪气郁结于足阳明胃经合手阳明大肠经，那么肠胃俱热，多发生消渴之症；邪气郁结于足太阳膀胱经和手太阳小肠经，那么多为上下不通的隔症；邪气郁结于足太阴脾经合手太阴肺经，那么多为水肿膨胀的病；邪气郁结于厥阴经和少阳经，多为喉痹之病。

阴脉跳动有力，和阳脉有显著的区别，这是怀孕的征象；阴阳脉（尺脉、寸脉）都虚弱，同时患痢疾的，这是死症；阳脉胜于阴脉，会出汗，阴脉虚弱而阳脉强盛，火迫使血循行，如果是妇女就会发生血崩。

肺脾之脉，都搏击于指下，大概到二十天的半夜就会死亡；心肾之脉都搏击于指下，大概到十三天得傍晚时分就会死亡；心包络和肝经之脉都搏击于指下，大概十天后的清晨就会死亡；膀胱小肠之脉都搏击于指下，且过于有力的，三天后就会死亡；三阴三阳之脉都搏击于指下，心腹胀满，阴阳之气发泄已尽，大小便不通，五天后就会死亡；胃和大肠之脉都搏击于指下，如果患有温病，则无法治疗，十天后就会死亡。

灵兰秘典论篇第八

黄帝问：我想听你讲述人体十二脏腑互相配合的情况，它们之间有主次之别吗？

岐伯回答说：你问得很具体，现在就让我谈谈这个问题。心，就好似君主，主宰全身，人的精神等一切思维活动都由此而出。肺，就好像辅佐君主的宰相，因主一身之气而调节全身的活动。肝，就好像勇武的将军，智谋策略由此而出。胆，就好似负责下决策的官员，具有决断力。膻中，就好似侍奉君主的内臣，护卫心并接受它的指令，心志的喜乐全靠它传出。脾和胃，就好似管理仓库的官员，掌握饮食的受纳和消化，五味的营养就是靠它们的作用而得以消化、吸收和运输。大肠，就好似传递人员，能传送食物中的废物，使其变化为粪便，排出体外。小肠，就好似受盛的官员，承受胃中下行的食物，并再次进行分化清浊。肾，就好似士兵，没有它，智慧和技巧得不到发挥。三焦，就好似总管，能使人全身的水道通畅。膀胱，就好似地方官员，负责储藏津液，通过气化作用，方能排除尿液。上面所说的这十二官，虽然职责不同，但必须协调统一，不能相互脱节。所以如果君主英明通达，臣子们也会安定正常，用这样的道理来养生，就可以使人长寿，一辈子也不会出现严重的疾病。用这个道理治理天下，就会使国家昌盛繁荣。如果君主不英明通达，十二官就都要发生危险，也就是说心功能失常，则十二脏腑的功能必将发生紊乱，各个器官无法正常发挥作用，人的生命就要受到严重伤害。这时就无从谈养生，更不能延长寿命了，只会引来病患，缩短寿命。同样，如果昏庸的君主来治理天下，那政权就岌岌可危，一定要提高警惕啊！

深奥的道理精妙难测，变化也没有穷尽，谁能知道它的本源呢？这实在是很困难！有学问的人勤勉探求，可是谁能了解它的精要之处？那些道理晦涩难懂，好像被遮掩了，怎么能了解到它的精华是什么呢？那难明之数，由毫厘的微小数目产生，可毫厘也是由更小的度量产生的，只不过它们积少成多，并成千上万地扩大增加，才逐渐演变成了万事万物。

黄帝说：说得好！我听到了精确明白的理论，这是圣人建立事业的根本啊！如此晓畅明白的宏大理论，假如不专心修省并选择良辰吉日，是不敢接受的。

于是，黄帝选择了良辰吉日，把这些理论珍藏在灵台兰室，以便于保存下来，流传后世。

六节藏象论篇第九

黄帝问道：我听说天体的运行是以六个甲子为一年，人体则以九九极数的变化来与之对应，同时人又有三百六十五穴与天地相应，很久前已经听到这些说法，但其中的道理是什么呢？

岐伯说：你问得很高明啊！请让我详细的说说吧。六六之节和九九制会，是用来确定天度和气数的。天度是计算日月行程的尺度。气数是用来表明万物化生之气节的。

天属阳，地属阴；日属阳，月属阴。日月的运行有一定的位置和秩序，其环周运行也有一定的轨道。每一昼夜太阳运行一度，而月亮运行十三度多，所以大月、小月加起来三百六十五天构成一年，而月份的不足，再加上节气有余，于是产生了闰月。

确定了冬至为一年节气起始，用圭表测量日影，推正中气的时间，随着日月的运行而推算节气，直到岁尾，整个天度的变化就可以完全计算出来了。

黄帝说：我已经了解天道运行度数的问题了，还想了解气数是如何与天度相配合的。

岐伯说：天以六十日为一节，六节就是一年，地以九九之数配合天道，天有十干，代表十日，十干循环六次就是一个甲子，甲子循环六次就是一年，这就是所谓一年三百六十天的计算方法。

从古至今，一切生物都以天气为生命存在的本源，而这个本源就是天地阴阳的变化。地有九州，人有九窍，都与天气相通。天生化出五行，阴阳又依据盛衰消长各自分而为三。三气合成为地，三气合成为人，天、地和人各分为三，三三合为九气，在地划分为九州，在人体分为九脏，即胃、大肠、小肠、膀胱四个“形脏”和肝、心、脾、肺、肾五个“神脏”，与天度节气相通。

黄帝说：我已经懂得了六六与九九相通的道理，先生说把有余的气积累起来就产生了闰月，我想听您说说什么是气？请您启发我的蒙昧、解除我的困惑！

岐伯说：这些知识，是古代帝王保密珍藏的理论，是先师传授给我的。

黄帝说：请您全部讲给我听吧。

岐伯说：五天称作一候，一个节气包括三候，六个节气构成一个季节，四个季节就成为一年，一年四季，各随其五行的配合而分别主宰当年的气候。五行按木、火、土、金、水的次序随时间的变化而更迭推移，各有主宰时令的时候一年结束后，再重新循环。一年四季中的二十四个节气互相承袭，如圆环般循环往复，而节气中的各候也是如此推移相袭的。因此说，如果不知道当年主客气加临之期、气的盛衰、虚实的起因等情况，就不能做个高明的医生。

黄帝说：五行相互承袭，循环往复，就如圆环一样没有终结，它的太过和不及的情况如何呢？

岐伯说：五行的运行之气变换更替并主宰季节，各有胜克，所以，互有盛衰的变化，这属于正常情况。

黄帝问道：平气指的是什么情况呢？

岐伯说：平气就是所说的既无太过，也无不及的情况。

黄帝问道：那么太过和不及的情况是怎么样的呢？

岐伯说：经书中已有关于这方面内容的记载。

黄帝说：所胜是什么意思？

岐伯说：春胜长夏，长夏胜冬，冬胜夏，夏胜秋，秋胜春。这是五时之气以时相胜的情况。而人体的五脏就是根据五行之气的属性命名的。

黄帝问道：它们之间的相胜情况，怎样得知呢？

岐伯说：首先通过推求气候到来的时间，就是太过。如果某气太过就会侵凌其原所不胜之气，欺辱其所胜之气，就叫“气淫”；如果时令已到而气候还未到来，就是不及，如果某气不及，那么其所胜之气将因无所制约而妄行，其所生之气则会因为没有得到濡养而衰弱，其所不胜之气则会趁机加倍逼迫，这叫气迫。要想知道气候到来时间的早晚，就要根据时令的变化来推测。严格遵守时令的变化，就能准确预测气候到来的时间。假如弄错时令或者违背时令河气候之间的对应关系，而不能分辨五行之气到来的时间，当邪气内侵，病害危及与人的时候，即使是医术高明的医生也控制不了疾病了。

黄帝问道：五行之气有不按次序更替的情况吗？

岐伯说：五行之气在四时中的分布不能没有规律。五行之气不按规律承袭，就是反常，反常就会变而为害。

黄帝问道：五行之气的运行出现反常，会怎么样呢？

岐伯说：人体就会患病。如果在某一时令出现的反常气候为当旺之气之所胜者，那么病情就会较轻；反常气候为当旺之气之所不胜者，病情就会较重。如果同时再感受别的病邪，就会死亡。因此反常气候的出现，不在其所克制的某气当旺之时令，病就轻微，若恰在其所克制的某气当旺之时令发病，则病深重。

黄帝说：说得好！我听说，天地之气相合而产生万物又因为天地之气变化多端，所以万物形态各异、名称不同。在万物生成过程中，天地的气运和阴阳变化，哪个作用大，哪个作用小，您能说说吗？

岐伯说：您问得真具体啊！天，是极其之广，不可揣测的；地，是极其之大，不可测量的。可是既然您这样伟大的圣主发问，我就来谈谈其中的道理吧。自然界的草木有五类颜色，变化起来，是难以看尽的；植物长成的时候，有五种味道，而五味的甘美，是品尝不完的。当然，人们对于美妙的五味各有所好，而五色五味分别与五脏相通。天天为人们提供五气，地为人们提供五味。五时之气通过鼻孔进入人体，贮藏于心肺之中，其气上行，使人的面色润泽有光，声音清晰洪亮，五味饮食进入口中，积存于肠胃之中，经过消化吸收，五味的精华灌注到五脏，滋养五脏之气。五脏之气调和，就能维持机体生化功能，辅以津液，人的神气就在此基础上自然产生了。

黄帝又问道：脏像是怎样的？

岐伯说：心是生命的根本，是精神意识存在的地方，其容华表现于面部，其充实滋养的组织是血脉，为阳中的太阳，相通与夏气。

肺是气的根本，是魄所蓄藏的地方，其容华表现在毫毛，其充养并滋养的组织是皮肤，是阳中的太阴，相通与秋气。

肾主蛰伏，是闭藏经气的根本，是精气的存在之所，其容华表现在头发，其充实滋养的组织是骨骼，为阴中之少阴，相通与冬气。

肝是人体耐受疲劳的根本，是魄的寄居之地，其容华表现在爪甲，其充实滋养的组织是筋，可以生养血气，其味酸，其色苍青，为阳中之少阳，相通与春气。

脾、胃、大肠、小肠、三焦、膀胱是水谷所藏的根本，为营气所居之处，因有着盛储食物的器具般的功用，故称为器。它们能吸收饮食水谷的精华，排出糟粕，管理饮食五味的转化、吸纳和排泄。其容华表现在口唇周围的白肉，其充实滋养的组织是肌肉，其味甘，其色黄，属于至阴之类，相通与土气。

而以上十一脏腑功能的发挥，都取决于胆气的升发。

人迎脉比平时大如果一倍，那么病在少阳；大两倍，病在太阳；大三倍，病在阳明；大四倍以上，为阳气太过，无法与阴气相通，是为格阳。

如果寸口脉比平时大一倍，那么病在厥阴；大两倍，病在少阴；大三倍，病在太阴；大四倍以上，为阴气太过，无法与阳气相通，是为关阴。

若人迎脉与寸口脉都比平时大四倍以上，是阴气和阳气都极盛，不得相通，是为关格。如果关格之脉衰竭到不能通达天地精气的地步，就必死无疑。

五脏生成篇第十

心脏与脉相配合，其精华表现于面色，肾脏能制约心脏；肺与皮肤相配合，其精华表现于毫毛，心脏能制约肺脏；肝脏与筋相配合，其精华表现于爪甲，肺脏能制约肝脏；脾脏与肉相配合，其精华表现于口唇，肝脏能制约脾脏；肾脏与骨骼相配合，其精华表现于头发，脾脏能制约肾脏。

因此食用过多的咸味，就会使血脉凝滞，面色发生变化；食用过多的苦味，就会使皮肤干燥，汗毛脱落；食用过多的辛辣，就会使筋脉牵引拘急，爪甲干枯；食用过多的酸味，就会使皮肉粗梗皱缩，口唇干裂翻起；食用过多的甘味，就会使骨骼疼痛，头发脱落。以上损伤都是因为偏好五味而造成的。因此心脏喜好苦味，肺脏喜好辛味，肝脏喜好酸味，脾脏喜好甘味，肾脏喜好咸味。这是苦、辛、酸、甘、咸五味与心、肺、肝、脾、肾五脏的相合关系。五脏之气会在面色上表现出来。要是面部呈现出死草般的青色，干枯无光泽，是死症；要是面部呈现出枳实般的黄色，是死症；要是面部呈现出烟灰般的黑色，是死症；要是面部呈现出凝血般的红色，是死症；要是面部呈现出枯骨般的白色，是死症。这就是通过五脏反应在面部的五色来判断死症的情况。如果面部呈现出翠鸟羽毛般的青色，主生；如果面部呈现出雄鸡鸡冠般的红色，主生；如果面部呈现出螃蟹之腹般的黄色，主生；如果面部呈现出猪之脂肪般的白色，主生；如果面部呈现出乌鸦羽毛般的黑色，主生。以上则是通过五种面色来判断生气的情况。

进一步说，心脏富有生气，面色就似白绢裹着朱砂一样；肺脏富有生气，面色就似白绢裹着红色的东西一样；肝脏富有生气，面色就似白绢裹着红青色的东西一样；脾脏富有生气，面色就似白绢裹着栝楼的果实一样；肾脏富有生气，面色就似白绢裹着紫色的东西一样。这些都是五脏气血充盈、荣华于外的征象。五色、五味与五脏相合的关系是这样的：白色及辛味与肺相合，赤色及苦味与心相合，青色及酸味与肝相合，黄色及甘味与脾相合，黑色及咸味与肾相合。因为五脏在外与五体相合，白色又与皮肤相合，青色又与血脉相合，赤色又与诸筋相合，黄色又与肌肉相合，黑色又与骨骼相合。

人体所有的经脉之气都连属于目，精髓之气都连属于脑，筋脉都连属于骨节，血脉都连属于心，气机都连属于肺，而气血又日夜在四肢八谿的部位往来运行。

因此人睡觉时，血液储藏到肝脏之中，肝得到血而滋养眼睛，眼睛才能看见东西；腿脚得到了充足的血液，才能够行走；手掌得到血液的充养，才能够握住东西；手指头得到血液的充养，才能够拿取物体。若是刚刚睡起就外出受到风邪的侵袭，血液就会发生滞涩，凝滞在皮肤上，痹症就会出现；凝滞在经脉上，就会导致血流不畅；凝滞在脚部，会引发厥冷。这三种病变，都是因为血液运行不畅，不能正常返回到组织间隙的空穴里而造成的。人体共有大谷十二处，小谿三百五十四处，这其中不包括十二脏腑各自的腧穴处。它们既是卫气停留的地方，也是外邪容易留居之所。治疗疾病时，可针刺这些部位，驱逐病邪。

诊察疾病的根本，要以“五决”作为纲领。要想得知疾病是怎么发生的，则首先必须找到病根。所谓“五决”，实际是指五脏的经脉，据此诊断疾病，就能判断出疾病的位置。

所以头痛等巅顶部位的疾病，属于上虚下实，病邪在足少阴和足太阳经，如果病情加重，就会深入转移到肾脏。头晕眼花，身体摇摆，耳聋，属下实上虚的，病邪在足少阳和足厥阴经，如果病情加重，就会深入转移到肝脏。腹部胀满，使胸膈阻塞，胁肋疼痛，下体厥冷，上体眩晕，属于下气上逆的，病邪在足太阴和足阳明经。咳嗽喘促，气逆于胸，病邪在手阳明和手太阴经。内心烦闷，头疼，胸膈不适的，病邪在手太阳和手少阴经，如病情加重，就会传入心脏。

脉搏的小、大、滑、涩、浮、沉等可以用手指分辨清楚；五脏功能显露在外的，都可以通过相类事物的比象来推求；五脏各自相应合的声音，可以凭意会鉴别；五色的细微变化，都可以用眼睛观察。诊断疾病时，如果能够综合望色与切脉，就可以达到万无一失了。患者面色发红，脉搏急促而坚实，即可断定其有病气郁积在中脘，常常妨碍饮食，这种病叫做“心痹”。是外邪侵犯所致，思虑过度致使心气衰弱，于是邪气乘机侵入。患者面色发白，脉搏急迫而浮大，上虚下实，常常出现惊恐的症状，病气稽留在胸中，迫使肺气喘，而肺气原本就很衰弱，这种病叫做“肺痹”。是因为酒醉之后又去行房而造成的。患者面色发青，脉象长并左右弹击手指的，这是病邪稽留在心下，支撑两侧胸胁，此病名叫“肝痹”。是由于感受了寒湿之邪而引起的，与疝气的病理相同，症状有腰痛、脚凉、头痛等。患者面色发黄，脉搏上大而虚，是病邪稽留在浮腹中，并有逆气生成，这种病叫做“厥疝”。女子身上也会出现相同的病，通常是由于四肢过劳以后，出汗而感受了风邪的原因造成的。患者面色发黑，脉搏下坚而大的，这是病邪稽留在小腹和前阴处，这种病叫做“肾痹”。是因为冷水沐浴之后睡觉受凉造成的。

大凡观察五色，面色发黄而目色发青、面色发黄而目色发红、面色发黄而目色发白、面色发黄而目色发黑，都是不死的征象。如果面色发青而目色发红、面色发红而目色发白、面色发青而目色发黑、面色发红而目色发青，则都预示着死亡。

五脏别论篇第十一

黄帝问：我听说方士之中，有人把脑和髓称为脏，有人把肠和胃称为脏，还有人把它们全都称为腑。他们的意见是相反的，却都坚持自己是正确的，请您讲解一下这个问题。

岐伯说：脑、髓、骨、脉、胆和女子胞，都是禀受了地气而生成的，能储藏精血，就像大地包藏万物一样。它们的功能都是贮藏精气以濡养机体而不泄于体外，统称为“奇恒之腑”。胃、大肠、小肠、三焦和膀胱，却是禀受了上天之气而生成的，能像天一样运转不息，它们的功能在于外泄而不储藏，它们接纳五脏的浊气，统称为“传化之腑”，因为浊气不能在人体内长久停留，需要及时传送和排泄。另外，肛门也能为五脏传输和排泄浊气，使饮食水谷的糟粕不会长久停留在体内。

五脏的作用在于藏守精气而不使其外泄，因此充满却不实。六腑的作用是传导水谷的糟粕，而不是储藏，所以它们充实却不能满。之所以是这种状态，是由于饮食水谷从口中进入体内之后下移，先使胃充实，而肠中空虚；饮食水谷继续下移后，肠得到充实，而胃中又空虚了。所以说，六腑是“实而不满”的，五脏是“满而不实”的。

黄帝问道：为什么单独切按气口脉就能诊断出五脏的疾病呢？

岐伯说：胃是储藏饮食水谷的主要器官，为水谷之海，是化生营养物质来充养六腑的源泉，饮食五味从口中进入体内之后，停留在胃中，经过脾脏的输化，五脏之气才得以充养。脾为太阴经，主运输布散津液，气口也是手太阴肺经所经过的地方，也属于太阴经脉，所以五脏六腑的水谷精华，都来源于胃，表现于气口。同时，五气从鼻孔进入人体之后，藏纳于心肺中，心肺有了病变，鼻子就会出现不适的症状。

因此治病的时候，都必须审察患者全身上下的变化，诊测患者的脉象虚实，观察患者的神志和精神状态，以把握治病时机。对于拘泥于鬼神的人，是不能与他们谈论高深的医理的；对于厌恶针石治疗的人，也不能跟他们谈论最巧妙的针刺技术；而患了病却不同意治疗的人，他们的病是无法治愈的，即使强迫他们治疗，也难以收到应有的疗效。

异法方宜论篇第十二

黄帝问道：为什么医生医治疾病时，相同的病而采取不同的治疗方法，但结果却都能痊愈呢？

岐伯说：这是因为地理形式不同，而使治疗方法各有差异的缘故啊。

例如东方地区，气候温暖如春，是出产鱼和盐的地方。因为靠着海水，所以该地方的人们多吃鱼类和咸味食物，以鱼盐为美食。可由于鱼性属火，多吃鱼类会使人体内积热，而过多的吃盐，因为咸味走血，又会耗伤血液，所以该地的人们，大都皮肤色黑，肌理粗疏，多发痈疡之类的疾病。治疗这类病，大都宜用砭石刺法。因此，砭石的治病方法，也是传自东方。

西方地区，多山旷野，金玉丰富，沙石遍地，这里的自然环境有如秋季之气，有一种肃杀收敛的特点。该地的人们，依山而居，其地多风，水土之性又刚强。日常生活中，穿毛布、睡草席、很讲究吃鲜美食物，因此他们大都体肥。如此，外邪虽然不容易侵犯他们的形体，但由于饮食过于美味，因而他们多发内伤一类的疾病。这种病适宜用药物治疗。所以药物疗法，来自西方。

北方地区，自然气候如同冬天的闭藏之气，地形较高，人们依山而住，经常处在风寒凛冽的环境中。该地的人们喜好游牧生活，随时在旷野住宿，喝的是牛羊乳汁，因此内脏受寒时，易生胀满的疾病。这类病适合用艾火炙灼的方法治疗。所以艾火炙灼的治疗方法，来自北方。

南方地区，有如夏季自然界万物旺盛繁茂的气候，阳气隆盛，地势较低，水土薄弱，因此雾露经常聚集。该地的人们，喜欢吃酸类和腐熟的食品，其皮肤机理致密而带红色，易发生筋脉拘急、肢体麻木等疾病。这类病适合用微针针刺。所以九针的治病方法，是从南方传来的。

中央之地，地形平坦，气候湿润，物产丰富，因此人们的食物种类丰富，生活比较安逸，所以易患痿弱、厥逆、寒热等病，治疗这些病适宜用按摩导引的方法。所以按摩导引的治法，起源于中央地区。

综上所述，一个高明的医生是能够总和运用诸种治病方法，并依据病者的实际病情，采用适当的疗法进行治疗的。所以治法尽管各有不同，而结果都能使病者痊愈，这是因为医生熟悉病情并掌握了治疗大法。

移精变气论篇第十三

黄帝问：我听说古时治病，只要转移病人的精神，并改变病人气机的运行，用“祝由”的方法就能使病痊愈。现在的医生治病，内服药物，外施针石，还未必能治好，这是为什么呢？

岐伯说：古时候的人们，穴居野外，生活在飞禽走兽之间，天气冷了，就利用活动来驱寒，酷暑来了，就到阴凉的地方避暑，在内精神上没有眷恋羡慕的情志牵挂，在外没有四处奔走求官的劳累之苦，生活在安闲清净、不贪名夺利、精神内守的意境里，外邪气因此侵入体内，所以既不需要内服药物，也不需要外施针石。一旦有疾病发生，只要对病人转移精神并改变气机的运行，用“祝由”之法就能把病治好。

现在的人们则不一样了，在内遭受忧患的牵累，在外遭受劳苦的疲惫，又不能顺从四时气候的变化，常常违背寒暑养生的原则，受邪虚贼风的侵犯，正气削弱，外邪趁机侵入，对内深入五脏骨髓，对外损伤孔窍肌肤，这样病势轻的必定加重，病势重的必定会死，所以用祝由的方法就不能医好疾病了。

黄帝说：说得好！我想在接诊病人的时候，能够诊察其生死，明辨疾病的疑似，如果掌握了这个要领，心中就像有日月之光一样明朗了，你能把这种诊法讲给我听吗？

岐伯说：望色和切脉的方法，是远古帝王所重视的，也是先师所传授的。

上古有位名医叫做僦贷季，他研究望色和切脉之道，通达阴阳变化的道理，并把色脉和五行、四时、八风、六合相配合，从这些自然现象的正常规律和异常变化，来综合研究声色，观察它的变化奥妙，从而知道其中的要领。而您想知道的要领，其实就是辨察面色和脉息。气色像太阳一样，有阴晴变化，脉息像月亮一样，有盈亏变化，能从四时阴阳的变化来掌握色、脉的变化，这正是诊病的关键。

气色的变化与四时的脉象是相顺应的，上古帝王高度重视这个道理，因为它是符合自然界规律的。若能明白这些原理，心领神会，便可运用无穷，知道如何使病人回避死亡而达到安全，健康长寿。您要能够做到这样的程度，就会被人们奉为“圣王”。

中古时候的医生，多在疾病初发时就能及时治疗，首先服中药汤剂十天，来驱逐“八风”、“五痹”的病邪。如果十天不愈，再用草药治疗，使其相互辅佐。医生还能掌握疾病的根本和表症，标本兼治，所以邪气被征服，疾病也就痊愈了。

可是后世的医生治病就大不一样了，治病不能以四时的阴阳变化为依据，不懂得阴阳变化与色、脉的关系，也不能够辨别病情的顺逆，等到疾病已经形成了，才想用微针从外部治疗，用汤液从内部治疗。这些医术粗浅、草率莽撞的医生，还自以为这样能够治愈疾病，可结果不但不能治愈旧疾，反倒因为治疗的错误而产生了新的疾病。

黄帝说：我愿听听有关临证诊治的要领。

岐伯说：诊治疾病最重要是不能弄错色脉，只有能够熟练运用望色和切脉的技术，才不会被疾病假象迷惑，这是临证诊治的重要原则。医生如果不能掌握望色和切脉的诊法，那么对不能正确的判断疾病的顺逆，在治疗时就有可能倒行逆施，使病者陷入危险。这就好像治国时方法不得当，就会使国家灭亡！因此现世的医生，要赶快去掉旧知识，研究望色和切脉的新学问，积极创新，只有这样才能赶超远古真人。

黄帝说：我已从你那里听到这些重要道理，你说的诊断疾病关键是注重色、脉，这我已经明白了。

岐伯说：诊治疾病还有一个关键。

黄帝问：这个关键是什么呢？

岐伯说：这个关键就是问诊。

黄帝问：怎样问呢？

岐伯说：选择一个安静的环境，关好门窗，耐心细致地询问病情，但不要让病人有任何疑虑，使其畅所欲言，了解详情。问诊后，还要观察病人的色、脉，脉象平和，就是得神，就可推测预后良好；若病人面色无华，脉逆四时，言语模糊，就是失神，就可推测预后不良。

黄帝说：说得太好了！

汤液醪醴论篇第十四

黄帝问道：怎样用五谷来制作汤液和醪醴？

岐伯说：必须要用稻米做原料，以稻秆作燃料，这是由于稻米之气最完备，稻秆又很坚实。

黄帝问：为什么这么说？

岐伯说：稻秉承天地之和气而生，生长于高低适宜的地方，所以得气最完整；又因为它在秋季收割，所以稻杆性质坚韧。

黄帝说：远古时代有高明的医生制成汤液和醪醴，可做成之后，却备在那里不用，这是为什么呢？

岐伯说：自古医术高明的医生制作汤液和醪醴，是为了有备无患。因为上古太和之世，人们身心健康，很少生病，所以汤液虽制成了，也只是放在那里备用的。到了中古代，养生之道稍稍衰落，人们的身心比较虚弱，因此外界邪气时常能够乘虚侵犯，但只要服些汤液醪醴，病就可以好了。

黄帝说：现在的人们有了病，虽然服用了汤液醪醴，而病不一定好，这是为什么呢？

岐伯说：现在的人只要生病，必定要内服药物，外施砭石、针灸，其病才能痊愈。

黄帝道：如果病情发展到了形体衰败、气血衰绝的地步，治疗就没有效果，这是什么缘故？

岐伯说：这是因为病人的神气衰败，已经不能发挥其应有的作用。

黄帝道：神气不能发挥其应有的作用是什么意思？

岐伯说：针石只不过是一种治疗方法而已。当病人神气迷乱时，就算有好的治疗方法，神气不能起到应有的作用，病就不能治愈。更何况病人的严重情况已经达到精神败坏、神气涣散，荣卫气血不能恢复的地步。为什么病情会恶化到这样的地步的呢？主要是因为不懂得养生之道，嗜好和欲望没有穷尽，忧愁和思虑没有终止，以至于一个人的精气衰败，荣血枯绝，卫气作用消失，所以神气失去应有的作用，对治疗措施已毫无反应，疾病便不能痊愈。

黄帝说：大凡疾病在刚刚发作时，都比较轻微，容易治疗，因为病邪侵犯人体，必先侵袭于皮肤，即所谓的表证。可是现在经常是这样，病人找医生诊治，医生就会说疾病已形成，而且是逆证，预后很不好，针刺、砭石和服用汤药都不能治愈了。现在高明的医生都能掌握治疗疾病的方法，精于针刺和用药，跟病人像亲亲人兄弟一样亲近，每日都能听到声音的变化，每日都能看到五色的变化，然而病却医不好，这是因为治疗得不够早吗？

岐伯说：病的性质和病人本身是“本”，医生的治疗方法和药物是“标”，“本”和“标”不能很好配合，病邪就不能驱除，这就是道理所在。

黄帝说：有的病不是因为邪气从皮毛侵入人体而生的，而是由于五脏的阳气衰竭，水气充满皮下，阴气旺盛至极，单独居于体内，阳气在外部耗损更加严重，身体肿胀，不能穿原来的衣服，四肢肿急而殃及到内脏，这是阴气格拒与于内，而水气弛张于外，这种病应该怎么治疗呢？

岐伯说：要想平复水气，应该权衡病情的轻重，驱除体内的积水，并叫病人轻微的活动四肢，使阳气逐渐宣行，穿衣要注重保暖，以帮助恢复体内阳气，驱散凝集的阴气。也可以用缪刺方法，针刺肿处，泻去体内积水，使身体恢复原状。还可以用发汗和通利小便的方法，使汗孔打开，泻膀胱之水，使阴精归于平复，通过五脏阳气的运输和布散，来疏通其中郁积的水液。这样，患者的精气自会生成，身体也强盛，骨骼与肌肉能保持常态，正气也就恢复正常了。

黄帝道：说得很好。

玉版论要篇第十五

黄帝问：我听说《揆度》、《奇恒》两部书中的诊病方法，所指各不同，到底应当怎样综合运用呢？

岐伯说：《揆度》中记载的是估测疾病轻重的方法，《奇恒》中记载的是诊断那些不用寻常的疾病的方法。依我之见，诊察疾病的奥妙就是观察色、脉（另有解释：《五色》、《脉变》）的变化，《揆度》和《奇恒》所包含的道理都是掌握五色与脉象之间的关系。

人体内的气血，是始终运行而不停滞逆转的，一旦停滞或逆转，就会丧失生机。这个道理至关重要，应该把它镌刻在玉版上，命名为《养生之机》（另有解释：以便与“玉机真脏论”相互参考应用）。

面色的变化，体现在鼻子上下左右不同的部位，一定要辨察其主病的要领。若面色浅的，说明病情尚轻，可用五谷汤液调治，大概十天可以治愈；若面色深的，说明病情较重，需要服用药剂治疗，大概二十一天可以治愈；面色过深的，说明病情更重，必须用药酒治疗，而且大概一百天才能治愈；若面色枯槁无华，面庞清瘦，则为不治之症，大约一百天后，人就会死。

此外，若病人脉象短促，阳气虚脱的，则是死证；温热病而阴血枯竭的，也是死证。

面色的变化，体现在鼻子上下左右不同的部位，一定要辨察其主病的要领。病色上移为逆，下移为顺；女子病色在右侧的为逆，在左侧的为顺；男子病色在左侧的为逆，在右侧的为顺。如果病色变顺为逆，在男子则为重阳，在女子则为重阴，都是死亡的征象。

若阴阳相反，则应立即根据病情的轻重，采取适当的治疗措施，促使阴阳恢复协调，这就需要运用《揆度》、《奇恒》的诊病方法了。

脉象搏指有力，是邪气过盛，正气衰败，会使人发生痹症、躄症，或寒热之气交合之病。如果脉象孤绝，说明阳气耗散；如果脉象虚弱，而又泄泻，表明阴血受到损伤。只要脉象孤绝，都是死亡的征象；脉象虚弱，疾病可以治愈。

在切脉时，运用《奇恒》的方法，应当从手太阴经的寸口脉来诊察，如果所见到的脉象，用四时、五行来分析，属于见于出现其所不胜的现象（比如春见秋脉，夏见冬脉），叫做逆，则一定死亡；如果所见脉象是其所胜（如春见长夏脉，夏见秋脉），叫做从，预后良好。八风、四时之间的相互胜复，是循环无端，周而复始的，如果四时的气候不正常，就不能用常理来推断了。知道了这个，就掌握了《揆度》、《奇恒》阵法的全部要点了。

诊要经终论篇第十六

黄帝问道：诊病的要领是什么？

岐伯说：要领就是天、地、人之间的相互关系。比如正月、二月，天气开始生发，地气也开始萌动，这时人体的肝气与之相应；三月、四月，天气正当明盛，地气也正发生，这时人体的脾气与之相应；五月、六月，天气旺盛，地气上升，这时人体的头脑之气与之相应；七月、八月，阴气开始出现清肃的现象，这时人体的肺气与之相应；九月、十月，阴气逐渐往生，开始冰冻，地气也随着闭藏，这时人体的心气与之相应；十一月、十二月，冰冻加重，阳气秘藏，地气闭密，这是人体的肾气与之相应。

由于人体的五脏之气和天地的阴阳之气的升降相应，所以春天应刺经脉俞穴，深度要达到分肉腠理，出血而止，如果病情比较重，留针的时间要长一些，使气能够传布以后才拔针，病情较轻的可以留针，但时间要短，等到经气循环一周，即可出针。

夏天针刺时，应刺孙络的俞穴，使其出血而止，泻尽邪气后，用手指按压针孔，等经气循行一周，病痛即可消除。

秋天针刺时应刺皮肤，顺着肌肤的纹理刺针，不论上部或下部，同样用这个方法，观察病人的神色，知道转变后即可停止。

冬天针刺时应取深在筋骨间的腧穴，刺在深连筋骨的组织间隙中，病情严重的可以直刺并深入，病情较轻的可以向上下左右不同方向刺针，而且进针要缓慢。

春夏秋冬四个季节，各有相对应的刺法，必须根据气所在的位置，来确定针刺的部位。

如果春天刺了夏天的部位，就会损伤心气，使脉象紊乱，气息微弱，邪气深入到骨髓之间，那么疾病就很难治愈，心火微弱，火不生土，使人出现饮食不下和少气的现象。

春天刺了秋天的部位，就会损伤肺气，春天的疾病发生在肝，会出现筋挛，而误刺使邪气在肺部循行，就会引发咳嗽，就不能治愈旧疾，肝气受损，使人惊恐、哭泣。

春天刺了冬天的部位，损伤了肾气，会使邪气深入内脏，使人感觉腹胀，不但不能治愈旧疾，还会使肝气受损，使人多欲言语。

夏天刺了春天的部位，就会损伤肝气，不但不能治愈旧疾，还会使人倦怠无力。

夏天刺了秋天的部位，就会损伤肺气，不但不能治愈旧疾，反而使人因肺气受损而少言语，肺属金，一旦受到损害，肾脏就会因得不到正常的充养而虚弱，使人惊恐、惕然不安，像被人逮捕的样子。

夏天刺了冬天的部位，就会损伤肾气，不但不能治愈旧疾，反而使精不化阳气而少气的症状。肾属水，肝属木，水不能滋养木，因此人会易怒。

秋天刺了春天的部位，就会损伤肝气，不但不能治愈旧疾，反而使人血气上逆，出现惕然不安、容易恐惧、健忘的症状。

秋天刺了夏天的部位，就会损伤心气，不但不能治愈旧疾，反而使人嗜卧，精神倦怠，多梦不寐。

秋天刺了冬天的部位，就会损伤肾气，不但不能治愈旧疾，反使人肾不闭藏，血气内散，时常发冷。

冬天刺了春天的部位，就会损伤肝气，不但不能治愈旧疾，还会因为肝虚魂不潜藏，反而使人困倦而又不能安眠，即便能睡着，也会经常做怪异可怕的梦。

冬天刺了夏天的部位，就会损伤心气，不但不能治愈旧疾，反使人脉气发泄，病邪侵入经脉，引发各种痹病。

冬天刺了秋天的部位，就会损伤肺气，不但不能治愈旧疾，反而会使人因肝脏化源津液的能力不足而常常口渴。

针刺胸腹的穴位时，千万不要刺伤五脏。假如刺中了心脏，经气环身一周，人便会死；假如刺中了脾脏，人五日便死；假如刺中了肾脏，人七日便死；假如刺中了肺脏，人五日便死；假如刺中隔膜的，五脏都会受到损伤，虽然疾病看上去似乎减轻了，但不超过一年人就会死。

针刺胸腹的穴位要避免刺伤五脏的关键，是要掌握下针的逆从。“从”，就是要熟知膈和脾肾等的部位，避开针刺；如果不知道它们的位置就不能避开，那样会刺伤五脏，这就是“逆”了。针刺胸腹部位时，应该在这些部位覆盖布巾，然后从单布上进刺，以免针刺过深。如果针刺后疾病还不能痊愈，可以再刺。

在针刺时，必须肃静，以候其气；如果用针刺治疗脓肿，可以用摇大针孔的手法以使脓血泻出；如果针刺经脉的疾病，就不要摇针。这是刺法的一般法则。

黄帝说：十二经气败绝的情况是什么样子的？希望听您讲说一下。

岐伯说：太阳经脉气绝的时候，病人两目上视，目睛不能转动，身背反张，手足抽搐，面色发白，出绝汗，绝汗一出，就很快要死亡了。

少阳经脉气绝的时候，病人会耳聋，遍体骨节松懈、两目直视，好像受到惊吓一样，一旦目珠不转，一日半便要死了；病人临死前的征兆时面色先发青，再由青色变为白色。

阳明经脉气绝的时候，病人口眼牵引歪斜而瞤动，时常惊恐，胡言乱语，面色发黄，其经脉上部下部所过的部分，都表现出燥急盛大的症状并逐渐肌肉麻痹，那样就很快要死亡了。

少阴经脉气绝的时候，病人面色发黑，牙齿似乎变长并积满污垢，腹部胀满，上下之气阻隔不通，那样就要死亡了。

太阴经脉气绝的时候，病人会腹部胀满、呼吸不畅，时常嗳气并且有呕吐现象，呕吐会使气上逆，气上逆会引起面色发红，如果气不上逆，则会出现上下之气阻隔不通的现象，导致面色发黑，而当皮毛干枯时就要死亡了。

厥阴经脉气绝的时候，病人会胸中发热，咽喉干燥，小便频繁，心胸满闷，等到舌头卷曲，睾丸上缩，就要死亡了。

以上就是十二经脉之气败绝的症候。

脉要精微论篇第十七

黄帝问道：诊脉的方法是怎样的呢？

岐伯说：诊脉一般以早晨为最佳，此时人还没有从事劳动，阳气没被扰动，阴气没有损减消散，也未曾进食，经脉之气尚未充盛，络脉之气也很均匀平静，气血未受到扰乱，因而可以诊察出有病的脉象。在诊察脉搏动静变化的同时，还应观察眼睛的精明，以候神气，还要诊察面部五色的变化，以了解脏腑的强弱虚实及形体的盛衰，把这些综合在一起分析，以判断疾病的吉凶、转移和发展。

脉是血液会聚的地方。脉长表明气血调和；脉短表明气塞不通；脉数表明体内火热，体内有热邪则心烦躁；脉大表明邪气过盛，而且病情正在发展；上部的脉象充盈，表明病邪壅塞于胸，会出现呼吸急促的症状；下部的脉象充盛，表明病邪滞留于腹部，会出现胀满之病；脉代表明元气衰弱；脉细说明正气衰竭；脉涩表明血少气滞，会出现心痛的症状。脉象来势燥大而迅疾，好像泉水上涌，表明病情正在发展；脉象来势隐约而微弱，似有若无，去势如弓弦突然断绝一般，表明气血已经衰绝，已失去生机，这是死亡的征象。

眼睛的精亮明润和面部的色泽是内在五脏之气在外的表现。赤色应该像白布包裹朱砂一样明润而不暴露，不应该像赭石那样，红中带紫，暗无光泽；白色应该像鹅的羽毛那样洁白而有光润，不应该像盐那样白而带灰暗色；青色应该像碧玉青而明润，不应该像蓝色那样青而带沉暗色；黄色应该像罗绢包裹着雄黄一样，黄而明润，不该犹如黄土般暗淡没有光华；黑色应该像重漆之色，乌黑发亮，不应该像地苍般枯暗无光。要是五脏真色暴露于外，这是真气外脱的现象，人的寿命也就不长了。眼睛晶亮明润才能观察万物、分辨黑白、审察长短。如果长短识辨不出、黑白分辨不清，就说明精气衰绝了。

五脏的主要功能是藏精守内，它们在体内各有分工。如果腹中邪气旺盛，脏气壅满，气盛而喘，容易惊恐，讲话声音重浊不清，如在室中说话一样，这表明中气功能丧失，而有湿邪入侵。如果语音低微，气不接续，语言不能相继者，表明正气被劫夺。如果不知穿衣盖被，说话不分好坏，不分亲疏远近，就表明神明错乱。如果脾胃不能受纳储藏水谷精气，而致使泻泄不止，是中气失守，肛门不能约制的缘故。小便失禁，是因为膀胱不能闭藏。总之，如果五脏功能正常，各尽其职，人就能生；如果五脏精气不能固守于内，各失其职，人就会死。

五脏精气充足是身体强健的根本。头是精明之府，如果头部低垂，眼睛凹陷没有神采的，是精神将要败坏的表现。背悬五脏，为胸中之府，若见到后背弯曲，肩部下垂，是胸中的脏气将要衰惫的表现。肾位于腰际，因此腰是肾之府，如果腰部不能运转扭动，是肾气要衰绝的征象。膝是筋脉之府，所以膝为筋之府，如果不能屈伸，走路时需要依附外物，这是筋的功能将要衰惫的表现。骨为髓之府，如果不能持久站立，走路时摇晃不稳，说明髓虚，说明骨的功能将要衰败。总之，若五脏之气能够由弱转强，那么即便生病也能痊愈；若五脏之气不能恢复强健，那么病情就不能治愈，人会死亡。

岐伯说：人的脏腑与四时相应。如果与四时违背，那么五脏的精气过盛，六腑的传化之物则不足。如果相应太过，那么五脏的精气倒会不足；而如果相应不足，那么六腑的传化之物倒会有余。这都是阴阳不相应合，病名为关格。

黄帝问：脉象是怎样随着四时的变化变动的呢？怎样从脉诊上知道病变的所在呢？从脉诊上怎样知道疾病的变化呢？怎样从脉诊上知道病发生在内部呢？怎样从脉诊上知道病发生在外部呢？可以详细地给我讲解一下这五个问题吗？

岐伯说：让我讲讲人体的阴阳升降和天体运转相适应的道理吧。万物之外，六合之内，天地间的变化都与阴阳四时的变化相顺应。如春天的气候温暖，发展到夏天的气候酷热，秋天的劲急，发展到冬天的肃杀，人体的脉象也随着这种四时气候的变化而有了上下浮沉的变化。春天人体的脉象犹如圆规画出的圆般圆滑；夏天的脉象犹如方形的矩一样盛大；秋天的脉象像秤杆那样轻浮；冬天的脉象像秤锤那样沉下。四时阴阳的变化也是这样的，冬至到立春的四十五天，阳气微升，阴气微下；夏至到立秋的四十五天，阴气微升，阳气微下。四时阴阳的升降是有一定的规律的，人体脉象的变化也应该与之相顺应，如果脉象变化与四时阴阳变化不相适应，就是有病，根据脉象的异常变化就可以分辨疾病发生在哪个脏器，再根据脏气的盛衰和四时阴阳变化的时期，就可以判断出疾病发生和死亡的时间。四时阴阳变化的微妙都会体现在脉象上，一定要仔细观察。诊脉要有一定的原则，即从辨别阴阳开始，因为人体十二经脉应五行而有生机，所以以五行生克的规律来观测脉象的虚实盛衰，并以四时阴阳的变化规律为准度。根据脉象虚实，而各施补法泻法，不可用错，才能使人体的阴阳与天地的阴阳相应。掌握了人和天地阴阳相应的道理，就能判断生死。所以五声与五音相应合；五色与五行相应合；脉象与四时阴阳相应合。

阴气盛，会梦见涉渡大水而恐惧；阳气盛，会梦见大火烧灼；阴阳俱盛，会梦见相互厮杀而毁坏受伤；气盛于上部，就会梦见飞升；气盛于下部，就会梦见下坠；吃的过饱的时候，就会梦见送食物给人；饥饿时就会梦见索取东西；肝气盛，做梦就会生气；肺气盛，做梦就会哀伤哭泣；腹内蛲虫多，就会梦见集聚；腹内长虫多，就会梦见相互搏杀而受损。

所以诊脉有一定的要诀，必须平心静气，才不会诊断失误。春天的脉上浮在外，犹如鱼游波中；夏天的脉在皮肤中，洪大旺盛，如同夏季万物繁荣茂盛的样子；秋天的脉见微沉，似处于皮肤之下，就好像蛰虫将要伏藏一般；冬天的脉沉伏在骨，就好像冬眠的虫子闭藏不出，人们也深居简出一样。因此说体内五脏的情况，可以从脉象上分辨出来，而要知道外部经气的情况，可以从经脉循行的经络上诊察而知其终始。以上这春、夏、秋、冬、内、外这六个方面，就是诊脉的重要法则。

心脉如果搏击有力而长，为心经邪气过盛的表现，火盛气浮，会出现舌头卷曲不能言语的症状；如果脉象柔软而散乱，则是消渴病，等胃气恢复后，疾病就会痊愈。肺脉如果搏击有力而长，为火邪犯肺，症状是痰中带血；如果脉象柔软而散乱的，是肺脉不足的表现，出汗不止，这时不能用发散的方法治疗。肝脉如果搏击有力而长，面色不青，此病并非发自内部，应当是跌坠或搏击所造成的，血淤积肋下，阻碍肺气的升降，所以使人气逆、喘息；如果脉象柔软而散乱，面目有光泽，就是溢饮病，这是因为溢饮病口渴暴饮，水液不能排出体外，而进入肌肉皮肤之间、肠胃之外所引起。胃脉如果搏击有力而长，面色红赤，会出现大腿疼痛，像折断了一样；如果脉象柔软而散乱，说明胃气不足，这是食痹病。脾脉如果搏击有力而长，面色发黄，是脾气不运，症状是少气无力；如果脉象柔软而散乱，面色没有光泽，是脾虚，不能运化水湿，使足胫浮肿，好像水肿病的样子。肾脉如果搏击有力而长，面色黄里透红，是心脾之邪过盛侵犯肾脏，使肾受损，病症是腰部疼痛，好像折断了一样；如果脉象柔软而散乱，则为精血虚少之病，身体再难康复。

黄帝说：诊脉时，如果心脉劲急，这是什么病？病的症状是怎样的呢？

岐伯说：这是心疝病，此病会在少腹部位出现。

黄帝问：这是什么道理呢？

岐伯说：心脏属阳，与小肠互为表里，脏病下移传于腑，位于小腹部的小肠受其影响引起疝痛，所以少腹部会出现症状。

黄帝说：诊察到胃脉有病，会出现什么症状呢？

岐伯说：胃脉实，则邪气有余，将出现腹胀满病；胃脉虚，则胃气不足，将出现泄泻病。

黄帝说：疾病是如何形成并发展变化的呢？

岐伯说：感受风邪，会出现寒热病；热邪滞留过久，可演化为消中病；气逆上而不止，会发展成癫痫病；风气通于肝，感受风邪时间长了，木邪侮土，可出现飧泻病；风邪侵入血脉，长久停留会引发疠风病，疾病的发展变化千变万化，是无法说尽的。

黄帝说：各种臃肿、筋挛、骨痛等疾病是怎样发生的？

岐伯说：是因为寒邪和八风之邪侵犯人体后而引发的疾病。

黄帝说：如何治疗这些病？

岐伯说：这些疾病是四时偏胜之气所引起的，因此用五行相胜的道理治疗即可治愈。

黄帝说：从五脏发动的旧病和感受邪气发生的新病，都会使脉色发生变化，如何分辨呢？

岐伯说：您问得真详细！只需察诊脉象和观察起色就可以了：如脉虽小而面色正常，就是新病；如脉正常而面色反常，就是旧病；如脉象与面色都有异常，也属旧病；如果脉象和面色都正常，就是新病。肝脉与肾脉出现沉弦的脉象，面色苍赤，应该是毁伤淤血所致，经脉滞涩，血气凝结，不论外部有没有血，形体一定会肿胀，如同因湿邪引起的水肿。

按压尺部的脉两旁可反映胸胁的病变，轻按尺部可知肾脏病变，重按可知腹部的病变。就尺部的中段来说，轻按其左可反映肝脏的病变，重按可反映膈部的病变；轻按其右可反映胃部的病变，重按可反映脾脏的病变。就尺部的上段来说，轻按其右可反映肺部的病变，重按可反映胸中的病变。轻按其左可反映心脏的病变，重按可反映膻中的病变。从臂内阴经之分，可反映胸腹的病变；从臂外阳经之分，可反映背部的病变。从尺部的上段到鱼际的位置，可反映胸部和喉部的病变；从尺部的下段到肘横纹的位置，可诊断少腹、腰、股、膝、胫、足等处的病变。

脉象洪大，表明阴精不足，阳气有余，属热中之病。脉象来时急疾，去时徐缓，说明上部实而下部虚，气逆乱上，容易出现癫厥一类的疾病。脉象来时徐缓，去时急疾，说明上部虚而下部实，容易出现疠风一类的疾病。患这种病的原因，是因为阳气虚弱，失去捍卫的功能，并感受了邪气。两手脉都沉细而数，是少阴经经气乱逆的疾病；如果脉象沉细数而乱，是阴血耗损，容易出现阳盛阴虚的寒热病。脉浮而散乱，易发眩晕扑倒的疾病。脉浮而不躁急，病邪在阳分，则出现发热的症状，疾病在足三阳经；脉象浮而躁急，疾病在手三阳经。脉象细而沉，病邪在阴分，多出现骨节疼痛，疾病在手三阴经；脉象细沉而静，疾病在足三阴经。如果脉搏跳动几次就会停歇一次，邪气滞留在阳分，会出现泄利或大便带脓血的疾病。

诊察到各种有病的脉象而切按时，如见脉涩，是阳气有余；脉滑，则阴气有余。阳气有余，会身热无汗；阴气有余，就多汗身冷；阴气阳气都有余，就会无汗发冷。如果按脉时，轻按不见脉动，重按才见脉象沉而不浮，说明疾病在内部，这是心腹有积聚病。如果重按不见脉动，轻按才见脉浮而不沉，说明疾病在外部，这是内热之病。如果诊脉时只上部搏动，下部虚弱，表明上实下虚，这是腰足清冷之症。如果诊脉时，只下部搏动，上部虚弱，表明上虚下实，这是头项疼痛的疾病。若重按达到骨头才感到虚弱的脉动，是阳气不足，这是腰脊疼痛和身体麻痹的疾病。

平人气象论篇第十八

黄帝问道：正常人的脉象是怎样的呢？

岐伯说：人呼一次气，脉跳动两次，吸一次气，脉也跳动两次，一呼一吸为一息，呼气和吸气中间，脉搏又跳动一次，这样一息共跳动五次，这就是正常人的脉象。正常人就是无病之人，通常以无病之人的呼吸为标准，诊测病人的呼吸次数及脉跳次数，如果医生无病，就可以用自己的呼吸来计算病人脉搏的次数，这是诊脉的法则。

人呼一次气，脉跳动一次，吸一次气，脉也跳动一次，这是气虚的表现。人呼一次气，脉跳动三次，吸一次气，脉也跳动三次并且燥急，尺肤发热，就是得了温病；尺肤不热，脉滑，就是得了风病，脉涩就是得了痹病。一呼一吸时，脉搏跳动八次以上，表明精气衰竭，是死脉；脉搏中断，绝而不来，也是死脉；脉搏节律不匀，散乱无序，时慢时快，说明气血紊乱，亦是死脉。

人的正常脉气来源于胃，胃气是平常人脉息的正常之气，人的脉息中如果没有胃气，就是逆象，出现逆象就会死亡。

春天的脉象，弦中带有冲和的胃气，是平脉；弦多而冲和的胃气少，为肝脏有病；只见弦脉而全无冲和的胃气，就是死脉；脉中虽有胃气，而兼见毛脉之象，是春见秋脉，可以预测到了秋天就要生病，如毛脉之象明显，则金克木，立即就会发病。春季肝气旺盛，五脏真气散于肝，以养筋膜之气，因此说肝藏滋养筋膜之气。

夏天的脉象，钩中带有冲和的胃气，是平脉；钩多而冲和的胃气少，缺少和缓之象，为心脏有病；只见钩脉而全无冲和的胃气，就是死脉；脉中虽有胃气，而兼见石脉之象，是夏见冬脉，可以预测到了冬天就要生病，如石脉之象明显，则水克火，立即就会发病。夏季心气旺盛，五脏真气疏通于心，心主血脉，因此说心藏滋养全身血脉之气。

长夏的脉象，弱中带有冲和的胃气，是平脉；弱多而冲和的胃气少，为脾脏有病；只见代脉而全无冲和的胃气，就是死脉；弱脉中兼见石脉之象，是长夏见冬脉，可以预测到了冬天就要生病，如弱脉之象明显，立即就会发病。长夏季节脾气旺盛，五脏真气濡养于脾，脾主肌肉，因此说脾藏滋养肌肉之气。

秋季的脉象，毛中带有冲和的胃气，是平脉；毛多而冲和的胃气少，为肺脏有病；只见毛脉而全无冲和的胃气，就是死脉；毛脉中兼见弦脉之象，就是金气衰败，木反侮金，可以预测到了春天就要生病，如弦脉之象明显，立即就会发病。秋季肺气旺盛，五脏真气上交于肺，百脉朝于肺，营行脉中，卫行脉外，因此说肺藏主运行荣卫阴阳之气。

冬季的脉象，石中带有冲和的胃气，是平脉；石多而冲和的胃气少，为肾脏有病；只见石脉而全无冲和的胃气，就是死脉；毛脉中兼见钩脉之象，就是水气衰败，火反侮水，可以预测到了夏天就要生病，如钩脉之象明显，立即就会发病。冬季肾气旺盛，居于人体下焦，五脏真气下藏于肾，肾能滋养骨，因此说肾藏充养骨髓之气。

胃经的大络，名叫虚里，其络从胃贯穿膈肌而上联络于肺，其脉出现于左乳下，手可以感觉得到搏动，这是积于胸中的宗气鼓动的结果。如果虚里脉搏动急促，并且时有停歇，这是中气不守，病在膻中；如脉来迟缓而有歇止兼见长而竖直位置横移的，表明有积滞；如果脉跳动断绝而不再来，则是死脉。如果虚里搏动亢进，胸前的上衣随之颤动，这是宗气不能藏蓄而外泄的表现。

切脉要了解寸口脉的太过和不及的情况。寸口脉象应指而短，会出现头痛的症状；寸口脉应指而长，会出现足胫痛的症状；寸口应指急促而有力，上搏指下，会出现肩背疼痛的症状；寸口脉沉而坚实，疾病在内部；寸口脉浮而洪大，疾病在外部；寸口脉沉而微弱，会出现寒热、疝瘕聚集少腹疼痛等病；寸口脉沉而横居，表明胁下或腹中有积块而疼痛；寸口脉沉而急促会出现寒热病。脉像盛大滑实而坚韧，病邪在外部；脉像小而坚实，病邪在内部；脉像小弱而滞涩，是为久病；脉像滑浮而疾急促，是为新病；脉像紧急，会出现疝瘕聚集少腹疼痛；脉像滑利，是风病；脉像涩滞，是痹病；脉像迟缓而滑利，热邪在脾脏，是热中病；脉像盛大而坚，为寒气痞满，会出现腹胀。脉与病的阴阳属性一致，如阳病在阳脉，阴病在阴脉，疾病就容易治愈；脉与病的阴阳属性相反，如阳病在阴脉，阴病在阳脉，疾病就难以治愈。脉象与四时阴阳相应为顺比如春弦、夏钩、秋毛、冬石，即使患病，亦无什么危险；如脉与四时相反，及不间脏而传变的，疾病就很难治愈了。

臂上有多处青筋暴露，是血少脉空，失血造成的。尺肤脉象和缓艰涩，是气血不足，多为疲惫倦怠、卧床不起。尺肤发热而脉象洪大，是火旺盛于内，会造成脱血。尺肤涩滞而脉象滑利，表明阳气有余，所以有多汗的症状。尺肤寒而脉象细，表明阴寒之气过盛，多发泄泻。脉象粗大，尺肤常热，是阳盛于内，多发热中病。

肝的真脏脉出现，至庚辛日死亡；心的真脏脉出现，至壬癸日死亡；脾的真脏脉出现，至甲乙日死亡；肺的真脏脉出现，至丙丁日死亡；肾的真脏脉出现，至戊已日死亡。也就是说真脏脉出现，均主死亡。

颈部的脉搏动过盛，并且气喘咳嗽，是水肿病。眼睑浮肿如卧蚕的，也是水肿病。小便颜色黄而赤，而且嗜卧，是黄疸病。饮食后很快又有饥饿感，是胃疸病。风为阴邪，下先受之，面部浮肿，是由风邪引起的风水病。水湿为阴邪，下先受之，足胫浮肿，是由水湿引起的水肿病。眼睛发黄，是黄疸病。妇人若是出现手少阴心脉搏动明显，则是怀孕的征象。

脉搏有时与四时相应，有时不相应的，假如在应当出现某脏脉的季节没有出现该脏脉，如春夏而不见弦、洪脉，反见沉、涩脉；秋冬而不见毛、石脉，而反见浮大脉，这都是与四时相反的脉象。

风热为阳邪，脉应浮大，反而沉静的；泄利脱血，使津液和血受伤，脉象应该虚而细，反而实大的；病在内，脉应有力，正气尚且旺盛，能够抵抗病邪，反而有脉虚之象的；病在外，脉应浮滑，因为病邪仍在体表，反而有坚涩之象的，这些脉象相反的，都极难治愈，叫“反四时”。

人的生命依靠水谷的营养，所以人断绝水谷后，就要死亡；胃气化生于水谷，如若脉象中没有胃气，人就会死亡。没有胃气的脉，是只见真脏脉，而不见胃气脉。脉不得胃气，就是说肝脉见不到微弦脉，肾脉见不到微石脉等。

太阳主时的五月六月，脉象洪大而长；少阳主时的正月二月，脉象不稳，忽快忽慢，忽短忽长；阳明主时的三月四月，脉象浮大而短。

正常的心脉来时，像一颗颗连续不断滚动的圆珠一样，往来圆滑，又像抚过琅玕美玉一样的温润，这是心脏的平脉。夏天脉象以胃气为本，应当柔和而微钩。如果心脉来时急促，急数相连，带有微曲之象，就是病脉。如果心脉来时，前面弯曲而后面端直，像摸到皮带上的钩子一样的坚实，全无和缓之象，这是心的死脉。

正常的肺脉来时，轻虚而浮，像榆荚飘落，这是肺的平脉。秋天的脉象以胃气为本，应当柔和而微毛。肺脉不上不下，滞涩像抚摸鸡毛，就是病脉。肺脉来时，像物体漂浮在水上，又像风吹动羽毛，轻浮无根，飘忽不定，就是死脉。

正常的肝脉来时，柔软而弦长，像举起长竿之末梢，柔长而有弹性，这是肝的平脉。春天的脉象以胃气为本，应当柔和而微弦。如果肝脉坚硬、充实滑利，像用手摸长竿，即是病脉。如果肝脉来时，弦急而紧急，如新张弓弦一样紧绷而强硬，就是死脉。

正常的脾脉来时，从容轻缓、节律均匀，好像鸡足踏地徐行，这是脾的平脉。长夏的脉象以胃气为本，应当舒缓。脾脉来时，坚实充盈，如鸡举足一样急促，就是病脉。脾脉来时，锐坚而无柔和之气，如乌之嘴、鸟之爪那样坚硬锐利，或者跳动中时有歇止，毫无规律，好像屋之漏水，点滴不规则，或如水之流逝一去不复返，就是死脉。

正常的肾脉来时，沉石圆滑连续不断，而又有曲回之象，按压坚实有根，像心之钩脉，这是肾的平脉，冬天的脉象以胃气为本。肾脉来时，像牵引葛藤一样，愈按愈硬，就是病脉。肾脉来时，像从两侧抢夺绳索一般，绵长急促，或如用指弹石一般坚硬，就是死脉。

玉机真脏论篇第十九

黄帝问道：春季的脉象如弦，什么样才算是弦呢？

岐伯说：春脉通于肝脏，属东方之木，具有万物生长的气象。脉气来时濡润柔弱，清虚滑利，正直而长，所以叫弦脉，如果脉象与此不符，就是病脉。

黄帝问：怎么样算是不符呢？

岐伯说：脉象搏而有力，叫做太过，疾病在外部；如果虚弱不实，就是不及，疾病在内部。

黄帝问：春脉太过与不及会引发哪些疾病？

岐伯说：春脉太过会使人记忆力衰退，精神恍惚，头昏眼晕，而发生头部疾病；春脉不及会使人胸部作痛，牵连背部，往下则两侧胁肋部位胀满。

黄帝道：说得太好了！夏季的脉象如钩，那什么样算是钩呢？

岐伯说：夏季脉象通于心脏，属南方之火，具有万物生长的气象。脉气来的时候充盛，去时轻微，好像钩之形象，所以叫做钩脉，如果脉象与此不符，就是病脉。

黄帝问：怎么样算是不符呢？

岐伯说：脉气来时充盈去时也充盈，这叫做太过，病邪在外；脉气来时不盛，去时反充盛有余，这叫做不及，病邪在内。

黄帝问：夏脉太过与不及会引发哪些疾病？

岐伯说：夏脉不及会使人心烦焦躁、上部出现咳嗽涎沫、下部出现失气下泄；夏脉太过会使人身体发热，皮肤痛，引发侵淫疮。

黄帝道：说得好！秋天的脉象如浮，那什么样算是浮呢？

岐伯说：秋季脉象通于肺脏，属西方之金，具有万物收成的气象。脉气来时轻浮虚弱，来急去散，所以叫做浮。脉象与此不符，就是病脉。

黄帝问：怎么样算是不符呢？

岐伯说：脉气来时虚浮柔软，中央坚实，两旁空虚，就是太过，疾病在外部；脉气来时浮软而微弱，就叫不及，疾病在内部。

黄帝问：秋脉太过与不及会引发哪些疾病？

岐伯说：秋脉太过会使人气上逆，背部疼痛，郁闷不舒；秋脉不及则会使人咳嗽气喘，在上会出现气逆咯血，在下会听到胸喉间有喘呼的声音。

黄帝道：说得对！冬时的脉象如营，那什么样算是营呢？

岐伯说：冬季脉象通于肾脏，属北方之水，具有万物闭藏的气象，因此脉气来时沉而有力，所以叫做营脉。如果脉象与此不符，就是病脉。

黄帝问：怎么样算是不符呢？

岐伯说：脉来如弹石一般坚硬，就是太过，疾病在外部；脉去虚弱，就是不及，疾病在内部。

黄帝问：冬脉太过和不及会引发哪些疾病？

岐伯说：冬脉太过会使人精神不振，身体懈怠，脊骨疼痛，呼吸短促，不愿言语；冬脉不及则使人心像饥饿时一样感到空悬，两胁肋下空软部位清冷，脊骨作痛，少腹胀满，小便频繁。

黄帝说：说得对！

黄帝问：春夏秋冬四时的变化，是导致脉象逆顺变化的根源。但没有论及脾脉，不知道脾脉究竟与哪个时令相通呢？

岐伯说：脾脉属土，位居中央，为孤脏，具有灌溉肝、心、肺、肾的功能。

黄帝问：从脾脉上能看出正常与异常的变化吗？

岐伯说：正常的脾脉看不到，只有有病的脾脉才能看到。

黄帝道：脾的病脉是怎样的？

岐伯说：脾脉来时如流水一样散乱，是太过，疾病在外部；脾脉来时如鸟的嘴一样尖锐坚硬，是不及，疾病在内部。

黄帝问：你说脾为孤脏位居中央，属土，以肝、心、肺、肾，它的太过和不及各发生什么病变？

岐伯说：太过则会使人四肢不能举动，不及使人九窍不通，这种病名叫重强。

黄帝惊悟，霍然而起，恭敬地拜了两拜，说：讲得太好了！我懂得诊脉的要领了，这真是天下极其重要的道理。《五色》、《脉变》、《揆度》、《奇恒》等书（另有解释：脉和色的变化规律以及天地阴阳至数和五脏神气互传的道理），都阐述了相同的道理。神气的运转按照一定的顺序向前，就可以保持生机；违背顺序，倒退向后，就失掉它的生机。这个道理，迫近天常，是非常微妙的，应该把它刻在玉版上面，藏于枢要内府，每天早上诵读，称它为《玉机》。

五脏的疾病，从所生之脏，传给所克之脏，病邪留在生我之脏，死于我所不克之脏。当疾病严重到将要死的时候，一定先传给克己之脏，病者才死。这是病气的逆行传变，所以会致人死亡。

例如肝脏接受从心脏传来的病气，又传给脾脏，留止在肾脏，传到肺脏后会致死。心脏接受从脾脏传来的病气，传给肺脏，留止在肝脏，传到肾脏就会致死。脾脏接受从肺脏传来的病气，又传给肾脏，留止在心脏，传到肝脏后会致死。肺脏接受从肾脏传来的病气，又传给肝脏，留止在脾脏，传到心肺脏后会致死。肾脏接受从肝脏传来的病气，又传给心脏，留止在肺脏，传到脾脏后会致死。以上是病气的逆行传变，所以会致死。如果一昼夜划分为五个阶段，分别与五脏相配，就能推测出死亡的时间。

黄帝说：在相通连的五脏中，病气的转移，都有一定的次序。假如五脏有病，则各传行于其所克之脏；若不能掌握治病的时机，那么长则三个月或六个月，短则三天或六天，传遍五脏就当死了，这是病气相克的顺传次序。所以说：能辨别三阳的，可以知道疾病来自哪里；能辨别三阴的，可以知道各脏之病死亡的时间，这就是说，各脏将病气传至其所不胜之脏时，就会死亡。

风邪是引起各种疾病的罪魁祸首，所以说它是百病之长。风邪侵袭人体，就会使人毫毛直竖，皮肤闭而发热，这时可用发汗的方法治疗；等到风寒侵袭经络，发生肌肉麻痹或肿痛等症状，可用热水熨或拔火罐、艾灸以及针刺等方法来散除邪气。如果治疗不及时，病气会深入肺部，叫做肺痹，咳嗽上气；如果再不及早治疗，病气从肺传至肝，引发肝痹，又称肝厥，发生胁痛、吐食的症状，此病可用按摩或针刺的方法治疗；如果再不治疗，就会传行于脾，叫做脾风，发生黄疸、腹中热、心烦、小便色黄等症状，此时可用按摩、药物或药汤热浴等方法；如果还不治疗，就会传行于肾，就会引发瘕病，发生少腹郁热疼痛、小便色白而浑浊的症状，又叫做蛊病，此时可用按摩或药物的方法治疗；如再不治，病就由肾传心，发生筋脉牵引拘挛的瘛病，此时可用艾灸或药物疗法治疗；如继续不治，十日之后，就会死亡。倘若病邪由肾传心，心反将病传于肺脏，就会引发寒热症，发生三日即死，这是疾病传行的一般次序。

如果是突然发生的疾病，就不必根据上面的相传次序治疗；而有些病也不完全是依照这个次序传变的，如忧、恐、悲、喜、怒这五种情志之病就会使病气不能依照这个次序相传，而突然发病。如因过喜会伤心，心气虚弱则肾气乘虚侵袭心；大怒伤肝，则肺气乘虚侵袭肝；过悲伤肺，则肝气乘虚侵袭脾；过恐伤肾，则脾气乘虚侵袭肾；过忧伤肺，则心气乘虚侵袭肺。这是五种情志过激所引起的疾病，这类病邪不依次序传变。所以，虽然五脏只会发生五种疾病，但是通过传变，能够发生五五二十五变。所谓传化，就是乘虚传变的意思。全身大骨骼软弱，臂腿部的肌肉消瘦，胸中气满，呼吸不畅，呼吸时身体随之颤动，这样六个月就要死亡。若出现肺的真脏脉，就可以预知死亡的日期。

全身大骨骼软弱，臂腿部的肌肉消瘦，胸中气满，呼吸不畅，胸中疼痛，牵引肩项，这样一个月后就会死亡。若出现脾的真脏脉，就可以预知死亡的日期。

全身大骨骼软弱，臂腿部的肌肉消瘦，胸中气满，呼吸不畅，胸中疼痛，牵引肩项，全身发热，肌肉消瘦破溃。若出现脾的真脏脉，则十个月内就会死亡。全身大骨骼软弱，臂腿部的肌肉消瘦，两肩下垂，骨髓消损，动作衰疲无力，如未见肾的真脏脉，则一年后会死亡；若见到肾的真脏脉，就可以预知死亡的日期。全身大骨骼软弱，臂腿部的肌肉消瘦，胸中气满，腹中疼痛，心中气郁不舒，肩项身上俱热，肌肉破溃，眼眶下陷，见了肝的真脏脉，精气衰绝，目不见人，就会立即死亡；如尚能见人，是精气尚未枯绝，等病气传至肝脏所不胜之脏的时候，就会死亡。如果正气暴虚，外邪突然侵入人体，五脏之气紊乱，周身脉道阻塞，气不往来，就如同从高堕下，或落水淹溺一样，这样突然的病变，是无法预知死亡具体时间的。其脉息绝而不再来，或跳动异常急促，一呼气时脉跳五六次，虽然形体没有衰败、不见真脏脉，也是要死亡的。

肝脏的真脏脉来的时候，内外劲急如同循着刀刃震震作响，或如按在琴弦上一样硬直，面色青白毫不润泽，毫毛干枯，意味着要死亡了。心脏的真脏脉来的时候，坚实硬朗，搏手有力，像触摸到薏苡子那样短而坚实，面色赤黑而不润泽，毫毛干枯，意味着要死亡了。肺脏的真脏脉来的时候，洪大而虚空，如同羽毛触碰人的皮肤一样轻虚，面部白赤而不润泽，毫毛干枯，意味着要死亡了。肾脏的真脏脉来的时候，搏手似有若无，或如以指弹石一样坚硬，面色黑黄颜色而不润泽，毫毛干枯，意味着要死亡了。脾脏的真脏脉来的时候，软弱无力，忽快忽慢，面色黄青而不润泽，毫毛干枯，意味着要死亡了。总之，只要见到五脏的真脏脉，皆为不治的死症。

黄帝说：为什么见到真脏脉就要死亡呢？

岐伯说：五脏之气，都依靠于胃腑的水谷的精气来营养，因此胃是五脏的根本。五脏之气，不能直接到达于手太阴寸口，必须依靠胃气的输注，才能到达。所以五脏之气能够在其各自所主之时，以不同的脉象出现在手太阴寸口。如果邪气胜，必定胃气衰败。所以病气严重时，胃气就不能同五脏之气一起到达手太阴，使得真脏脏脉单独出现在寸口，真脏独见，是邪气过盛，脏气受损，所以说是人会死亡。

黄帝说：说得太好了！

黄帝道：治病之前，一定要先诊察病人形体的强弱、气的虚实、色泽的润枯、脉象的盛衰以及病的新旧，然后及时治疗，这样才不会错过时机。如果病人形体和神气相称，是可治的病症；面色光润，病也容易痊愈；脉搏与四时相适应，也是可治的病；脉象虚弱而流畅，表明有胃气，病也可以治疗，但必须及时治疗。如果病人的形体和神气不相称，这是难治的病；面色枯槁而不润泽，病也难以痊愈；脉实而坚，那是更加难治的疾病；脉与四时相逆，是不可治疗的病。以上四种不易治愈的疾病，一定要仔细诊察，清楚地告诉病人。

所说的脉象与四时违背，是指春见到肺脉，夏见到肾脉，秋见到心脉，冬见到脾脉，并且脉来时皆断绝无根或沉涩不起，这就叫做逆四时。如五脏脉气不能随着时令的变化而变化，比如在春夏的时令，反而出现沉涩的脉象，秋冬的时令，反而出现浮大的脉象，这也叫做逆四时。

热病的脉象应该盛大却反而平静；泄泻脉应小而反大；脱血脉应虚而反实；病在里而脉却很实坚；病在外而脉反不坚实，这些都是病症与脉象相反的情况，这样的病症都很难治愈。

黄帝说：我听说根据病情虚实可以判断死生，您能给我讲讲其中道理吗？

岐伯说：五实和五虚都是死症。

黄帝问：那您就谈谈什么叫做五实和五虚吧？

岐伯说：脉盛是心受邪气过盛，皮肤发热是肺受邪气过盛，腹部胀满是脾受邪气过盛，大小便不通是肾受邪气过盛，心里烦乱是肝受邪气过盛，这叫做五实。脉细是心气不足，是心虚；皮肤发冷是肺气不足，是肺虚；气少是肝气不足，是肝虚；泄利前后是肾气不足，是肾虚；饮食不入是脾气不足，是脾虚，这叫做五虚。

黄帝问：为什么得了五实、五虚之症，有时也能治愈呢?

岐伯说：如果病人能够吃些粥浆，慢慢地胃气恢复，大便泄泻停止，那么五虚的人也可以痊愈。如果原来身热无汗，而现在得汗；原来大小便不通，而现在却通利了，那么五实之症也能痊愈。这就是五虚、五实能够痊愈的情况。

三部九候论篇第二十

黄帝问：我听您讲了九候的道理后，觉得丰富深广，不可尽述。我想了解其中的主要道理，以嘱咐子孙，传于后世，使他们能够深刻领会，刻骨铭心，并严守誓言，不敢妄泄。怎样使这些道理和天体运行的规律相应，有始有终，上与日月星辰运转相应，下与四时五行阴阳盛衰的变化相应，人怎样才能适应这些自然规律呢？希望您给我讲解这方面的道理。

岐伯说：问得太好了！这是天地间最为深奥的道理。

黄帝说：我愿意听听天地间最重要的道理，怎样与人的形体气血相通应，并决断生死呢？

岐伯说：天地间的至理，可用数字表示，从一开始，终止于九。一奇数为阳，代表天，二偶数为阴，代表地，人生在天地之间，所以用三代表人。天、地、人合而为三，三三为九，代表九州分野之数。所以脉有三部，每部各有三候，可以用来决断死生，处理百病，调治虚实，治疗疾病。

黄帝道：三部是指什么？

岐伯说：是指下部、中部、上部。每部各有三候，以天、地、人来代表。必须有老师的当面指导，方能掌握部候的准确部位。上部天，即两额太阳脉的动脉；上部地，即两颊大迎穴处动脉；上部人，即耳前耳门穴处动脉。中部天，即两手太阴气口、经渠穴处动脉；中部地，即两手阴明经合谷处动脉；中部人，即两手少阴经神门处动脉；下部天，即足厥阴经五里穴或太冲穴处动脉；下部地，即足少阴经太溪穴处动脉；下部人，即足太阴经箕门穴处动脉。通过下部之天可以诊察肝脏的病变，下部之地可以诊察肾脏的病变，下部之人可以诊察脾胃的病变。

黄帝问：中部之候是怎样的？

岐伯说：中部也有天、地、人三候。中部的天可以诊察肺脏的病变，中部的地可以诊察胸中的病变，中部的人可以诊察心脏的病变。

黄帝道：上部之侯是怎样的？

岐伯说：上部也有天、地、人三候。上部的天可以诊察头角的病变，上部的地可以诊察口齿的病变，上部的人可以诊察耳目的病变。

总之三部当中各有天、地、人。三候为天，三候为地，三候为人，三三相乘，合为九候。脉的九候，以应地之九野；地之九野，以应人之九脏。所以人有肝、肺、心、脾、肾五神脏和膀胱、胃、大肠、小肠四形脏，合为九脏。若五脏败坏，必见神色枯槁，而枯槁者是病情加重的征象，是死症。

黄帝问：诊察的方法是什么？

岐伯说：必须先估量病人身形的肥瘦，调理他的正气虚实，气实就用泻法泻其有余，气虚就用补法补其不足。但必先除去血脉中的淤滞，而后调气，不论治疗什么病，都是以达到气血平和为基本准则。

黄帝问：如何测断死生？

岐伯说：如果病人形体强盛，其脉却细弱，且气短、呼吸不畅，就很危险；如果形体瘦弱，其脉却盛大，且胸中喘满而多气，是死亡之症。一般来说：形体与脉象相和的人，比较健康；脉象错杂不协调的人，就会生病；三部九候的脉象都失其常度的人，就会死亡。上下左右之脉相应，却如在石臼里捣谷，参差不齐，则病情严重；上下之脉不相应，而又息数错乱不数，就是死症；中部之脉虽然独自调匀，而与其他众脏不相协调的就会死亡；中部之脉较上下两部偏少的，就会死亡；眼睛凹陷，是正气衰竭也会死亡。

黄帝问：怎样才能知道病变所在呢？

岐伯说：从诊察九候脉的异常变化，就能知道病变的位置。九候之中，独小、独大、独疾、独迟、独热、独寒、独陷下的都说明有病。把左手放按在病人足内踝五寸处，以右手指在病人足内踝上轻弹，如果左手当即感受到振动，并且振动的范围超过五寸，那是正常现象；如果振动急剧而大，应手快速而散乱不清，就是病象；若振动微弱，应手缓慢，也是病象；如若振动不能达到五寸，用力量它也毫无反应，就是死亡的征象。所以肌肉充实，而脉搏不能去来的，是死症。中部的脉或快或慢，毫无规律，为气脉败乱的征象，也是死症。如果脉见代象并兼有钩象，来盛去衰，病在络脉。九候之脉，应该相互协调，上下如一，不能参差不齐。如九候之中有一候不协调，就是病象；二候不协调，则病情严重；三候不协调，则病情十分危险。不协调，就是九候之间脉动不相适应。诊察病邪所在的脏腑，能够测知死亡的日期。临症诊察，必须先知道正常的脉象，然后才能推知有病的脉象。若见到真脏脉脉象，而病邪又盛，就会死亡。足太阳经脉气绝，两足不能屈伸，死亡的征象是眼睛上视而不能转动。

黄帝说：冬阴夏阳怎么讲？

岐伯说：九候的脉象都是沉细悬绝的，为阴，与冬季相应，常常在阴气极盛的半夜时分死亡；脉象都是盛大的，为阳，与夏季相应，常常在阳气旺盛的中午死亡。寒热交作的病，会在阴阳交会的黎明时分死亡；热中病和热病，会在阳气最旺盛的中午死亡；由风邪引发的疾病，会在阳气衰败的傍晚死亡；水肿病，会在阴气旺盛的半夜死亡。脉象时疏时数，时慢时快，这是脾气内绝，会在辰、戌、丑、未之时，也就是一天中的平旦、日中、日夕、夜半，日乘四季的时候死亡。如果病人形体肌肉消瘦，虽然九候脉象协调，也会死亡；假使七诊之脉出现，而九候都顺于四时的，就不一定会死亡。所说的不死病，指风病和经脉的轻病，虽见类似七诊的病脉，实际上却不相同，所以说不是死症。若七诊之脉出现，而脉候也见败坏现象的，这是死症，临死会有哕噫等症状。

所以治病的时候，必须详细询问病人发病时的症状和当前症状，然后按各部分切脉，来观察其经络的浮沉和上下逆顺。如果脉象来时流利，则没有疾病；脉象来时徐迟，则有疾病；脉断绝不来，是死亡征象；肌肉脱消，皮肤干枯贴在筋骨上，也是死亡的征象。

黄帝问：怎样治疗那些可以治愈的疾病呢？

岐伯说：病在经的，应针刺其经；病在孙络的，刺其孙络使它出血；病在血而身体有疼痛症状的，应治疗经与络。若病气停留在大络，要遵循右病刺左、左病刺右的缪刺法治疗。如果久病体弱，邪气久留不移，应当刺四肢八溪之间和骨节交会之处。上实下虚，当切按气脉，诊察气脉络郁结之处，刺出淤积的血，以通血气。眼睛上翻，是太阳经气不足所致。眼睛上翻而又不能转动，是太阳经气已绝。这是判断死生的主要道理，不能不仔细研究。

经脉别论篇第二十一

黄帝问：人的居住环境、活动程度、勇敢和胆怯各有不同，经脉血气也随着变化吗?

岐伯说：人的恐惧、激愤、疲劳、活动或安静等状态，都会影响经脉血气，并使其发生变化。所以夜间远行劳累，就会扰动肾气，使肾气不能闭藏而外泄，则气喘出于肾脏，肾气外泄逆乱严重就会侵犯肺脏。因坠堕而受到惊吓，就会扰动肝气，气喘出于肝，肝气过乱严重就会侵犯脾脏。由惊恐引起的气喘，是因为神气越乱扰动肺气，扰乱严重就会侵犯心脏。渡水或摔倒引起的肺喘，是跌仆损伤了骨，肾主骨，水湿之气通于肾，使得肾和骨都受到扰动。在这种情况下，身体强壮勇猛的人，气血畅行，不会出现什么病变；身体虚弱胆小的人，气血运行不畅，阻滞不行，进而引发病变。所以说：诊察之法，就是观察病人的勇怯、骨骼、肌肉、皮肤的状态，从而了解病情，这就是诊病的重要原则。

饮食过饱，胃部津液外泄而出汗。遭受惊吓，精神散乱，会使心气受损，心液外泄而出汗。负重远行，会损伤骨，肾主管骨，使肾脏津液外泄而出汗。快跑而惊恐时，会损伤筋膜和魂，肝主管筋膜和魂，会使肝气受损，导致津液外泄而出汗。过度劳累，会损伤四肢肌肉，脾主管四肢肌肉，会使津液外泄而出汗。

在春夏秋冬四季阴阳的变化中，人在这些变化中所患的疾病就是由饮食过饱、劳累过度以及情绪波动过度造成的，此为常见的情况。

饮食进入胃里，经过消化吸收，其所化生的精微输注于肝，肝用以充养筋膜。饮食进入胃里，经过消化吸收，其所化生的精微输注于心，心用以充养血脉。脉气流行在经脉，上归于肺，肺会合百脉，把精气输送到皮毛。脉与精气相合，流注到六腑，六腑津液流注于心肝脾肾。但精气的输布还是要归于肺，而肺脏的情况，是从气口的脉象上表现的，疾病的可治与否，就根据这个判断。

水液进入胃里，放散精气，上行输送于脾；脾散布精华，上归于肺；肺具有疏通调节体内水液的作用，通过这种作用，把水液向下输于膀胱。这样，气化水行，散布于周身皮毛，流行于五脏经脉，顺应四时五脏阴阳动静的变化，这就是经脉的正常现象。

太阳经脉偏盛，出现喘息、虚气上逆等症状，说明阴虚阳盛，表里两条经脉都应该用泻法治疗，取足太阳经的束骨穴和足少阴经的太溪穴。阳明经脉独盛，说明太阴不足，阳邪重复结在阳明，应该用泻阳补阴的治疗方法，泻阳明经的陷谷穴，补太阴经的太白穴。少阳经脉独盛，说明厥气上逆，阳跷脉前的少阳脉猝突然盛大，应取足少阳经的临泣穴。少阳经脉独盛，说明少阳之气过盛。太阴经脉搏动有力，就要认真诊察是否有真脏脉出现，若五脏之脉脉气都很少，胃气又不平和，这是足太阴脾过于亢盛的缘故，应当用补阳泻阴的治疗方法，补足阳明之陷谷穴，泻足太阴之太白穴。

一阳经脉独盛，是少阴热厥，虚阳并越于上，心肝脾肺的脉气争张。四脏之脉失去协调，病气在肾，应治其表里的经络，泻足太阳经的经穴昆仑穴、络穴飞扬穴，补足少阴的经穴复溜穴、络穴大钟穴。一阴经脉独盛，是厥阴经脉所主，出现真气虚弱、心中酸痛、厥气留止与正气相搏、经常自汗等症状，应该注意饮食调养和药物的治疗，用针刺取足厥阴经的太冲穴，泻除病邪。

黄帝问：太阳经的脉象是什么样的？

岐伯说：其脉象好像三阳之气浮盛在外，所以浮脉。

黄帝问：少阳经的脉象是什么样的？

岐伯说：其脉象好像一阳初生，滑利而不充实。

黄帝说：阳明经的脉象是什么样的？

岐伯说：其脉象盛大而浮。太阴经的脉象虽沉伏但搏击有力；少阴经的脉象沉而不浮。

脏气法时论篇第二十二

黄帝问：结合人体五脏之气的具体情况，以四时五行的生克制化规律治疗疾病，怎样算从，怎样算逆呢？我想了解治法中的从逆和得失的情况。

岐伯说：五行就是金、木、水、火、土，配合四时气候，彼此之间又有盛衰胜克的变化，从中可以测知疾病的轻重，分析治疗效果的好坏，并能确定五脏之气的盛衰、疾病险夷以及死生的时间。

黄帝说：我希望听你详细地说一说。

岐伯说：肝主春木之气，肝与胆相表里，春天是足厥阴肝经和足少阳胆经两条经脉为主治。甲乙属木，足少阳胆经主甲木，足厥阴肝经主乙木，所以肝胆在甲乙日最旺盛。肝对应五志中的怒，大怒则气急，甘味能缓急，故应多食甜味以缓和它。

心主夏火之气，心与小肠相表里，夏天以手少阴经和手太阳小肠经为主治。丙丁属火，手少阴心经主丁火，手太阳小肠经主丙火，所以心与小肠在丙丁日最旺盛；心对应五志中的喜，过喜则气缓，故应多食酸味药以收敛它。

脾主长夏之气，脾与胃相表里，长夏以足太阴脾经和足阳明胃经为主治。戊己属土，主太阴脾经主已土，主阳明胃经主戊土，所以脾与胃在戊己日最旺盛。脾容易发生恶湿，湿盛则伤脾，苦味能燥湿，故应多食苦味药以燥其湿。

肺主秋金之气，肺与大肠相表里，秋天以手太阴肺经和手阳明大肠经主治。庚辛属金，手太阴肺经主辛金，手阳明大肠经主庚金，所以肺与大肠在庚辛日最旺盛。肺主管气，其性清肃，若气上逆则引发肺病，苦味能泄，故应吃苦味药来宣泄它。

肾主冬水之气，肾与膀胱相表里，冬天以足少阴肾经与足太阴膀胱经为主治。壬癸属水，足少阴肾经主癸水，足太阳膀胱经主壬水，所以肾与膀胱在壬癸日最旺盛。肾为水脏，喜润而恶燥，故应吃辛味药以润泽它。这样才能开发腠理，输布津液，疏通五脏之气。

病在肝脏，到了夏季能够痊愈；若到夏季不能痊愈，到秋季病情就要加重；如秋季没有死亡，到冬季病情就会维持稳定状态；如果坚持到来年春季肝病逢春木本气，病即好转。因为风气通于肝，所以肝病要避免风邪。肝脏有病的人，在丙丁日容易痊愈；如果到丙丁日仍不痊愈，到庚辛日病情就加重；如果庚辛日没有死亡，到壬癸日病情就会维持稳定状态；到了甲乙日病即好转。

肝脏有病的人，清晨（属寅卯）的时候精神清爽，傍晚（属申酉）的时候病就加重，到半夜（属亥子）时便安静下来。肝病需疏泄调整，故肝病应用辛味药来疏散；需要补的，应用酸味药来补，需要泻的，应用辛味药来泻。病在心脏，在长夏季节容易痊愈；若到长夏不愈，到了冬季病情就会加重；如果在冬季没有死亡，到了明年的春季病情就会维持稳定状态，如果坚持到夏天，心病逢夏火本气，就会有所好转。但要注意，心脏有病的人不要食用温热食物，衣服也不能穿得太厚。心脏有病的人，在戊己日容易痊愈；如果戊己日不愈，到壬癸日病情就加重；如果在壬癸日没有死亡，到甲乙日病情就会维持稳定状态，到丙丁日病即好转。心脏有病的人，中午（属巳午）神清爽朗，半夜时病情就加重，早晨时便平稳了。心病需要缓软，应该用咸味药来柔软它；需要补的，应采用咸味药来补；需要泻的，采用甜味来泻。

病在脾脏，在秋季容易痊愈；若到了秋季不痊愈，到春季病就会加重；如果在春季没有死亡，到夏季病情就会维持稳定状态，如果坚持到长夏，脾病逢长夏土本气，就会有所好转。但要注意，脾脏有病的人不要食用温热食物，不要过饱，居住环境不要潮湿，也不要穿潮湿的衣服。脾脏有病的人，在庚辛日容易痊愈；如果在庚辛日不痊愈，到甲乙日就会加重；如果到甲乙日没有死亡，到丙丁日病情就会维持稳定状态，到了戊己日病就会好转。脾脏有病的人，在午后的时间精神清爽，日出时病就加重，傍晚时便平稳了。脾脏病需要缓和，应该用甜味药来缓和它，需要泻的，采用苦味药来泻；需要补的，采用甜味药来补。

病在肺脏，在冬季容易痊愈；若到了冬季不痊愈的，到夏季病就会加重；如果在夏季没有死亡，至长夏时病情就会维持稳定状态，如果坚持到秋天，肺病逢秋金本气，就会有所好转。但要注意，肺有病应禁吃寒冷饮食，也不要穿得太单薄。肺脏有病的人，在壬癸日容易痊愈；如果在壬癸日不痊愈，到丙丁日病就会加重；如果在丙丁日没有死亡，到戊己日病情就会维持稳定状态，到了庚辛日，病就会好转。肺脏有病的人，傍晚的时候精神爽朗，到中午时病就加重，到半夜时便平稳了。肺病需要收敛，应该用酸味药来收敛它，需要补的，用酸味药来补，需要泻的，用辛味药来泻。

病在肾脏，在春季容易痊愈；若至春季不痊愈，到长夏时病就加重；如果在长夏不死，到秋季病情就会维持稳定状态，如果坚持到冬天，肾病逢冬水本气，就会有所好转。但要注意，肾病禁食火烤、油炸或过热的食物，也不要穿用火烘烤过的衣服。肾脏有病的人，在甲乙日容易痊愈；如果到甲乙日不痊愈，到戊己日病就会加重；如果到戊己日不死，到庚辛日病情就会维持稳定状态，到壬癸日病就会好转。肾脏有病的人，在半夜的时候精神爽朗，在一日当中辰、戌、丑、未四个时辰病情加重，在傍晚时便平稳了。肾脏病需要加强肾气，应该用苦味药来加强它，需要补的，采用苦味药来补，需要泻的，采用咸味药来泻。

邪气侵犯人体，都是以胜相加的。碰到五行归类中子脏相对应季节时，疾病就能痊愈；碰到能克制自己的强脏相对应的季节时，病情就会加重；碰到其母脏相对应的季节时，病情就会平稳；碰到其本脏之气应该旺盛的季节时，疾病就会好转。但必须先明确五脏的脉象，然后才能推测出疾病的轻重缓急的变化时间和死生日期。

肝脏有疾病，肝气实的，则两肋下疼痛牵引少腹部，使人容易发怒；肝气虚的，则出现两眼昏花、视物不明、两耳听不清声音、易恐惧如被人追捕。治疗时，应取足厥阴肝经和足少阳胆经的穴位。如果肝气上逆，会引发头痛、耳聋、面颊肿胀，这时仍取厥阴、少阳两经之穴，进行放血治疗。

心脏有疾病，则出现胸中疼痛、胁部胀满发痛、肋下、胸膺部、背部及肩胛间疼痛，两臂内侧疼痛的症状；心气虚的，则出现胸腹部肿胀、胁下和腰部牵引作痛。治疗时，取手少阴心经和太阳小肠经的经穴，并针刺舌下之脉，放血治疗。如病情与刚发病时不同，刺委中穴，进行放血治疗。

脾脏有疾病，则出现身体沉重、易感饥饿、肌肉萎软无力、两足弛缓不收，行走时容易抽搐或脚下疼痛的症状；脾气虚的，则腹胀肠鸣、泄泻而食物不化。治疗时，应取足太阴脾经和足阳明胃经脉的穴位，再取足少阴肾经的经穴，进行放血治疗。

肺脏有疾病，则表现为喘咳气逆、肩背部疼痛、出汗，尻、阴、股、膝、髀骨、足等部皆疼痛的症状；肺气虚的，就出现少气、呼吸困难不能接续、耳聋、咽干。治疗时，取手太阴肺经的经穴，以及足太阳膀胱经的外侧、足厥阴肝经内侧的足少阴肾经的经穴，放血治疗。

肾脏有疾病，则表现为腹部肿胀、足胫浮肿、气喘咳嗽、身体沉重、睡后出汗、怕风的症状；肾气虚的，就会出现胸中疼痛、大腹和小腹疼痛、四肢发冷、闷闷不乐。治疗时，取足少阴肾经和足太阳膀胱经的穴位，放血治疗。

肝脏与青色相应，宜食甘味的东西，如粳米、牛肉、枣、葵菜等。心脏与赤色相应，宜食酸味的东西，如小豆、犬肉、李、韭等。肺脏与白色相应，宜食苦味的东西，如小麦、羊肉、杏、薤等。脾脏与黄色相应，宜食咸味的东西，如大豆、猪肉、栗、藿等。肾脏与黑色相应，宜食辛味的东西，如黄黍、鸡肉、桃、葱等。辛味有发散作用，酸味有收敛作用，甘味有缓和作用，苦味有坚燥作用，咸味有软坚作用。

药物可以攻逐病邪，五谷可以滋养五脏之气，五果能辅助五谷充养人体，五畜能补养五脏，五菜能营养脏腑，将药物与谷果肉菜依气味而调配服用，可以补精益气。上述五类，各有辛、酸、甘、苦、咸的不同气味，各有其作用，或发散，或收敛，或缓和，或坚燥，或软坚。治病时，要根据春夏秋冬四时和五脏之气的盛衰，病变特点等实际情况来恰当地选择药食，利用五味。

宣明五气篇第二十三

饮食五味进入胃以后，各自进入与其所合的脏腑：酸味入肝，辛味入肺，苦味入心，咸味入肾，甜味入脾。这就是五入。

人体的五脏之气失调，会引发各种疾病：心气失调会嗳气；肺气失调会咳嗽；肝气失调会多言；脾气失调会泛吐酸水；肾气失调会打哈欠和喷嚏；胃气失调会上逆，甚至呃逆；大肠、小肠病，就不能分合清浊、传送糟粕，出现泄泻；下焦水液运行失常，会致使水液溢于皮肤，出现水肿；膀胱之气失调，或者使小便闭塞不通，出现癃闭，或者小便不能控制，出现遗尿；胆气失调则易发怒。这就是五病。

五脏之精气合并聚集，也会引发疾病：精气并聚于心，会嬉笑失常；精气并聚于肺，会情绪悲伤；精气并聚于肝，会忧愤；精气并聚于脾，会担心思虑；精气并聚于肾，会恐惧害怕。这就是五并，是由于五脏乘虚相并所致。

五脏各有所憎厌：心厌恶热，肺厌恶寒，肝厌恶风，脾厌恶湿，肾厌恶燥。这就是五恶。

五脏各能化生液体：心化生的液体为汗，肺化生的液体为涕，肝化生的液体为泪，脾化生的液体为涎，肾化生的液体为唾。这是五液。

五脏之病对五味各有禁忌：辛味走气，气病不可多食辛味；咸味走血，血病不可多食咸味；苦味走骨，骨病不可多食苦味；甜味走肉，肉病不可多食甜味；酸味走筋，筋病不可多食酸味。这就是五禁，不可多食。

五病的发生有一定的规律：阴病多发生于骨，阳病多发生于血，阴病多发生于肉，阳病多发生于冬，阴病发生于夏。这就是五发。

五脏被病邪侵犯会引发不同疾病：病邪入于阳分，则阳偏盛，引发狂病；病邪入于阴分，阴气独盛，引发痹病；病邪入于阳分，与阳气相争，阳气受损，则发为癫痫；病邪入于阴分，与阴气相争，阴气受损，会造成不能说话的瘖哑之疾。病邪从阳分入阴分，病人会变得安静；病邪从阴分外出于阳分，病人会变得易躁动发怒。这就是五乱。

五脏克贼之邪会表现出不同的脉象：春天见到秋天的毛脉，为金克木；夏天见到冬天的石脉，为水克火；长夏见到春天的弦脉，为木克土；秋天见到夏天的钩脉，为火克金；冬天见到长夏的濡脉，为土克水。这就是五邪，是五种不应见的脉象。四时中哪一时中见了，病都无法医治。

五脏各有所藏：心脏蕴藏神；肺脏蕴藏魄；肝脏蕴藏魂；脾脏蕴藏意；肾脏蕴藏志。这就是五脏所藏。

五脏各有其主管的对象：心主管血脉，肺主管皮毛，肝主管筋，脾主管肉，肾主管骨。这就是五主。

五种过度的疲劳会相应地损伤五脏的精气：长时间用眼，则劳于精气而损伤血；长久躺卧，则阳气不伸而损伤气；长久坐着，则血脉运行迟缓而损伤肉；长久站立，则劳于肾及腰、膝、胫等而损伤骨；长久行走，则劳于筋脉而损伤筋，这就是五劳所伤。

五脏与四时顺应的脉象：肝脏应合春，端直而长，脉象为弦；心脉应合夏，脉象来盛去衰，为钩；脾脏应合长夏，脉象虚弱，为代；肺脉应合秋，脉象轻虚而浮，为毛；肾脉应合冬，脉象坚沉，为石。这就是五脏之脉。

血气形志篇第二十四

人身各经脉的气血数量，有一定常数。如太阳经常多血少气，少阳经常少血多气，阳明经常多气多血，少阴经常少血多气，厥阴经常多血少气，太阴经常多气少血，这是先天具有的气血的正常数量。

足太阳膀胱经与足少阴肾经为表里，足少阳胆经与足厥阴肝经为表里，足阳明胃经与足太阴脾经为表里。这就是足三阳经和足三阴经之间的表里配合关系。手太阳小肠经和手太阴心经为表里，手三阳三焦经与手厥阴心包经为表里，手阳明大肠经与手太阴肺经为表里，这就是手三阳经和手三阴经之间的表里配合关系。掌握了手足阴阳经脉的表里关系后，就能知道疾病发生在哪一经，并确定相应的治疗方法。如血脉壅盛的，必须先针刺放血，来减轻病痛；再诊察病人的意愿，摸清病情虚实，泻其有余，补其不足。

要想确定背部五脏俞穴的位置，可先用一根草度量两乳头之间的距离，从正中对折，再拿一根与前草同样长度的草，折掉一半，与第一根草的两头相接，组成一个等边三角形。用它测量病人的背部，使其一个角朝上，和脊背部大椎穴相平，另外两个角在下，其下边左右两角所指部位，就是肺俞穴所在的部位。把上角下移至两肺俞穴连线的中心处，则其下左右两角的位置是心俞的部位。再将上角下移至两心俞穴连线的中心处，下左角是肝俞，下右角是脾俞。再如上法下移，左右两角是肾俞穴。这就是五脏俞穴的部位，也是针灸取穴的方法。

形体舒适，但精神苦闷的人，病多发生在经脉，治疗时宜用灸刺；形体舒适，精神愉快的人，病多发生在肌肉，治疗时宜用针刺或砭石；形体劳苦，但精神愉快的人，病多发生在筋，治疗时宜用热熨或导引法；形体劳苦，精神也苦闷的人，病多发生在咽喉部，治疗时宜用药物。多次受到惊吓的人，经络因气机紊乱而不通畅，病多为肌肉皮肤麻木不仁，治疗时宜用按摩和药酒。这就是五种因不同形体和精神而生病的情况。

刺阳明经，可以出血出气；刺太阳经，可以出血，而不宜伤气；刺少阳经，只宜出气，不宜出血；刺太阴经，只宜出气，不宜出血；刺少阴经，只宜出气，不宜出血；刺厥阴经，只宜出血，不适合伤气。

宝命全形论篇第二十五

黄帝问：天覆于上，地载于下，天地之间万物齐全，但没有比人更高贵的了。人依靠天地之气和五谷精气而生存，顺应四时阴阳寒暑而有规律地生活，无论是君王还是百姓，都想身体健康，但往往到身体有了疾病时，因病情较轻而不能自知，以致病邪滞留，逐渐发展深入，甚至深入骨髓，我对此深感忧虑。我想为他们解除痛苦，应该怎么做呢？

岐伯说：诊断疾病，应当注意观察其所表现的症候。比如，盐要变咸时，放盐的器皿会渗水；琴弦要断时，会发出嘶哑音败之声；树木要枯败时，树叶就会簌簌落下；病情严重的时候，就会出现呃逆，而这一现象说明内脏已经严重败坏，药物和针灸都不会有效。因为皮肉血气各不相得，所以病就很难救治。

黄帝问：对于病人的痛苦，我十分同情，心中常感惶惑混乱，治病不当反而加重病情，又没有更好的办法取代，病人听我这样说，会认为我残忍不仁。我应该怎么办呢？

岐伯说：人虽然生存在地上，但丝毫离不开天，需知天地之气相互作用，才产生了人。要是人能够适应四季阴阳变化的话，就能与自然界的一切保持协调，获得生命动力；如能了解万物生长收藏的道理，就能承受和运用万物。天有阴阳二气，人有十二条经脉；天有寒暑的区别，人则有虚实盛衰。因此，能够效法天地阴阳的变化的人，就不会违背四季的规律；能知晓十二条经脉道理的人，就是圣人也不能欺瞒他；能掌握八风的活动规律、五行盛衰及人体虚实变化的人，就能洞悉病情和病人的痛苦，哪怕是细微如秋毫处，也逃不过他的眼睛。

黄帝说：人自出生就具备了形体，离不开阴阳变化。天地之气相合，在地理上可分为九州，气候上可分为四时，月份有大月小月之分，每天有长有短，而天地间的万物的生长变化更是数不胜数。我希望解除病人的痛苦，请问应用什么针法呢？

岐伯说：针刺之法，可以根据五行相互克胜的道理来分析：木遇到金，就会被伐断；火遇到水，就会被浇灭；土遇到木，就会被输送；金遇到火，就会被熔化；水遇到土，就会遏绝。万物的变化都是这样的，举不胜举。用针刺治疗疾病有五大关键，这是早已公布于众的，然而人们只顾饱食，因此没有重视这些道理。这五大关键包括：一是精神专注，二是重视养生之道，三是掌握药物的性能，四是制取大小砭石以适应不同疾病，五是精通脏腑血气的诊断方法。这五点都很重要，各有所长，但孰先孰后，实际运用中要视情况而定。近世运用针刺，一般用补法治虚、泻法治满，这是人所共知的。如果能按照天地阴阳的道理，灵活运用，那么就能取得如响应声、如影随形的疗效。医学的道理并不是神秘莫测的，只要懂得这些道理，就能运用自如。

黄帝说：我想听您讲解一下用针的方法。

岐伯说：用针的关键，首先在于必须精神专一，待到确定五脏的虚实、三部九候的脉象时，才能下针。还要留意是否有真脏脉出现，五脏之气是否衰绝，外在症状和体内的病变是否一致，不能仅以外形为依据，还要掌握经脉血气的往来运行情况，这样才可施行针刺治疗，病有虚有实，对于五虚的病人，不可粗率地下针治疗，对于五实的病人，不要轻易放弃治疗，要把握针刺的时机，否则瞬间就会坐失良机。针刺时，动作要协调一致，针体要干净，动摇要均匀，细心体察，注意针气变化，这种变化几乎无迹可寻。气的往来，好像群鸟飞翔，无法断定起落。因此，用针的方法是：气未至时，留针候气，就像是狩猎者伏身横弓等候一样；气至时，立即起针，像用弩发箭一样迅速。

黄帝问：怎么用针刺治疗虚证和实证呢？

岐伯说：针刺治疗虚证时，要用补法；针刺治疗实证时，要用泻法。经气应针时，要谨慎把握良机，运用补泻方法。针刺不论深浅，都在于灵活运用；取穴不论深浅，候针取气的道理是一样的，那就是精神专一，好像站在万丈深渊的边缘一样谨小慎微，又像手中捉着老虎一样坚定有力，总之，要专心致志，不为别的事情分神。

八正神明论篇第二十六

黄帝问：用针的技术必定有一定的法则，到底是什么方法和准则呢？

岐伯说：这要依据天地阴阳变化法则，在自然现象中去体会。

黄帝说：希望您能详细讲解一下。

岐伯说：针刺时，必须观察日月星辰的运行及四时八正的气候变化，以此决定是否用针。气候温和、日色晴朗时，则人的血液流行滑润，而卫气浮于体表，血容易外泄，气容易行；气候寒冷，日光阴翳，则人的血行也滞涩不畅，而卫气沉于体内。月亮初生时，血气开始流利，卫气开始畅行；月圆时，则人体血气充实，肌肉坚实；月黑无光时，肌肉虚弱、经络空虚、卫气衰减、形体独居。所以要顺应天气时令调整血气。因此天气寒冷时不要针刺；天气温和时不要迟疑；月亮初生时不可用泻法；月亮正圆时不可用补法；月黑无光时不要治疗。这就是顺应天气时令调节气血的法则。根据天体运行的规律，月亮的盈亏盛虚，日光的迁移变化，来确定经气运行的所在部位，并聚精会神地等待治疗的最佳时机。所以说，月亮初生时用泻法，这叫重虚；月正圆时用补法，使血气充实而溢出，以致络脉中血液留滞，这叫重实；月黑无光时用针刺，就会扰乱经气，这叫乱经。这样的治法必然会引起阴阳错乱，真邪不分，阴气沉伏留而不去，脉络外虚，经脉内乱，因此病邪就乘机而起。

黄帝问：观察星辰、四时、八正都能够用来预测什么？

岐伯说：观察星辰的方位，能定出日月运行的规律；观察八个节气的气候交替，可以测出异常的八方之风何时来临；观察四时，用来分辨春夏秋冬正常气候，以适应时令进行调养，来避免八方之邪的侵犯。假如身体虚弱，又受到自然界的虚邪贼风的侵犯，两虚相遇，邪气就会侵犯筋骨，甚至深入损伤五脏。医生如果能根据气候的变化来治病，就可以及时挽救病人，使病人不再遭受到更严重的伤害。所以说天气时令的宜忌不可不知。

黄帝说：讲得好！我已经了解依据星辰运行规律来调养治疗的道理，希望您再讲讲如何效法前人。

岐伯说：要想效法前人，首先要懂得《针经》。要想把古人的方法运用在现在的治疗中，首先要知道太阳的寒温、月亮的盈亏、四时阴阳之气的浮沉，再结合病人的身体情况进行调理治疗，就能看到这种方法的效果了。所谓观察冥冥，是说人体血气荣卫的变化并不显露于外，而医生却能懂得，这是因为医生能把太阳的寒温、月亮的盈亏、四时阴阳之气的浮沉，结合起来综合分析。因此虽然疾病并未显露于外，医生却能有先见之明，这就是所说的观于冥冥。如果医生对疾病的认识非常透彻，其经验就可以流传于后世，这也是有学识经验的医生不同于一般医生的地方。然而，病情是不显露在外面的，所以一般人是不容易发现的，看不见形迹，尝不出味道，所以叫做冥冥，仿佛像神灵一样似有若无。虚邪，就是四时八正的虚邪贼风。正邪，是身体因劳累、出汗、腠理开泄，偶尔感受风邪。正邪伤人较轻，因此病人通常没有明显的感觉和症状，一般的医生也难以诊察出病情。医术高超的医生，会在疾病刚发生时就及早治疗，因为他善于观察三部九候的脉气变化，在没有败坏时就开始调治，所以被称为“上工”。“下工”却是在疾病已经形成，甚至严重时才进行治疗，这是因为他不懂得三部九候之脉气混乱是由疾病发展所致。知道疾病的所在，就是能从三部九候的脉象变化中了解病位，及时治疗。因此说，掌握三部九候就如同守住了门户一样，虽然外表尚未出现体征，但医生却已掌握了疾病的形迹。

黄帝问：我听说针刺有补法和泻法两种，却不了解它的内在意义。

岐伯说：泻法必须掌握好一个“方”字。“方”就是正气方盛、月亮方满、天气方温和、身心方安定的时候，针刺时要等病人吸气时进针，再吸气时转针，等到病人方呼气时缓慢地出针。因此说“泻必用方”，才能发挥作用，泄去邪气，使正气畅通，疾病就会痊愈。补法必须掌握好一个“圆”字，“圆”就是使气通行，行气就是导移其气到达疾病所在之处。针刺时必须达到荣穴，还要在病人吸气时推移其针。总的来说，“方”和“圆”都不是指针的形状。医术高超有修养的医生，必能仔细观察病人形体肥瘦和荣卫气血的盛衰。因为血气是人的神气的基础，不能不谨慎保养。

黄帝说：您讲得真是太精妙了！把人身变化和阴阳四时、虚实联系起来，这真是非常微妙的结合，除了先生，谁能够知晓其中奥妙！可是您多次提到形和神，到底什么是形和神呢？希望能更详细地听您说一说。

岐伯说：让我先说说形。所谓形，就是反映于外的征象。通过诊察病人的形体只能诊察到疾病的大致情况，因此还需再问清病人的发病原因，再仔细诊察经脉变化，则病情就会清清楚楚地摆在眼前。要是切脉仍然不能知晓，那么便不容易知道它的病，因为这是靠着诊察形体才能得知病情，所以叫做形。

黄帝说：什么是神?

岐伯说：请让我再说说神。所谓神，就是通过观察就能知道病情所在，耳朵虽然没有听到病人陈述，但通过望诊，心中就知晓它的变化了，这种心领神会的领悟，用语言无法表达。就好像大家都在观察病人，只有医术高明的医生才能看得透彻，在大家还没有看清疾病的时候，也只有他能明白病情，就如同风吹云散一样，所以叫做神。这是以三部九候脉法为本的结果，在诊断疾病时如果能达到这种程度，就不必拘泥于《九针》的理论了。

离合真邪论篇第二十七

黄帝说：我听说《九针》有九篇文章，而先生从九篇上加以发挥，演绎成九九八十一篇，我已经领会其中的全部意义了。《针经》上说人体的气血阴阳会出现偏盛变化和左右偏胜的情况，治疗时可以取上部穴位治疗下部疾病，取左部穴位治疗右部疾病，不论是有余还是不足，都可在各经的荥穴腧穴之间实施补泻之法，这些道理我已全部知道了。这些变化都是由于荣卫的偏胜、虚实造成的，而不是因邪气侵入经脉而发生的病变。我现在希望知道邪气侵入经脉时，病人的症状表现为什么？又怎样来治疗呢？

岐伯说：医术高明的医生，在制定治疗法则时，一定会把天地之间的自然变化考虑进去。比如天有宿度、地有江河、人有经脉，三者之间是互相影响的。如果天地之气温和，则江河之水安静平稳；天寒地冻，江河之水就会凝固不流；天气酷热，则江河之水沸腾外溢；要是突然发生暴风，江河之水就会汹涌澎湃。相应地，病邪侵入经脉时，寒邪则使血行滞涩不同，热邪则使血气濡润，风邪会使经脉中的气血运行像江河之水遇到暴风一样，出现波浪涌起的现象。病邪在脉中作祟，在寸口处按脉，指下就感到时大时小，大即表示病邪正盛，小即表示病邪退去。邪气运行，没有固定的位置，有时在阴经，有时在阳经，难以确定，应该进一步用三部九候的方法诊察，一旦诊察到病邪气所在的部位，就应该及时治疗，阻止病邪发展。治疗时应在病人吸气时进针，进针时勿使气逆，进针后要留针候其气，不让邪气扩散；当病人吸气时再转针，以得气为目的；在病人呼气时，慢慢地起针，病人呼气尽时，才出针，这样邪气就会随针一起泄出，这就是泻法。

黄帝问：不足的虚证怎么用补法治疗？

岐伯说：首先用手摸准穴位，然后按压穴位使邪气扩散，再推揉周围的肌肤使气血流动，接着用手指弹动穴位使脉络怒张，掐起穴位以确定进针部位，出针后用左手随即按住针孔，不使正气外泄。进针的方法是：在病人呼气将尽时进针，留针的时间稍微长一些，以得气为目的，要像等待贵客，不知天晚似的。得气后，要好好守护，等病人吸气时，拔出其针，这样气就不致外泄了；出针后，要按揉孔穴，使针孔闭合，这样真气才能留存，大经之气留于荣卫而不外泄，这就是补法。

黄帝问：进针之后，应当如何候气？

岐伯说：当邪气从络脉进入经脉，停留在血脉中时，邪气与正气相争，会产生或寒或热的症状，这时正邪之气没有相合，所以脉象会随之变动，像波浪一样时起时伏，时来时去，没有固定的停留之处。所以说，在邪气刚来之时，必须按压堵截它，制止之后再用针泻除它，但要注意，不要在邪气方盛时，迎其势而采用泻法。因为真气就是经脉之气，邪气太盛，真气一定是虚的，这时用泻法，真气更加虚弱，所以说邪气最盛的时候不可迎着邪势而泻之，就是这个道理。诊察经脉中的邪气时如果不够仔细，针下所聚之气已过，这时再用泻法，就会使真气空虚，而不容易恢复。这样，邪气便会再来，病情就更加严重了。所以说，邪气如果已去，就不可追，就是这个道理。总而言之，用泻法制止邪气，一定要掌握好时机，须待邪气刚到来时进针泻邪。不论在邪气到来前还是退去后进针，都不适时，非但不能去邪，反而会损伤血气，病就不易治疗了。因此说，掌握了用针之道的人，用针像拨动弩机一样，灵活自如；不懂用针之道的人，就像敲击木椎，迟钝缓慢。所以说，能够掌握时机，就能当机立断，毫不迟疑；不能掌握时机，即便时机已到，也会错失，讲的就是这个道理。

黄帝道：应该怎样使用补泻的方法呢？

岐伯说：应该以攻邪为主，应迅速出针放出多余的血液，促进真气恢复。因为病邪刚刚侵入人体时，没有固定下来，推针补之，会使邪气前进；用针引之，会让病邪留止；迎其势而泻之，放出毒血后，病就立即好转。

黄帝道：讲得好！如果邪气和真气合并，脉气没有大的波动，该如何诊察呢？

岐伯说：应该先仔细审察三部九候的脉象盛衰，确定疾病的虚实，然后再进行治疗。检查它左右上下各个部分，观察有无不相称或减弱的地方，从而得知病在哪个脏腑，待其气至后，再进行针刺。如果不懂三部九候，就不能辨别阴阳，也不能分清上下，更不知道用上部脉诊察下部的疾病，用上部脉诊察上部的疾病，用中部脉诊察中部的疾病，结合胃气多少有无来判断疾病发生的部位。所以说，使用针刺疗法却不知三部九候确定病脉的所在，即便有严重的疾病发生，医生也没有办法提前制止。治疗方法不当，如同错误惩罚了没有过错的人，不该用泻法却泻之，这就叫做“大惑”，这会扰乱脏腑经脉，肾损伤真气，使其难以恢复。如果错把实证当做虚证，邪气当做真气，用针毫无道理，反而推助邪气侵害人体，损害正气，使顺症变成逆症，使病人荣卫散乱，真气散失，邪气留在体内，给病人带来灾祸。像这样不知三部九候的医生，是不能够长久的，不懂得配合四时五行，因加相胜的道理，放过邪气，伤害正气，就会断绝病人的性命。最后需要重申的是，病邪刚侵入人体经脉时，没有固定在一处，如果用针刺法，推针补之，会使邪气前进；用针引之，会让病邪留止；迎其势而泻之，放出毒血后，病就立即好转。

通评虚实论篇第二十八

黄帝问：什么是虚证和实证？

岐伯说：邪气过盛，就是实证；正气被伤，就是虚证。

黄帝问：虚证和实证的情况是怎样的？

岐伯说：以肺脏为例来说：肺主管气，气虚则肺脏先虚；如果气逆，人就会上实下虚，两脚必寒。肺虚如果不是发生在与其相克的季节，就比较容易痊愈；要是发生在与其相克的季节，病人就会死亡。其余各脏的虚实情况也可以这样类推。

黄帝问：什么是重实？

岐伯说：所谓重实，如大热病人，邪气甚热，脉象又充盛，内外俱实，就叫重实。

黄帝问：经络皆实的情况是怎样的？如何治疗？

岐伯说：经络皆实是指寸口脉急，而尺肤舒缓，经脉和络脉都应该进行治疗。因此说，脉象滑利象征有生机，叫做顺；脉搏涩滞就是缺乏生机，叫做逆。人体的虚实情况和万物是一样的，也就是说万物呈现滑利现象的都为生，呈现苦涩现象的都为死。如果一个人的五脏、骨骼、肌肉都滑利，就表明人体精气充盈。生机旺盛，可以保持健康长寿。

黄帝问：络气不足，经气有余的情况是怎样的？

岐伯说：所谓络气不足、经气有余，是指寸口脉热而尺脉寒凉的情况。秋冬二季出现这种情况叫做逆，春夏二季出现这种情况叫做顺，需要在主病的穴位上进行治疗。

黄帝问：经气不足，络气有余的情况是怎样的？

岐伯说：所谓经气不足，络气有余，是指尺脉发热胀满而寸口脉象迟缓涩滞。在春夏出现这种情况会死亡；要是在秋冬出现这种情况则容易治愈。

黄帝问：怎样治疗这两种疾病呢？

岐伯说：如果是络实经虚，就用灸法补阴，刺法泻阳；如果是经实落虚，就用刺法泻阴，灸法补阳。

黄帝问：什么是重虚？

岐伯说：脉虚、尺虚、气虚，就是重虚。

黄帝问：如何识辨并治疗该病呢？

岐伯说：所谓气虚，是因为膻中之气不足，表现为说话声音微弱，不能连续；尺虚，是因为尺脉脆弱，表现为行步软弱无力；脉虚，是因为阴血虚少，脉搏没有充盛的表象。凡是出现这些情况的人，总体来说，如果脉象滑利就能康复；如果脉象涩滞就会死亡。

黄帝问：寒气突然上逆、脉象盛满而充实的，将会怎样呢？

岐伯说：脉象盛实而滑利的，就能治愈；脉象盛实而有涩滞的，是逆象，会死亡。

黄帝问：脉象盛满而充实，手足冰凉、头部发热的，将会怎样呢？

岐伯说：若发病于春秋二季，就能治愈；若发病于冬夏二季，就会死亡。另外，脉象虚浮而涩滞，脉涩而身体发热的，也会死亡。

黄帝问：如果全身虚浮肿胀，将会怎样呢？

岐伯说：所谓全身虚浮肿胀，是指脉象洪大坚挺，尺肤之脉却枯涩，与脉不相适应。这样的疾病，从则生，逆则死。

黄帝问：从则生，逆则死是指什么？

岐伯说：所谓从，就是手足温暖；所谓逆，就是手足寒冷。

黄帝问：产后患热病，脉象悬小的，将会怎样呢？

岐伯说：手足温暖的，就能治愈；手足寒冷的，就会死亡。

黄帝问：婴儿因感染了风热之邪，出现喘息有声、张口抬肩的症状，其脉象如何？

岐伯说：感受了风热之邪而出现喘息有声、张口抬肩症状的，脉象表现为充实洪大。如果实大中兼有缓和之象的，表明胃气未衰，就能治愈；如果患者脉象实大而紧急，表明胃气已绝，是死症。

黄帝问：出现大便中带血的赤痢时，会怎么样？

岐伯说：发生赤痢而身体发热的，是死症；身体发冷的，就能治愈。

黄帝问：肠澼而大便带白沫的，将会怎样呢？

岐伯说：脉象沉的，就能治愈；脉象浮的，就是死症。

黄帝问：肠澼而大便带脓血的，将会怎样呢？

岐伯说：脉象悬绝的，是死症；脉象滑大的，就能治愈。

黄帝问：属于肠澼病，但身体不发热，脉象也不悬绝的，会怎么样？

岐伯说：脉象滑大的，可以治愈；脉象悬绝而滞涩的，是死症。至于什么时候死亡，要根据克胜之日来定。

黄帝问：癫病的情况怎样？

岐伯说：脉象盛大而滑利的，疾病会慢慢痊愈；脉象小而坚急的，则不可治。

黄帝问：癫病脉象的虚实变化情况是怎样的？

岐伯说：脉象虚缓的，可以治疗；脉象坚实的，就会死亡。

黄帝问：消渴病脉象的虚实变化情况是怎样的？

岐伯说：脉象盛实洪大的，即使患病的时间较长，也可以治愈；脉象悬小而坚实，且拖延过久的，就无法治疗了。

黄帝问：怎么度量形度、骨度、脉度、筋度呢？

黄帝又说：春天治病多取各经的络穴；夏天治病多取各经的腧穴；秋天治病多取六腑的合穴。冬天是万物闭塞，人体的阳气也闭塞在内，因此应当多用药物治疗而少用针石。但少用针刺治疗的疾病，不包括痈疽一类的疾病。痈疽一类的疾病，应该用针石治疗的，则不得有片刻的迟疑。痈毒刚发生时，不知道发病部位，摸又摸不到，又时有疼痛的，应刺手太阴经穴三次，以及刺颈部两侧的缨脉穴各二次。生腋痈而高烧不退的病症，应当及时针刺足少阳经穴五次；如果刺过之后，仍然不退热的，可刺手厥阴穴三次，以及刺手太阴经的络穴和大骨交会之处各三次。急性臃肿而筋肉拘急痉挛，并随着臃肿的发展疼痛加剧，甚至出汗不止的，是膀胱经气不足的缘故，治疗时应针刺膀胱经的腧穴。

腹部突然胀满，用手按摩而疼痛不减的，应当采用员利针，刺手太阳经的络穴，即胃的募穴和脊椎两侧的肾腧穴各五次。治疗霍乱时，应当针刺肾俞穴旁的志室穴五次，刺足阳明经胃俞穴和肾俞外两旁的胃仓穴各三次。治疗因受惊而得的惊痫，应当针刺五条经脉上的穴位：针刺五次手太阴经的经渠穴，针刺五次手太阳经的阳谷穴，针刺一次手少阴通里穴旁的手太阳经支正穴，针刺一次足阳明经的解溪穴，针刺三次足踝上方五寸处的足少阴经的筑宾穴。

消瘅、仆击、偏枯、痿厥、气满发逆等病症，对肥胖的病人来说，多是由于偏好肉食厚味导致的。郁结不舒，胸膈上下闭塞不通等症，多是由暴怒或忧郁引起。突然昏厥、不省人事、耳聋、大小便不通等症，多是由于突然遭受精神刺激，阳气上迫引发的。有的疾病不是由内而生，而是因外受风邪，风邪留滞，久而化热，故能消灼肌肉，使人消瘦。走路时两脚偏跛，是由风寒湿邪侵犯引起的。

黄帝说：黄疸、暴痛、癫痫、厥狂等症，多是出于经脉之气长时间上逆而不下行引起的。五脏不和，是因为六腑阻塞不通引起的；头痛、耳鸣、九窍不利，多是由于肠胃疾病引起的。

太阴阳明论篇第二十九

黄帝问：足太阴脾经和足阳明胃经互为表里，都属于脾胃的经脉，可为什么它们所发生的疾病不同呢？

岐伯说：足太阴脾经属阴，足阳明胃经属阳，循行的部位不同，在四季中的虚实逆顺也不同，发生疾病，或从内生，或从外入，病因不同，因此病名不同。

黄帝说：我希望听您讲一下它们之间不同的情况。

岐伯说：人体内的阳气犹如天之气，在外部卫护人体；人体的阴气犹如地气，在内部滋养人体。所以阳气性刚充盛，阴气性柔易虚。当贼风虚邪乘虚而侵袭人体的时候，卫护于外部的阳气首先发病；饮食不节制、起居失常时，营养于内部的阴气最先遭受损伤。阳分感受病邪，常常会传入六腑；阴分感受病邪，往往会传入五脏。病邪传入六腑，身体就会发热不能安稳入睡，在上的表现就是气逆喘息等；病邪进入五脏，䐜腹就会胀满胸膈闭塞不通，大便泄泻不止，时间长了会成为肠澼病。喉主管呼吸，与天之气相通；咽主管吞咽食物，与地之气相连。所以阳经易受风邪的侵袭，阴经易受湿邪的伤害。由于手足三阴经脉之气是从足部上行到头部，然后往下沿着两臂到达指尖；手足三阳经脉之气是从手部上行到头部，然后往下运行到达足部。所以，阳经的病邪，先是上行到顶点，然后再下行；阴经的病邪，先是下行到最下的足部，然后再上行。因此，外感风邪，多在上部；外中湿邪，多在下部。

黄帝问：脾脏有病会致使四肢的功能丧失，这是为什么呢？

岐伯说：四肢需要胃气来充养，但胃气不能够直接输送到四肢经脉，一定要经过脾脏的运化，水谷津液才能够输达四肢的。如果脾脏有病，不能输送胃中的水谷津液，四肢因此不能得到水谷精气，经脉之气就会逐渐衰弱，经脉不通，筋骨肌肉也得不到营养，四肢功能就丧失了。

黄帝问：为什么脾脏不能主旺一个季节？

岐伯说：脾脏在五行中属土，主管中央，分旺于四时长养四脏，寄治于四季之末各十八天，所以脾不单独主旺一个季节。因为脾脏的功用是运化胃土的水谷精气，就像天地滋养万物一样，一时也不能缺少。所以它能从上到下，从头到足，把水谷精气输送给全身各个部分，而不专主一个季节。

黄帝问：脾脏与胃只有一膜相连，而脾却能为胃运化津液，这是为什么呢？

岐伯说：足太阴脾经，属于三阴经，它的经脉贯通到胃，连属脾脏，挟着咽喉，所以能够将胃中的水谷精微之气传送给手足三阴经；足阳明胃经是脾经之表，是为五脏六腑提供营养的地方，所以胃也能把太阴之气输送到手足三阳经，五脏六腑都是借助脾而承受胃气，因此脾脏能够为胃运化津液。如果四肢没有水谷精气的充养，经气就会越来越衰弱，经脉就会不通畅，筋骨肌肉就会得不到营养，四肢功能也就会丧失了。

阳明脉解篇第三十

黄帝问：足阳明的经脉发生病变时，厌恶见人与火，听到木头撞击的声音就惶恐，听到钟鼓的敲击声音却不会害怕，为什么听到木头撞击的声音会惶恐呢？我想知道其中的道理。

岐伯说：足阳明经是胃的经脉，属土。听到木头撞击的声音会惶恐，就是因为木克土的缘故。

黄帝说：说得好！讨厌火是什么道理呢？

岐伯说：足阳明经主管肌肉，它的经脉血多气多，外邪侵袭则发热，发热就会讨厌火。

黄帝问：为什么讨厌见人呢？

岐伯说：足阳明经气上逆，会导致呼吸急促，心中郁闷，所以不愿见人。

黄帝说：足阳明经气上逆引起的喘促，有的可致死，有的却不会致死，这是为什么呢？

岐伯说：足阳明经气厥如果牵连内脏，就会使病情加重而死；如果只发生在外在的经脉上，病情就会较轻，可以治愈。

黄帝说：说得好！阳明经的病情严重时，有的病人会脱掉衣服，乱跑乱跳，登上高处狂叫狂吼，或者接连几日不进饮食，并能够登高上屋顶，而所登上之处，都是其平时达不到的，有了病反能够上去，这是为什么？

岐伯说：四肢是阳气的根本。阳气旺盛，四肢则充实，所以能够登高。

黄帝问：那病人为什么会不穿衣服而到处乱跑？

岐伯说：身热内热亢盛，所以不穿衣服而到处乱跑。

黄帝问：病人疯言疯语，胡言乱语骂人，不避亲疏，随意唱歌。这是为什么？

岐伯说：阳热过于亢盛，扰动心神，所以病人神志失常，胡言乱语，斥骂别人，不避亲疏，不知进食，到处乱跑。

热论篇第三十一

黄帝问：现在所说的因外感风寒而发热的疾病，都隶属伤寒病的范畴，其中有的痊愈，有的死亡，死亡的往往在六七日天之内就死去，痊愈的都在十多天以后才能痊愈，这是为什么？我不知道其中的原因，想听您讲解一下。

岐伯说：因为太阳经为六经的统领，人体所有阳经都皆隶属于它。再加上太阳的经脉连于风府，与督脉、阳维相交相会，因为督脉对全身阳经脉气有统率、督促的作用，所以阳气为诸阳主气，主一身之表。感受寒邪以后，人就要发热，发热虽严重，通常不会死亡；一旦阴阳二经表里同时感受寒邪而发病，就一定会死亡。

黄帝说：我想了解一下伤寒的症状有哪些?

岐伯说：患伤寒的第一天，太阳经首先感受寒邪，因太阳主一身之表，所以会出现头颈部疼痛，腰脊部肌肉僵直。第二天，阳明经受病，阳明主管肌肉，足阳明经脉挟鼻上行，络于眼目，下行入腹，所以感觉到身热、目痛、鼻干，不能安稳卧息的症状。第三天，少阳经受病，少阳主管骨，因为足少阳经脉循行与胁肋部，上络于耳，所以感到胸肋痛、耳聋的症状。要是三阳经脉和络脉皆受病，并且尚未入里五脏的，都可以用发汗的方法治愈。第四天，太阴经受病，因为太阴经脉散布于胃中，上络于咽，所以感觉到腹中胀满、咽干的症状。第五天，少阴经受病，因足少阴经贯通于肾，络于肺，连于舌根，所以感觉到口干舌燥干渴的症状。第六天，厥阴经受病，足厥阴经脉循绕阴器而络于肝，所以感觉到烦闷、阴囊收缩的症状。一旦三阴经、三阳经和五脏六腑均受病，导致荣卫气血不能运行，五脏经脉之气不通，人就会死亡。

要是病不是阴阳表里同时感受寒邪引起的，到了第七日，太阳之病衰减，头痛稍减轻；第八天，阳明之病会减弱，身热稍退；第九天，少阳之病减弱，耳聋也会缓解，能逐渐恢复听力；第十天，太阴之病衰减，腹满症状会消退，并想要进食；第十一天，少阴之病减轻，口不渴，舌不干，能打喷嚏；第十二天，厥阴之病衰退，阴囊松缓，少腹部拘急减轻。此时，大邪之气已去，病也逐渐痊愈。

黄帝问：如何治疗？

岐伯说：对病变所在的脏腑和经脉，分别通调，疾病就会逐渐衰退而痊愈。这类病的治疗原则是，发病未满三日，邪气仍在阳表的，可发汗疏散病邪；发病已满三日，邪气已经深入阴里的，可以用泻法泻除病邪，疾病即可痊愈。

黄帝说：热病已经痊愈，但是常有余热滞留的情况，是为什么呢？

岐伯说：之所以会余热滞留不退，都是由于在发热较重的时候勉强进食。在病势减退但仍有邪热蕴藏在体内时，如病人勉强进食，则必因饮食不能消化而生内热，与残存的余热相互迫近，导致两热相合，又重新发热，所以才会有余热不尽的情况出现。

黄帝说：好。余热遗留该怎样治愈呢？

岐伯说：应审查疾病的虚实，或用补法或用泻法，选择适当的治疗方法，就能治愈。

黄帝说：患热病有什么禁忌吗？

岐伯说：热势稍衰的时候，吃了肉食，热病就会复发；如果吃得过多，则出现余热遗留，这都是热病病人应当禁忌的。

黄帝说：表里两经同时受邪的两感证病人，其经脉和症状的表现是什么呢？

岐伯说：若是阴阳两表里同时感受寒邪，第一天，太阳与少阴两经同时发病，其症状为头痛、口干和烦闷；第二天，阳明与太阴两经同时发病，其症状为身体发热、胡言乱语、腹部胀满、不想进食；第三天，少阳与厥阴两经同时发病，其症状为耳聋、阴囊收缩和四肢发冷。如果病情发展至水浆不能引入，神志不清、不省人事的程度，到第六天就会死亡。

黄帝说：当疾病发展到五脏已伤、六腑不通、荣卫气血不行的程度时，也要在三天以后才能死亡，这是为什么？

岐伯说：阳明为十二经之长，此经脉多气多血，所以感受病邪后，容易心神迷乱。三天以后，阳明的气血才会耗尽死亡。

伤于寒邪而成为温热病的，如果病发在夏至日以前，为温病，病发在夏至日以后，为暑病。暑病多有汗出，可使暑热可通过汗液被疏散泄出，所以患了暑病出汗的时候，不要制止。

刺热篇第三十二

肝脏患了热病时，首先出现小便色黄、腹痛、喜卧，身体发热的症状。当热邪侵入肝脏与正气相搏时，就会惊恐不安、精神狂妄、胁部胀满疼痛、手足躁热、不得安稳卧息；到庚辛日时，会因金克木而病重，到了甲乙日，木旺，就会发汗不止。若邪气过盛，肝脏受损，病势会加重，将在庚辛日死亡。治疗时，应针刺足厥阴肝经和足少阳胆经。若肝气上逆，就会出现头痛眩晕，这是由于热邪循肝脉上逆至头部造成的。

心脏患了热病时，首先觉得心中不愉快，几天以后开始出现发热症状。当热邪进入心脏与正气相争时，就会突然出现心痛、烦闷、作呕、头痛、面赤、无汗的症状；适逢壬癸日，会因水克火而病重，到了丙丁日，火旺，就会发汗不止。若邪气过盛，心脏受损，病势会加重，将在壬癸日死亡。治疗时，应针刺手少阴心经和手太阳小肠经。

脾脏患了热病时，首先感觉头重、面颊痛、心烦、额部发青、欲呕和身体发热的症状。当热邪进入脾脏与正气相争时，就会腰痛、不能弯腰、腹部胀满而泄泻、两颌部疼痛，适逢甲乙日，木旺，因木克土而病重，到了戊己日，土旺，就会发汗不止。若邪气过盛，脾脏受损，病势会加重，将在甲乙日死亡。治疗时，针刺足太阴脾经和足阳明胃经。

肺脏患了热病时，首先感到体表淅然寒冷、毫毛竖立、害怕风寒、舌上发黄、全身发热。当热邪进入肺脏与正气相争时，就会气喘、咳嗽、胸背疼痛、不能长呼吸、头痛得很厉害、出汗怕寒，适逢丙丁日，会因火克金而病重，到了庚辛日，金旺，就会发汗不止。若邪气过盛，损伤肺脏，病势会加重，将在丙丁日死亡。治疗时，针刺手太阴肺经和手阳明大肠经，放出大豆粒般大小的血后，则热邪退去，经脉调和，病可立即治愈。

肾脏患了热病时，首先觉腰痛、小腿发酸、口渴难忍，频频饮水、全身发热。当热邪进入肾脏与正气相争时，就会颈部疼痛、勉强挺直、小腿寒凉酸痛、足心发热、不愿说话。如果肾气上逆，就会颈部疼痛、头晕而摇动不定；适逢戊己日，会因土克水而病重，到壬癸日，水旺，就会出汗不止，若邪气过盛，损伤肾脏，病势会加重，将在戊己日死亡。治疗时，针刺足少阴肾经和足太阳膀胱经。以上所论及的各脏器大汗出，都是指到了各脏器旺之日，正气盛，邪气衰，所以大汗出，热邪消退，疾病痊愈。

肝脏发生热病，左颊部先见赤色；心脏发生热病，额部先见赤色；脾脏发生热病，鼻部先见赤色；肺脏发生热病，右颊部先见赤色；肾脏发生热病，颌部先见赤色。即使病还没有发作，只要面部已出现赤色，就应进行针刺治疗，这就叫做“治未病”。

热病只在五脏色部所在的地方呈现赤色，并未见到其他症状的，说明病情较轻，如果尽早治疗，那么到了该脏器当旺之日，病即可愈；若治疗方法不当，应补反泻，应泻反补，就会耽搁治病时间，这样要经过三个当旺之日，尚可病愈；若继续错误治疗，势必造成病情恶化，甚至导致死亡。总而言之，诸脏所患的热病，如及时正确治疗。至其当旺之日，就会出汗而愈。

治疗热病，都应该喝些清凉的饮料，以解除内里之热，再进行针刺，并且要求病人穿得少一点，在阴凉处居住，以解除外表之热，这表里之热消退，身体凉爽，疾病就会痊愈。

热病首先出现胸膛至胁下疼痛、手足扰动不宁的，表明邪在足少阳经，应刺足少阳经，以泻阳分之邪，补足太阴经，病情严重的就用“五十九刺”之法。热病首先出现手臂痛的，表明病在上部而发于阳表，刺手阳明、太阴二经之穴，大汗出，即可退热。热病首先出现头部的，是太阳之病，应刺足太阳颈项部的穴位，大汗出，即可退热。热病开始于足胫部的，是病发于阳表而始于下部，应刺足阳明经的穴位，病情严重的就用“五十九刺”之法。热病先呈现身体重、骨节痛、耳聋、困乏嗜睡的，是少阴发热病，应刺足少阴经之穴，病情严重的用“五十九刺”之法。热病先出现头晕目眩，后发热、胸胁胀满的，是病发于少阳，并已传至少阴，使阴阳枢机丧失功能，应刺足少阴和足少阳二经，可输转邪气。

如果少阳经脉感受疾病时，赤色出现于颧骨部的，就是热病，要是色泽不沉暗，病情较轻，至其当旺之日，可发汗出使疾病痊愈。要是同时又见少阴经的脉证，此为木盛水衰的死症，不超过三天就会死亡，这也是由于热病已内连于肾。若太阳经脉感受疾病时，赤色出现于面颊的前方，这是热病，要是色泽不沉暗，病情较轻，至其当旺之时，可发汗出使疾病痊愈。若同时又见少阴经的脉象，表明是母胜其子的死症，不超过三天就会死亡。

治疗热病的孔穴：第三脊椎下面，主治胸中的热病；第四脊椎下面，主治膈中的热病；第五脊椎下面，主治肝脏热病；第六脊椎下面，主治脾脏热病；第七脊椎下面，主治肾热病。治疗热病，要在上部取穴，以泻阳邪，当再取穴于下，以补阴气，在下取穴在尾骶骨处。颈部第三椎以下凹陷处的中央部位是大椎穴，由此向下便是脊椎的开始。

邪气从足部上行到头部，然后往下沿着两臂循行到指端的；观察面色，可以推知腹部疾病，如见面颊的赤色由下向上到颧骨部，为有“大瘕泄”病；赤色自颊下行至颊车部，为腹部胀满；赤色见于颧骨后侧，为胁痛；赤色见于颊上，表明膈有疾病。

评热病论篇第三十三

黄帝问道：有的温热病患者，汗出以后，又发热，脉象急促躁动，其病不仅没有因汗出而减弱，反而出现胡言乱语、饮食不下等症状，这叫做什么病？

岐伯说：这种病叫阴阳交，是死症。

黄帝说：希望您能讲讲其中的道理。

岐伯说：人能够出汗是由于依赖于水谷进入胃以后所化生的精微之气，水谷精气充盈，就能胜过邪气而出汗。如今邪气与正气在骨肉之间相争而出汗，表明邪气退而正气胜，正气胜病人就能进饮食，并且不再发热。复发热表明邪气遗留未尽，出汗是精气胜邪，现在汗出后又复发热，是邪胜正衰。不进饮食，精气得不到充养，邪热又留滞不去，将危及病人的生命。《热论》中也曾说：汗出而脉象躁进急促，则预后不良。现在其脉象与汗出之后的情况不相符合，是精气已经不能胜过邪气，死亡的征象已是十分明显了。况且言语狂乱是神志失常的表现，神志失常则必死。现在已出现了三种死症，而毫无生机，疾病虽可能因汗出而稍微衰减，但这只是暂时的，病人迟早会死。

黄帝说：有的病全身发热、汗出、烦闷，其烦闷并不因为汗出而缓解，这是什么病？

岐伯说：汗出而全身发热，是因感受风邪；烦闷没有缓解，是下气上逆，这种病叫风厥。

黄帝说：希望您能详细地讲一讲。

岐伯说：太阳经为诸阳主气，主一身之表，所以太阳首先感受风邪的侵袭。少阴与太阳互为表里，外表有病内里必然相应，少阴受太阳发热的影响，其气亦从之上逆，上逆就是厥。

黄帝说：如何治疗？

岐伯说：治疗时应刺太阳、少阴表里两经，即刺太阳以泻风热之邪，刺少阴以降上逆之气，并饮服汤药。

黄帝说：劳风的症状是怎样的？

岐伯说：劳风病的病位常在肺下，发病时人会感觉头项强滞、头昏目眩、视物不清，唾出黏痰如鼻涕状，怕风而且浑身战栗，这就是劳风病的症状。

黄帝说：如何治疗？

岐伯说：首先通畅胸中的气道，使呼吸顺畅。其次是借助服药引太阳经的阳气，以解郁闭之邪。经过适当的治疗，肾经旺盛的年轻人，三天即可痊愈；精气稍衰的中年人，五天即可痊愈；精气已竭的老年人，则需要七天才能痊愈。如果病人咳出青黄色黏痰，其状似脓，凝结成块，弹丸大小，应使痰从口中或鼻中排出，不能咳出就要伤及肺脏，就会死亡。

黄帝说：有的肾风病病人，面部浮肿，说话气息打结、易激动而往往发不出声音，这种病可以用针刺治疗吗？

岐伯说：这种病属于虚症不能使用针刺之法。如果不应当刺而误刺，就会损伤真气，使肾脏气虚，五天后，邪气会再来，使病情加重。

黄帝说：邪气到来时的情况是怎样的？

岐伯说：病邪到来时，病人一定感到气短、时而发热，时常觉得热从胸背蔓延至头顶，并出现出汗、手热、口渴、小便色黄、眼睑浮肿、腹中鸣响、身体沉重、行动困难的症状。而妇女则会出现月经闭止、心烦、不能饮食、不能仰卧，仰卧就咳嗽加剧的症状。此病叫风水，《刺法》中对此进行了详细论述。

黄帝说：希望您能讲讲其中的道理。

岐伯说：邪气能够侵犯人体，是因其正气先虚弱。肾是阴脏，风为阳邪。肾脏亏虚，风阳便乘虚侵入，所以呼吸气短、时时发热、出汗。小便色黄是腹中有热邪的缘故；不能仰卧是因体内水气上乘于胃，导致胃中不和的缘故；仰卧会使咳嗽严重是因为水气上逆迫肺造成的；凡是有水气病的，一定是目下部先微有浮肿。

黄帝说：这是为什么呢？

岐伯说：水属阴，目下部位也属阴，腹部也是至阴之处，所以腹中有水的，一定会使目下部位微肿。水邪之气上泛于心，迫使心之气火上逆，所以病人感到口苦咽干，不能仰卧，仰卧则水气上逆而咳出清水。水气病病人，都因水气上乘于胃而不能卧，卧则水气上迫于心，就会惊恐不安；而惊恐不安会加重咳嗽。腹中鸣响是胃肠中有水气流动，胃是发病的根本。若水气迫于脾，则心烦、不能进食；而不能饮食，是胃脘被水饮阻隔所致。身体沉重而行动困难，是因为胃的经脉下行于足部，水气随经下流造成的。妇女月经不来，是因为水气阻滞于内，胞脉阻闭不通所致。胞脉属于心而下络于胞中，现在水气上迫于肺，使心气不得下通，胞血失其资源，所以月经不来。

黄帝说：说得太好了。

逆调论篇第三十四

黄帝道：有的病人不因穿衣温暖而有发热烦闷的现象，这是为什么呢？

岐伯说：这是由于阴气不足、阳气过盛，所以发热而烦闷。

黄帝说：有的人穿的并不单薄，也没有被寒邪所伤，却总觉得寒气从内部生出，这是为什么？

岐伯说：是由于这种人多痹气，阳气虚而阴气胜，所以经常感觉身体发冷，如同刚从冷水里面出来。

黄帝说：有的人四肢发热，一遇到风寒，便觉得身体像被烈火炙烤似的，这是为什么？

岐伯说：这是因为体内阴气虚弱而阳气偏盛。四肢属阳，风邪也属阳，属阳的四肢遭受属阳的风邪的侵袭，是两阳叠加，使阳气过盛，体内的阴气就会逐渐虚少，这就像用很少的水不能熄灭旺盛的火，因而导致体内阳气亢。阳气独亢，阴气便不能生长，因阳气独亢到一定程度还会使人的生机停止。因此四肢遇到风邪就感觉体热，如同被炙烤一样的病人，肌肉会渐渐瘦削。

黄帝说：有的人身体寒凉，热水、火烤也不能使他热，多穿衣服也不能使之温暖，但他却不怕冷，也不会因冷而颤抖，这是什么病？

岐伯说：这种人平时就肾气旺盛，又经常接触水湿，致使水寒之气偏盛，太阳之阳气虚衰，肾脂就会枯耗不长。肾是水脏，主管骨髓，肾脂不生，那么骨髓就得不到补益，所以感到寒冷侵入骨髓。病人不会战栗，是因为肝为一阳，心为二阳，一个独阴的肾水，胜不过心、肝二阳之火，所以虽然寒冷也不会战栗，这种病叫“骨痹”。患此病后，病人会出现骨节拘挛。肢节屈伸不利的症状。

黄帝说：有的人因皮肤肌肉失于荣养而麻木沉重，即使肌肉接触到衣棉也毫无感觉，这是什么病？

岐伯说：这是由于荣卫气血运行失常，荣气虚弱而卫气充实造成的。荣气虚弱肌肉就会麻木，不知痛痒寒热；卫气虚弱，肢体就无法抬举；荣气和卫气都虚弱，就会同时出现肌肉麻木和肢体运动障碍的现象，但肌肉不会萎缩变化。如果人的形体活动与神志不统一、不相得，人就会死。

黄帝说：人出现气逆而不顺的病症时，有的不能安稳卧息而呼吸有声音；有的不能安稳卧息而呼吸无声音；有的起居如常而呼吸有声音；有的能够安稳卧息，但一动就气喘；有的不能安稳卧息，也不能行动并且气喘；有的不能安稳卧息，躺下则气喘。之所以会出现这些情况，是哪些脏腑发生了病变呢？我想知道其中的道理。

岐伯说：不能安稳卧息且呼吸有声音的，是阳明经脉气上逆造成的。足三阳的经脉，从头到足，都是下行的，现在足阳明经气向上逆行，所以呼吸不力而有声音。阳明是胃脉，胃是六腑之海，胃气也以向下运行为顺，若阳明经气逆，胃气便不能循正常的通道下行，所以不能平卧。《下经》中记载："胃不和则卧不安。"说的就是这个意思。

起居如常而呼吸有声音的，这是由于肺的络脉不通利，络脉不能随着经脉之气上下，所以其气停留在经脉，而不能运行到脉络。但络脉的病是较微的，所以虽呼吸不通畅，有声响，但可以正常起居。

不能安稳卧息且躺下就气喘的，是因为受到了水气的侵犯。水气是按照津液流行的路径而流动的。肾是水脏，主管津液如果如肾病不能主水，水气上逆迫肺，人就不能平躺而气喘。

黄帝说：讲得太好了！

疟论篇第三十五

黄帝问：一般而言，疟疾都是感受风邪引起的，它的潜伏和发作都有一定时间，这是为什么呢？

岐伯说：疟疾发作时，寒先起于毫毛，接着身体神志感受不适，伸懒腰、打哈欠，以致寒冷发抖，上下牙齿不断叩击，腰脊疼痛。寒意退去后，全身内外发热，头痛像要裂开，口渴而喜欢冷饮。

黄帝道：它发生的原因是什么？我希望听您讲解一下。

岐伯说：阴阳上下相争，虚实更替相胜，阴阳相互转化所致。阳气为阴气所并，使阴气实而阳气虚，阳明经气虚弱，就寒冷发抖，甚至上下牙齿不断叩击；太阳经气虚便腰背头颈疼痛；三阳经气都虚弱，那么阴气亢盛，就会出现骨节寒冷疼痛的症状；寒从内生，所以内外都感觉寒冷。如果阴气为阳气所并，则阳气实而阴气虚弱。阳主外，阳气过盛就会引发外热；阴主内，阴气虚弱就会引发内热，因此体外体内都发热；热得严重时就呼吸喘促、口渴而喜欢冷饮。这种病是在夏天中病，是被暑邪所伤。邪热亢盛，而伏藏于皮肤之内、肠胃之外，也就是荣气停留的地方。因为暑热潜伏在体内，所以人汗孔疏松，腠理开泄，遇到秋凉，因为出汗而感受风邪，或者由于洗澡时感受水气，风邪水气停留于皮肤之内，与卫气相合，就会引发疟疾。卫气白天运行于阳分，夜里运行于阴分，邪气也随之循行，到达阳分时则向外发散，到达阴分时则向内侵袭，邪气与正气内外相搏，所以疟疾就会天天发作。

黄帝问：为什么疟疾也有隔天发作的？

岐伯说：这是因为邪气居留之处较深，接近阴分，致使阳气单独在外循行，而病邪滞留在内。阴阳相搏而邪气不能发散，所以疟疾隔一天才发作一次。

黄帝说：讲得好！疟疾发作的时间，或者逐日提前，或者逐日推迟，这是为什么呢？

岐伯说：邪气从风府侵入后，沿着脊骨逐日逐节下移，卫气运行一昼夜后会与邪气在风府交会，而邪气却每日向下移一节，所以卫气和邪气交会的时间也就一天天地推迟，这是邪气客于背脊时的情况。每当卫气会于风府时，则腠理开泄，腠理开泄则邪气侵入，邪气侵入后与卫气交争，疟疾就发作，因为邪气每天向下移一节，所以发病时间就日益推迟了。邪气自风府出来，逐日下移一节，大概二十五天后，邪气下行至骶骨；大概第二十六日就会深入于脊内，注入隐伏在脊背筋肉之间的筋脉；再向上运行，九天后到达任脉天突穴。因为邪气每日逐渐上升，所以疟疾发病的时间也就逐日提前。

至于隔一天发病一次的，是因为邪气内迫于五脏，横逆于膜原，它所行走的道路较远，部位较深，循行迟缓，不能和卫气同时出于阳分，所以隔一天才能发作一次。

黄帝说：您说到卫气每至于风府时，腠理张开，邪气乘机袭入，导致疟疾发作。现在卫气与邪气相遇的部位每日下行一节，也就是说病气所发之处不一定都在风府，但为什么这样还能每日发作一次呢？

岐伯说：以上是指邪气侵入于头颈部位，循着脊骨而向下的发病规律。但人体的组织有虚实的不同，所以受邪部位不一定在风府。例如：病邪中于头顶的，卫气行至头顶而发病；邪气中于背部的，卫气行至背部而发病；邪气中于腰脊的，卫气行至腰脊而发病；邪气中于手足的，卫气行至手足而发病；总而言之，卫气所行之处，和邪气相合，疟疾就会发作。风邪侵袭人体没有固定部位，只要卫气与之相应，腠理张开，邪气就会乘机侵入，而邪正相合侵入的地方，也就是病气所发之处。

黄帝说：我明白了！风病和疟疾十分相似，但是为什么风病的症状常持续存在，疟疾的发作却有休止的？

岐伯说：风症是风邪从哪里入侵，病就停留在哪里，所以症状持续存在；疟邪则是随着经络深入体内，必须与卫气相合交争时，疟疾才会发作。

黄帝说：疟疾发作有先寒而后热的，这是为什么？

岐伯说：夏天感受了严重的暑邪，汗大出而腠理开，再遇到微寒的水湿之气，病邪便伏藏在腠理皮肤中，如果到秋天又感上风邪，就成为疟疾了。水寒是阴气，风邪是阳气。因为先伤于水寒之气，后伤于风邪，所以先寒而后热，发病有一定的时间，病名叫做寒疟。

黄帝说：疟疾发作先热后寒的，又是为什么？

岐伯说：先被风邪所伤，后被水寒之气所伤的，就会先热后寒。这种病的发作也有一定的时间，病名叫温疟。还有一种情况是只发热而不发冷，这是因为病人的阴气先耗损于内，阳气独亢于外造成的，疾病发作时，有少气烦闷、手足发热而欲呕吐的症状，这种病被称为瘅疟。

黄帝说：古代医经上说，有余的属实症，应当用泻法；不足的属虚症，应当用补法。那么发热是有余，恶寒是不足。而疟疾的寒冷，就是热水和火，也不能使之温暖，及至发热时，即使用冰水也不能使之凉爽。这些寒热都属于有余、不足之类。但当其发冷发热的时候，医术再高超的医生也无法遏制，一定要待其病势自行衰退之后，才能针刺治疗，这是为什么呢？请您讲一讲。

岐伯说：医经上讲，不可在火热炽盛时针刺，不可在脉搏纷乱时针刺，也不可在汗出不止时针刺，因为这些情况下都是邪盛气逆，所以不可立即治疗。疟疾刚发作时，阳气并于阴分，此时阳虚阴盛，外表阳气虚，内里阴气亢盛，所以先寒冷发抖；等到阴气逆乱极盛时，一定会重出于阳分，于是阳气与阴气相合交争于外，此时阴虚而阳盛，所以会热而干渴。疟疾并于阳分，则阳气盛；并于阴分，则阴气盛；阴气盛，则发寒战栗；阳气盛，则发热口渴。由于疟疾感受的风寒之气并不常在，它是在阴阳相并极盛时才发作的，所以寒热休止，停一段时间，会复发。疾病发作时，像火一样剧烈，如狂风暴雨一样势不可当。所以医经上说，当邪气极盛的时候，不可攻邪，否则会损伤正气，在邪气衰退时攻之，一定能成功，指的就是这个意思。

因此治疗疟疾，应在未发的时候，阴气尚未并于阳分，阳气尚未并于阴分时进行适当的治疗，那么正气才不会受伤，邪气也可以消除。之所以医生不能在疟疾发病时进行治疗，就是因为这时正是正气和邪气交争、气机逆乱的缘故。

黄帝说：讲得好！如何治疗疟疾？时间的早晚应如何掌握？

岐伯说：疟疾将要发作时，阴阳也将要相互移易，它必定从四肢开始。若阳气已被邪伤，阴分也必定受到影响，所以要在发病前，用绳索紧缚病人四肢末端，使邪气不能进入，阴气不得出，阴阳之气不能相互移易。然后，要注意观察络脉的情况，见其孙络充实而淤血的部分，就用针刺放血，这样就能去掉真邪，而不致使邪气进入体内。

黄帝说：疟疾不发作时，情况是怎样的？

岐伯说：疟气是盛虚交替的，它随同邪气发作。邪气在阳分时，则发热而脉搏躁急；邪气在阴分时，则发冷而脉搏平稳。病到极致，则阴阳二气都已衰败，如果卫气和邪气互相分离，病就暂时不发作；若卫气和邪气再次相合，那么病又发作了。

黄帝说：有些疟疾隔二日或数日就发作一次，发作时有的口渴，有的不渴，这是为什么？

岐伯说：疟疾之所以隔几天才发作，是由于邪气与卫气相会于风府的时间不同，有时不能相合而一同出于阳，所以隔几天才发作。疟疾发病是由于阴阳更替相胜，但其中程度上有轻重之别，所以有的口渴，有的不渴。

黄帝道：医经上说夏季被暑邪所伤，秋季必得疟疾，而有些疟疾并非如此，是什么原因？

岐伯说：夏季被暑邪所伤，秋季必得疟疾，这是指与四时发病规律相顺应而言。形证不同的疟疾是因为与四时发病规律不符。如发于秋天的，寒冷较重；发于冬天的，寒冷较轻；发于春天的，怕风；发于夏天的，多汗。

黄帝说：温疟和寒疟的邪气都停留在哪里？伏藏在哪一脏？

岐伯说：温疟是由于冬天感受风寒，邪气伏藏在骨髓之中，到了春天阳气生发之时，如邪气仍不能自行外出，遇到暑热，就会使人脑髓消烁、肌肉消瘦、腠理开泄，这时如劳力过甚，邪气就会乘虚与汗一同外出。这种病邪因为潜藏于肾，所以发作时，邪气从内出于外。这种病，阴气先虚，而阳气偏盛，阳盛就发热，热极而衰，邪气又入于阴。邪入于阴则阳气又虚，阳气虚便出现寒冷，所以这种病是先热而后寒，称作温疟。

黄帝问：瘅疟的情况是怎样的？

岐伯说：瘅疟是因为肺脏一直有积热，肺气壅盛，气逆而上冲，导致胸中气实，不能发泄于外，若是劳力之后，腠理开张，风寒之邪便乘机入侵皮肤之内、肌肉之间而发病，发病则阳气偏盛，阳气充盛而不见衰减，就会只发热而不寒冷。为什么会这样呢？因为邪气不入于阴分，所以只热不寒，这种病邪内藏于心脏，外留于肌肉之间，能使人肌肉瘦削，所以被称作瘅疟。

黄帝道：讲得好！

刺疟篇第三十六

足太阳经发生疟疾，病人会感觉到腰痛，头重，寒冷从脊背而起，先寒后热，热势旺盛，热退则出汗。这种疟疾很难治疗，治疗方法是针刺委中穴至出血。

足少阳经发生疟疾，病人会感觉到身体倦怠，无力，寒冷发热都不是很严重，不愿见人，看见人就感到恐惧，发热的时间比较长，汗出亦很多，治疗方法是针刺足少阳经。

足阳明经发生疟疾，病人会首先感觉冷，寒冷感逐渐加强，经过一段时间后才发热，退热后会出汗。这种病人，喜欢亮光和用火取暖，见到亮光和火气，就感到开心快乐，治疗方法是针刺足阳明经足背上的冲阳穴。

足太阴经发生疟疾，病人会感觉到闷闷不乐，常常叹息，不思饮食，多发寒热，汗出很多，病发时经常呕吐，吐后病势减轻，治疗方法是针刺足太阴经的孔穴。

足少阴经发生疟疾，病人会呕吐厉害，发寒发热，热多寒少总想关闭门窗待在屋里，这种病不易痊愈。

足厥阴经发生疟疾，病人会感到腰痛，少腹胀满，小便不畅，症状类似癃病却不是癃病，小便频繁，导致病人心中担忧，气分不足，腹中郁满，治疗方法是针刺足厥阴经的太冲穴。

肺疟，使人感觉冷，冷极则发热，热时容易惊恐，似乎见到了可怕之事一样，治疗时应刺手太阴、手阳明两经的列缺穴和合谷穴。

心疟，心中烦热感强烈，想喝冷水，寒多，不太发热，治疗时应刺手少阴经的神门穴。

肝疟，使人面色苍青，时常叹气，严重时像死人一般，治疗时应刺足厥阴经，使其出血。

脾疟，使人寒冷，腹中疼痛，等到发热时，肠中鸣响，肠鸣后会出汗，治疗时应刺足太阴经的商丘穴。

肾疟，使人寒冷，腰脊疼痛，难以转侧，大便不利，眼花，手足冷，治疗时应刺足太阳、足少阴两经。

胃疟，使人胃里发热，感到饥饿，但又不能进食，进食就感到腹胀膨大，治疗时应刺足阳明、足太阴两经横行的络脉，使其出血。

治疗疟疾，在病人即将发热时，刺足背上的动脉，使孔穴打开，刺出其血，便可立即退热。在病人刚要发冷时，可刺手阳明、太阴和足阳明、太阴的俞穴。

如病人脉象盛满而大急，可刺背部的俞穴，用中等针靠近五胠俞各取一穴，并根据病人的胖瘦来确定刺出多少血。如病人的脉象小实而燥急，可灸足胫部的少阴穴，并刺足指末端的井穴。如疟疾病人的脉象缓大而虚空，就应该采取药物治疗，不宜用针刺。治疗疟疾，应在病人发病前大概一顿饭的时候予以治疗，过了这个时间，就会错失良机。如果病人的脉象沉伏不见，急刺十指间出血，血出则疾病必定痊愈；如果发现皮肤上有像赤小豆的红点，应都用针刺去。

上述十二种疟疾，其发作时间各有不同，应观察病人的症状，以确定疾病在哪一经脉。如能在疾病发作前大概一顿饭的时候进行针刺，刺一次，病情就能减轻，刺两次疾病就能有明显好转，刺三次病即痊愈。如还不愈，可刺舌下两脉出血；若是再不愈，可取委中血盛的经络，使其出血，并刺项部以下夹脊两旁的经穴，如此，病一定会痊愈。上面所说的舌下两脉，是指足少阴经的廉泉穴。

针刺治疗疟疾前，一定要向病人询问，疾病发作时哪个部位最先出现症状，然后先刺这里。如先出现头痛头重的，就先刺头上及两额、两眉间，使其出血。先感觉项脊背痛的，就先刺颈项和背部。先出现腰脊痛的，就先刺委中出血。先出现手臂痛的，就先刺手少阴、手阳明在十指间孔穴。先出现足胫酸痛的，就先刺足阳明在十趾间的孔穴，使其出血。

风疟在发作时汗出怕风，可刺三阳经背部的腧穴，使其出血。

小腿酸痛强烈，越按越痛的，是胕髓病，可用镵针刺绝骨穴出血，疼痛可立时消除。身体稍稍感觉疼痛的，则刺阴经的井穴。但要注意，刺井穴时不可出血，并应隔日刺一次。疟疾不口渴而间日发作的，可刺足少阳经；口渴而间日发作的，可刺足太阳经；温疟而汗不出的，可用“五十九刺”之法。

气厥论篇第三十七

黄帝问：在五脏六腑，寒热互移的情形是什么样的？

岐伯说：肾若把寒移到脾脏，病人就会患臃肿和少气之病。脾若把寒移到肝脏，人就会患臃肿和筋挛之病。肝若把寒移到心脏，人就会患狂症和心气不通之病。心若把寒移到肺脏，人就会患肺消病。病状是患者饮水一分，却排出小便两分。为不治之症。肺若把寒移到肾脏，人就会患涌水病。病状是按腹部不坚，因为水气滞留于大肠，会导致快走的时候可以听到肠中清晰的声响，就好像在皮囊中装上水。此为水气之病。脾若把热移到肝脏，病人就会患惊恐和鼻衄的症状。

肝若把热移到心脏，那么人就会死亡；心若把热移到肺脏，时间一久，人就会患鬲消之病。肺若把热移到肾脏，时间久了，人就会患柔痓之病。肾若把热移到脾脏，时间久了，就会损伤脾的阳气，使人患肠澼之病，此病无药可治。胞若把热移到膀胱，人就会出现小便不利、尿血的症状。

小肠若把热移到大肠，就会热结不散，人就会患虑瘕或痔疮。大肠若把热移到胃，人就会食欲旺盛但消瘦无力，这种病被称为食亦。胃若把热移到胆，人也会患食亦病。胆若把热移到脑，人就会患鼻梁内有辛辣之感的鼻渊病。病状是病人浊涕常流不止，时间长了就会鼻中出血、目暗不明。上述病症，都是由于寒热之气逆厥，在脏腑中传移导致的。

咳论篇第三十八

黄帝问：肺脏有病，人就会咳嗽，这是为什么呢？

岐伯说：五脏六腑有病，人都会咳嗽，不只是肺病会这样。

黄帝说：我想知道各种咳嗽病的病状。

岐伯说：皮毛主表，与肺互相配合，皮毛先感受了外部邪气，肺脏就会被寒气侵袭。再加上吃了冷食，胃里的寒气循着肺脉上行至肺，引起肺寒。这样内外寒邪相合，停留在肺脏，从而成为肺咳病。这就是肺咳的情况。至于五脏之咳，是五脏各在其所主的时令受病，而不是在肺所主的时令受病，只是后来五脏将它们的病传给了肺。

人和自然界是相应和的，所以五脏在其所主的时令受了寒邪，人就会得病。若轻微的，则发生咳嗽；严重的，寒气侵入人体内部就会使人出现腹泻、腹痛等症状。一般而言，秋天时肺先受寒，春天时肝先受寒；夏天时心先受寒；长夏时脾先受寒；冬天时肾先受寒。

黄帝问：应当怎样去区分这些咳嗽呢？

岐伯说：肺咳的病状是，咳嗽时气喘有声，严重时还会唾血。心咳的病状是，咳嗽时心痛，喉咙中像有东西堵塞了一样，严重时还会咽喉肿痛而闭塞。肝咳的病状是，咳嗽时两胁疼痛，严重时会痛得不能转侧，转侧则两胁下就会肿胀。脾咳的病状是，咳嗽时右胁下疼痛，痛感隐隐牵连到肩背，严重时不能活动，一动就会使咳嗽加剧。肾咳的病状是，咳嗽时腰背互相牵扯作痛，严重时还会咳吐痰液。

黄帝问：六腑之咳的病状是什么？六腑又是怎样受病的？

岐伯说：五脏咳嗽如果久不见好，就要传移到六腑。如脾咳日久不愈，就会转移到胃；胃咳的病状是咳而呕吐，严重时还会呕出蛔虫。肝咳日久不愈，就会转移到胆，胆咳的病状是咳而呕吐胆汁。肺咳日久不愈，就会转移到大肠，大肠咳的病状是咳而大便失禁。心咳日久不愈，就会转移到小肠，小肠咳的病状是咳而放屁，而且往往是咳嗽与放屁同时进行。肾咳日久不愈，就会转移到膀胱，膀胱咳的病状是咳而小便失禁。以上各种咳嗽，如果久不见好，那么人的三焦会受病；三焦咳的病状是咳而腹满，无食欲。这些咳嗽病，不管是由哪一脏腑的病变所致，其寒邪必在胃中聚合，并循着肺的经脉而影响到肺，于是病者才会出现多痰多涕、面部浮肿。咳嗽气逆等症状。

黄帝问：治疗的方法是什么？

岐伯说：五脏之咳，可从它们各自的腧穴着手治疗；六腑之咳，可从它们各自的合穴着手治疗；如果是咳而浮肿的病，可从有关脏腑的经穴分别着手治疗。

黄帝道：说得好！

举痛论篇第三十九

黄帝问：我听闻善论天道之人，必能将天道验证于人事；善论历史之人，必能将历史与今事相合；善论人事之人，必能将人事与己事相结合。只有这样，自己才不致迷惑，透彻地明白事物关键，才是所谓的明达事理之人。现在我想请您把有关于问诊所知、望诊所见、切诊所得的情况都告诉我，让我有所体验、得到启发、消除疑惑，可以吗？

岐伯跪拜回答说：您想知道的是哪些道理呢？

黄帝问：我想知道是什么邪气使人的五脏突然疼痛？

岐伯说：人体经脉中的气血是流行不止、环周不休的。一旦寒气侵入经脉，那么它的气血运行就会迟缓、凝滞而不畅通。如果寒邪侵入经脉之外，就会出现脉涩而血少的现象；寒邪侵入经脉之内，就会出现脉气停滞不通的现象，如此五脏便会突然疼痛起来。

黄帝说：有的疼痛会突然消失；有的疼痛剧烈却不停止；有的疼痛剧烈却不能按压；有的疼痛会因揉按而缓解；有的疼痛按压也无法减轻；有的疼痛跳动应手；有的疼痛同时牵引前心与后背；有的疼痛同时牵扯胁肋与少腹部；有的疼痛会从腹部牵连到阴股；有的疼痛日久不愈而结成积聚；有的疼痛突然出现使人昏厥，但稍停片刻又会苏醒；有的疼痛会伴随呕吐；还有腹痛并泄泻的；也有疼痛而大便不畅的。上述这些疼痛，其病症各异，怎样区分呢？

岐伯说：寒邪侵袭于经脉之外，就会使经脉受寒，经脉受寒就收缩弯曲，如此便会牵引在外的细小脉络，内外引急人体就会突然疼痛。倘若此时有热气提供给经脉，疼痛就会立即停止。如果经脉再次受到寒邪侵袭，卫阳受损人就会久痛不愈。

寒邪侵入经脉，人与经脉里的热气相争，就会使经脉满盛，满盛则实，所以疼痛剧烈而无休止。寒邪滞留于经脉中，人体自身的热气与寒邪相搏，就会使经脉充溢满大，气血混乱于中，所以会疼痛剧烈而不能按压。

寒邪侵袭肠胃之间、膜原之下，导致血气凝涩不散，人体内细小的络脉也会绷紧牵引而痛。用手揉按疼痛处，那么此处的血气就会散行，因此按压后疼痛就消除了。寒邪侵入侠脊之脉，有余邪气入侵的部位比较深，人以手无法按揉到病痛之处，因此按揉也没有作用。

寒邪侵入冲脉，冲脉是起于小腹关元穴，沿腹向上行走的经脉。一旦寒气侵入，冲脉就会不通。冲脉不通时，气就会鼓脉，所以就会出现腹痛跳动应手的情况。

寒邪侵入背俞足太阳脉，以致血脉运行滞涩，脉涩血虚，血虚就会导致疼痛。由于背俞足太阳脉内通于心，因此人体心和背会互相牵引作痛，经过按揉可使此脉热气来复，驱散寒邪，疼痛就会停止。

寒邪侵犯足厥阴脉，足厥阴脉环绕阴器和肝相连。寒邪侵入此脉，就会致血流不畅、脉道迫急，因此胁肋和少腹便会相互牵引作痛。寒厥之气侵入阴股，气血不和累及上方的少腹，阴股之血凝滞，在下相引，因此腹痛会牵连阴股。

寒邪侵入小肠膜原之间、络血之中，导致血液涩滞无法流入到小肠经脉，因此血气滞留无法畅行，时间一长就成积了。

寒邪侵入五脏，就会使五脏之气上逆，导致人体脏气上越外泄，阴气衰竭于内，阳气不得入，阴阳分离，如此人便会突然疼痛而昏迷不省人事。如果阳气恢复，人体阴阳相接，人就会醒过来。

寒邪侵入肠胃，逼迫胃肠之气上逆，人就会出现腹痛而呕吐的症状。寒邪侵入小肠，小肠是受盛的脏腑，受寒会使人体阳气不化、水谷无法停留，因此人便会泄泻而腹痛。热邪滞留于小肠，人就会肠中作痛，内热伤津以致唇干口渴，大便坚硬不得出，因此腹痛伴而大便不畅。

黄帝问：从问诊中可以知道上述内容，那么望诊可见的内容又是什么呢？

岐伯说：在面部，人的五脏六腑都各有其所属之处，通过观望人面部的五色变化，就可以诊察其病痛。例如面部呈黄色、赤色主热；白色主寒；青色、黑色主痛，这些都是可以通过望诊得知的。

黄帝问：以手切诊而得知病情的情况又如何呢？

岐伯说：取其主病之经脉，而后用手循按，如果脉象坚实，则说明人体邪气结聚。而如果人体血气滞留，牢脉必满盛而突起。如脉象虚陷，则说明气血足，属阴症。以上都是用手扪切、按循经脉而能够知晓的内容。

黄帝说：好的。我已知晓人体众多疾病的产生都是因为气机失调，如人大怒则气上逆，大喜则气舒缓，悲哀则气消沉，恐惧则气下陷，遇寒则气收敛，遇热则气外泄，受惊则气混乱，劳倦则气耗损，思虑则气郁结。这九样气各不相同，都会引起哪些疾病呢？

岐伯说：人暴怒会导致肝气上逆，血会随同肝气上逆，严重时还会呕血或因肝气胜脾而飧泄，因此说其气上。人高兴时气和顺，荣卫之气通利，因此说其气缓。人过度悲哀，就心系急迫，因为悲为肺志，所以肺叶张大，又因为人体上中两焦不通，热气在内不散，肺气就会耗损，因此说其气消。恐惧则使人精气下陷，升降不交，于是人体上焦就会堵塞不通。上焦不通则气就还于下，气在下郁结就使下焦满胀，因此说其气下。寒气侵袭人体，人体的腠理就会密闭，荣卫之气无法畅流就会收缩在内，因此说是气收。热气能使人的腠理开放，荣卫之气运行通畅，出大汗，气随津泄，因此说是气泄。忧惧使人心悸无依、神气无所归属。内心思虑不安，因此说其气乱。人过分劳累则气喘、出汗甚多，大喘消耗内气，流汗过多消耗外气，内外之气皆消耗，因此说其气耗。人思虑需集中精力、专心致志，使人的心思经常留存于某一事物，精神也归宿于一处，这样就会导致人体正气滞留而不能循行，因此说其气结。

腹中论篇第四十

黄帝问：有一种心腹胀满之病，早晨吃了饭，晚上就不想再进食，这是何病？

岐伯回答说：这是鼓胀病。

黄帝说：怎么医治呢？

岐伯说：可以用鸡矢醴来医治，一剂即见效，两剂便痊愈了。

黄帝说：此病偶尔会复发，这又是为何？

岐伯说：不注意饮食，病就会常常复发。另一种情况是，疾病将要痊愈时，因受风，冷气聚集于腹中，如此也会再次引发鼓胀。

黄帝说：有一种胸胁满胀之病，妨碍饮食，病发时病者先闻到腥臊的气味，而后鼻流清涕、吐、四肢清冷、头晕目眩、大小便出血，此为何病？由何引发？

岐伯说：此为血枯病，病人多为少年的时候患过大失血病以致内脏有所损伤之人，或者是醉后肆行房事使肾气衰竭、肝血受损，导致月经衰少或是不来之人。

黄帝说：如何治疗呢？何法才能使其痊愈？

岐伯说：取四份乌贼骨、一份藘茹，二药混合，以雀卵和为丸，制成如小豆般大小的药丸，每次服五丸，饭前服用，以鲍鱼汁送下。此药可通利肠道，补益受损的肝脏。

黄帝说：有一种少腹满盛之病，上下左右都有根蒂，此为何病？可以治疗吗？

岐伯说：此为伏梁病。

黄帝问：此病因何而得？

岐伯说：人少腹里存留大量脓血，且这些脓血位于肠胃之外，故此病不易医治。在诊治时，医者不宜使劲按压病者少腹，按压过重，病者就会死亡。

黄帝说：怎么会这样呢？

岐伯说：人少腹之下是小腹及二阴，按摩则导致脓血下出；少腹之上是胃脘部，按摩则上迫胃脘，从而导致横膈与胃脘之间出现痈，而痈是根深蒂固的病，很难医治。一般说，这种病发生在脐下的为逆症，在脐上的为顺症。切不可急切按摩病者少腹，以免使其少腹之病下夺。有关此病的医治之法，在《刺法》中有阐述。

黄帝说：有人髀、股、小腿等部位都发肿，且环脐疼痛，这是何病呢？

岐伯说：此为伏梁病，由宿受风寒所致。风寒之气充斥大肠同时在肓中滞留，肓的根源在脐下气海，因此绕脐而痛。此病切忌用攻下之法治疗，如果医者错误地使用了攻下之法，就会使病者出现小便涩滞的病症。

黄帝说：您多次说患热中、消中病之人，不能吃厚味精良，也不可吃芳香、石类药物，因为石类药物能使人发癫，芳草药物能使人发狂。患热中、消中病的多为富贵之人，禁止吃厚味精良，显然不符合他们的心愿，而不使用芳草石药，又治不好他们的病，此情形该怎么办呢？我想听听您的想法。

岐伯说：芳草之气香美，石药之气刚烈，这两类药物的性能都急疾坚劲如果不是性情平和的人，切不可服此二物。

黄帝说：不能服用这两种药物的原因是什么呢？

岐伯说：热气本身是轻捷刚健的，而药物的性能也是这样，两者相遇，就可能伤害人的脾气，脾属木而恶土，所以服用这类药物，到甲乙日肝木主令时，就会加重病情。

黄帝说：好的。有的人出现膺肿颈痛、胸满腹胀的症状，此为何病？何因所致？

岐伯说：此为厥逆病。

黄帝说：怎样治疗呢？

岐伯说：对于此病，施用灸法就会导致病者失音，施用针刺就会导致病者发狂，一定要等到病者阴阳之气上下相合，才能开始医治。

黄帝说：为什么呢？

岐伯说：上为阳，阳气又逆于上，重阳在上，则上有余。此时如果施以灸法，相当于以火扑火，会导致人体上部阳极盛阴。阴不能上承，病者就会失音。如果此时用砭石针刺，阳气随针外出，人体的神气就会失其所守，如此病者就会神志异常而发狂。须待人体内阳气自上而下，阴气自下而上，阴阳二气交合后再开始医治，病者才能完全康复。

黄帝说：好的。如何知道妇女怀孕且要生产呢？

岐伯说：女子的身体似乎有病痛的症状，但诊脉时又不见有病脉，就可以诊为妊娠。

黄帝说：有的病发热且兼有痛感，这是为什么呢？

岐伯说：阳脉主热症，发热是有余。三阳受寒，因此发热时，人的三阳脉极其旺盛。要是人迎比寸口大一倍，则病邪在少阳；大两倍，则病邪在太阳；大三倍，则病邪在阳明。三阳既毕，病邪传入三阴。病邪传入三阴后，病就在头部和腹部，会出现腹胀和头痛的病状。

黄帝说：讲得好。

刺腰痛篇第四十一

足太阳经脉发生病变会使人腰痛，同时牵引项脊尻背，就像担负着重物。治疗时，应刺病人的委中穴，即针刺委中穴使其排出恶血。如果是春季，则切忌将其刺出血。

如果足少阳经脉发生病变会使人腰痛，痛感如用针刺入皮肤，且逐渐加重使人无法俯仰，也无法回顾。治疗时，应刺足少阳经成骨的起点使其出血，成骨即膝外侧高骨突起处，如果是夏季，则切忌将其刺出血。

阳明经脉发生病变会使人腰痛，颈项不能转动以致不能回顾，如果回顾则头晕目眩如见怪异之物，并且容易产生悲伤之情。治疗时，应刺足阳明经在胫骨前的足三里穴三次，并将其上、下巨虚穴刺出其血。如果是秋季，则切忌将其刺出血。

足少阴脉发生病变会使人腰痛，同时疼痛还会牵引到脊骨内侧。治疗时，应刺足少阴经在内踝上的复溜穴两次。如果是春季，则切忌使其刺出血。

厥阴经脉发生病变会使人腰痛，腰部绷紧如同拉开的弓。治疗时应刺阻厥阴的经脉，位于人体腿肚和足根之间鱼腹之外的蠡沟穴处，如果摸到此处有突出的结节，就可以用针刺之。该病如果导致病人多言或寡语抑郁，可以针刺三次。

解脉发生病变会使人腰痛，疼痛还会牵引到肩部，眼睛看物不清，时常遗尿。治疗时，应取解脉在膝后大筋分肉间（委中穴）外侧的委阳穴处，此处血络横见，紫黑盛满。针刺时，要待此处流出的血由紫变红方可停针。解脉发生病变会使人腰痛得好像有带子拉扯，且常常好像腰部被折断一样，还常常有恐惧的感觉。治疗时，应刺解脉，解脉在郄中有络脉结如黍米状，刺之则有黑色血液射出，直至血色变红时方可停针。

同阴之脉发生病变会使人腰痛，疼痛时腰部胀满沉重，好像有小锤在里面敲击，还会突然肿胀。治疗时，应刺同阴之脉，在外踝上绝骨之端的阳辅穴处，针三次。

病发阳维之脉会使人腰部疼痛，其痛处还会肿胀。治疗时，应刺病者阳维之脉，由于阳维之脉与太阳经交合，因此医者应在腿肚下距地面大约一尺处取穴。

衡络之脉发生病变会使人腰痛，无法俯仰，后仰则恐怕跌倒，这种病大多由于用力举重而损伤了腰部，使横络不通，淤血滞留体内。治疗时，应刺郄阳大筋间，上行数寸处的殷门穴，将此处络脉横居、血络盛满的地方针刺二次，使其排出恶血。

会阴之脉发生病变会使人腰痛，疼痛则汗出，出汗后就想饮水，喝完水就想小便。治疗时，应刺会阴脉三次，其部位在阳跷申脉穴上，足太阳郄中穴下五寸的承筋穴处，将此处络脉横居、血络盛满的地方刺出血。

飞阳之脉发生病变会使人腰痛，病者痛处肿胀，病情严重时还会感觉悲伤和恐惧。治疗时，医者应针刺病者飞阳脉在内踝上五寸，少阴之前，与阴维交会之处。

昌阳之脉发生病变会使人腰痛，疼痛还会牵引胸膺部，病者视物昏花，严重的还会腰背反折、舌短卷曲、无法言语。治疗时，应取筋内侧的复溜穴刺二次，其穴在内踝上大筋之前，足太阴经之后，内踝上二寸处。

散脉发生病变会使人腰痛而发热，发热过高则心生烦闷，好像腰下有一块横木阻塞其中，严重的还会发生遗尿。治疗时，应刺散脉下俞之巨虚上廉和巨虚下廉，其穴在膝前外侧骨肉分间，需针刺此处青筋缠束的脉络三次。

肉里之脉发生病变会使人腰痛，痛得令人无法咳嗽，咳嗽则筋脉挛急。治疗时，应刺肉里之脉二次，其穴在太阳经的外侧，少阳经绝骨之端的后方。

如果腰痛牵连到脊背并上连至头部，头晕目眩，好像要跌倒一般。治疗时，应将足太阳经的委中穴刺出血。

腰痛时而发寒的病者，应刺足太阳经和足阳明经，使阳分之阴邪消散；燥热的病者，应刺足厥阴经；使阴中风热泻去；腰痛而无法俯仰的病者应刺足少阳经以转枢机关；若内热而气喘，应刺足少阳经以壮水制火，并刺委中穴使其出血。

腰痛并上部发寒，且头部僵直不能回顾的病者，应刺足阳明经；上半身燥热的病者，应刺足太阴经；有内里发热又气喘的病者，应刺足少阴经；大便不利的病者，应刺足少阴经；少腹胀满的病者，应刺足厥阴经；

腰痛犹如折断一样，不可前后俯仰、不能举动的病者，应刺足太阳经；腰痛并牵扯至脊骨内侧的病者，应刺足少阴经。

腰痛牵扯少腹并牵连季胁之下，且又不能后仰的病者。治疗时，应刺腰尻交处的下髎穴，位于腰下两旁髂骨上坚肉处。针刺之法是以月亮的盈亏计算针刺的次数，针后会立即见效。针刺的用穴之法是左痛刺右部穴、右痛刺左部穴。

风论篇第四十二

黄帝道：风邪侵入人体，有时导致寒热病，有时导致热中病，有时导致寒中病，有时导致疠风病，有时导致或引起偏枯病，有时还会引起其他风病。病症不同，所以病名也不尽相同，还有的风邪会侵入到五脏六腑。我不了解这其中的道理，想听您说说。

岐伯说：侵入人体的风邪常常滞留于皮肤之中，既不能在内部得到疏泄，又不能向外部发散。风邪行动迅速，变幻多端。若腠理开放，阳气外泄便会觉寒冷；若腠理密闭，阳气内聚便会身热烦闷。人发寒则饮食减少，发热则肌肉消瘦。所以此病使人发寒而不能饮食，称为寒热病。

风邪由阳明经进入胃中，循经脉上行到目内眦。要是病人身体肥胖，腠理致密，风邪就无法外泄，滞留体内郁结而化热，形成热中病，使人双眼发黄。要是病人身体瘦弱，腠理疏松，则阳气外泄，就会患寒中病，症状可见眼泪自动流出。

风邪自太阳经侵入人体，就会流行于各经腧穴中，散布在分肉之间，与卫气相搏，使其运行不畅，因此肌肉肿胀突出而产生疮疡。如果卫气凝滞不流动，那么肌肤就会麻木而无痛痒之感。疠风病是人体荣气因热而腐坏、血气不清所致，所以导致鼻柱受损、肤色变坏、皮肤溃烂。此病因风寒侵入经脉滞留不散形成，称为疠风，又叫寒热病。

在春季的甲乙日感受风邪的，是肝风；在夏季的丙丁日感受风邪的，是心风；在长夏的戊己日感受风邪的，是脾风；在秋季的庚辛日感受风邪的，是肺风；在冬季的壬癸日感受风邪的，是肾风。

风邪侵入五脏六腑的腧穴，沿经脉向内传送，可使人患五脏六腑的风病。腧穴是机体与外界相通的门户，一旦风邪从其血气衰弱处侵入人体，偏安于内部左或右，就会使人患偏风病。风邪由风府穴上行进入脑部，就会使人患脑风病；风邪侵入头部累及眼睛，就会使人患目风病，目风病病人两眼畏惧风寒。人在饮酒之后感受风邪，就会患漏风病；在行房汗出时感受风邪，就会患内风病；在刚洗完头后感受风邪，就会患首风病；风邪在人体内久居不散，伤及肠胃，就会使人患肠风病；风邪停留于腠理，人就会患泄风病。所以，风邪是引起多种疾病的重要原因。至于它侵入人体后产生变化从而导致其他疾病，就没有一定的规律可循了，归根结底都是由于风邪侵入了人体。

黄帝问：五脏风症的临床表现有什么不同呢？我想听听五脏风病的诊察要点及其临床表现。

岐伯说：肺病的病状为多汗怕风，面色白，时而咳嗽气短，白天病情较轻，傍晚时加重。诊察时，医者需观察病者的眉上部位，肺风病人此处常常出现白色。心风的病状为多汗怕风，唇舌焦燥，易怒面红，病重时言辞不畅。诊察时，需观察病者舌部，心风病人的舌常常呈红色。

肝风的病状为多汗怕风，经常悲伤，脸色微青，易发怒，有时厌恶女色。诊察时，医者需观察病者眼睛下方，肝风病人的眼圈常常呈青色。

脾风的病状为：多汗怕风，身体倦怠，四肢疏懒不愿活动，脸色微黄，不欲饮食。诊察时，医者需观察病者鼻尖部，脾风病人的鼻尖常常出现黄色。肾风的病状为多汗怕风，面部浮肿，腰脊疼痛不能直立，面色黑如煤烟灰，小便不利。诊察时，医者需观察病者面颊部，肾风病人的面颊部常常出现黑色。胃风的病状为颈部多汗怕风，饮食不下，胸膈塞不通，腹易胀满，如果少穿衣服则加重腹胀，吃了寒凉的食物则腹泻，诊察时，应注意形体消瘦而腹部胀大这一特点。首风的病状为头痛、面部多汗怕风，在起风的前一日病加重，以致头痛得厉害而不敢去室外，待到起风的当日头痛才会减轻。漏风的病状为汗多，不能少穿衣服，进食就出汗，甚至动辄一身汗，喘息恶风，衣服常被汗浸湿，口干易渴，禁受不了劳累。泄风的病状为多汗、汗出多了就沾湿衣服，口中干燥，上半身汗出如水渍一样，禁受不了劳累，周身疼痛发冷。

黄帝道：说得好！

痹论篇第四十三

黄帝问：痹病是怎样产生的？

岐伯说：风、寒、湿三气侵袭人体，杂合伤人而形成痹病。其中风邪偏重的叫行痹，寒邪偏重的叫痛痹，湿气偏重的叫着痹。

黄帝问道：痹证有哪五种类型？

岐伯说：在冬天得的称为骨痹；在春天得的称为筋痹；在夏天得的称为脉痹；在长夏得的称为肌痹；在秋天得的称为皮痹。

黄帝问道：痹病的病邪会侵入人体内部累及五脏六腑，这又是什么道理呢？

岐伯说：五脏与筋、脉、肉、皮、骨是内外相应的。若病邪久留不去，就会侵犯它所对应的内脏。因此，若骨痹不愈，再感受邪气，就会内舍于肾；筋痹不愈，再感受邪气，就会内舍于肝；脉痹不愈，再感受邪气，就会内舍于心；肌痹不愈，再感受邪气，就会内舍于脾；皮痹不愈，再感受邪气，就会内舍于肺。总之，是由各脏在其所主季节里重复感受了风、寒、湿三气所导致的。痹病侵入到五脏中的不同脏，症状各不相同。肺痹的症状是，烦闷、胸部胀满、喘逆呕吐；心痹的症状是，血脉不畅，烦躁则心悸，突然气逆上塞而喘息、咽干、多嗳气，厥阴上逆则引起恐惧；肝痹的症状是，夜眠多惊、好饮水、小便频繁，疼痛循肝经自上而下牵引少腹，少腹膨满如怀孕之状；肾痹的症状是，腹部易作胀，骨萎缩而无法行走，行步时臀部着地，脊柱弯曲畸形高过头部；脾痹的症状是，四肢无力、咳而呕吐清水，上腹部闭塞不通；肠痹的症状是，饮水不断却小便困难，腹中肠鸣，时常出现完谷不化的腹泻；胞痹的症状是，少腹膀胱部位按压会疼，像被灌注了热水似的，小便涩滞，鼻流清涕。

人体的阴气，安静时就内守，躁动时就消散。如果违反了饮食规律，肠胃就会受到损伤。气失平和而喘促，则风寒湿的痹气凝聚在肺脏；气失平和而忧愁思虑，则风寒湿的痹气凝聚在心脏；气失平和而遗尿，则风寒湿的痹气凝聚在肾脏；气失平和而疲倦口渴，则风寒湿的痹气凝聚在肝脏；气失平和而消瘦，则风寒湿的痹气凝聚在脾脏。总之，各种痹病久不见好，就会向人体内部深入。如属风邪偏重的痹病，较易痊愈。

黄帝问：患痹病之人，有的死亡，有的疼痛久不见好，有的容易痊愈，这是为什么呢？

岐伯说：痹邪稽侵入五脏，人就会死亡；滞留在筋骨间，则痛久难愈；滞留在皮肤，人就容易痊愈。

黄帝问：痹邪为什么会侵犯六腑？

岐伯说：人饮食不节制、起居失度是引发腑痹的根本原因。六腑也各有俞穴，风寒湿三种邪气自人体外部侵袭各腑腧穴，而人体内部又有饮食所伤的病理基础与之相呼应，于是病邪便循着腧穴侵入人体，滞留在相应的本腑。

黄帝问：怎样用针刺进行治疗呢？

岐伯说：人五脏各有腧穴，六腑各有合穴，经脉所循行的部位各有病状可察，根据外邪所在的部位，针刺其对应的腧穴或合穴，就可以治愈疾病了。

黄帝问道：荣卫之气也能与风寒湿三邪气相合而导致人患痹病吗？

岐伯说：荣是水谷所化生的精气，它平和协调地运行于五脏，散布于六腑，然后汇入脉中，循着经脉上下运行，起到连贯五脏、联络六腑的功能。卫是水谷所化生的悍气，它流动迅疾滑利，不能进入脉中，所以循行于皮肤肌肉之间，上熏蒸于肓膜，下聚合于胸腹。若人的卫气发生循行逆乱，就会生病，卫气调和，病就会痊愈。总的来说，人的卫气只要不与风寒湿三邪气相合，人就不会患痹病。

黄帝说：讲得好！人患痹病，有的疼痛，有的不痛，有的皮肤麻木，有的身体发寒，有的身体发热，有的皮肤干燥，有的皮肤湿润，这是为什么呢？

岐伯说：痛是由于寒气偏多，有寒所以才痛。不痛却皮肤麻木是患病久矣，病邪深入体内，荣卫之气循行迟滞，致使经络中气血虚乏，所以不痛。而人的皮肤无营养补充，所以就麻木。人体发寒象是因为阳气不足，阴气偏盛，阴气加剧了寒邪的痹气，所以人体出现寒象。人体发热象是因为阳气偏盛，阴气缺乏，过盛的阳气与偏重的风邪相结合，阳凌于阴而乘阴分，所以人体出现热象。人汗多而皮肤湿润，是由于感受邪湿太甚，再加上机体阳气不足，阴气过盛，湿邪与过盛的阴气相结合，人就会出汗而皮肤湿润。

黄帝问：痹病有不痛的，这是什么缘故？

岐伯说：痹发生在骨则病人身重；发生在脉则血液周流不畅；发生在筋则屈曲不能伸；发生在肌肉则身体麻木；发生在皮肤则病人发寒。这五种情况，病人都无痛感。凡患痹病这一类疾病的人，遇寒则筋脉拘急，遇热则筋脉松缓。

黄帝道：说得好！

痿论篇第四十四

黄帝问道：五脏使人痿，为什么呢？

岐伯回答说：肺主人的皮毛，心主人的血脉，肝主人的筋膜，脾主人的肌肉，肾主人的骨髓。所以肺脏有热，肺叶就会枯萎，那么皮毛就会薄弱、干枯不润，热邪不去，就会患痿躄；心脏有热，可使气血上逆，引起在下的血脉虚陷，血脉虚陷就会患脉痿，使关节如折而不能提举，足胫弛缓而无法行走；肝脏有热，可使胆汁外溢而口苦，筋膜得不到营养而干枯，筋膜干枯就会筋脉挛缩拘急就会患筋痿；脾有邪热，就会胃筋灼耗而口渴，肌肉失养而麻木不仁，以致患不知痛痒的肉痿；肾有邪热，就会热灼精枯，致使髓减骨枯、腰脊不能举动，从而患骨痿。

黄帝问：痿症是怎样引起的？

岐伯说：肺是诸脏之长，又是心脏之盖。遇有失意之事或欲望得不到满足，就会导致肺气郁结而不通畅，于是出现喘息有声。进一步发展，肺气在人体内郁而化热，使肺叶枯焦，精气无法散布全身，五脏都是因肺叶焦枯得不到营养而发生痿躄，说的就是这个道理。如果过度悲伤，就会因气机郁结以致心包络阻塞不通，心包络阻塞不通就会使阳气在人体内扰动，迫使心血下崩，如此人便常常尿血。所以《本病》中说：大经脉空虚导致肌痹，进一步转变为脉痿。无穷无尽地胡思乱想，欲望又不能达到，思想受外界干扰而混乱，房事不加节制，这些都能够使人众筋弛缓，形成筋痿或白浊一类的疾病。所以《下经》中说：发生于肝的筋痿病，是人房事太过所致。有的人经常感受湿邪，又在水中谋生，还居住在潮湿的地方，以致湿邪痹阻而肌肉麻木，最终患上肉痿。因此《下经》中说：肉痿是久居潮湿之地所致。

如果人远行劳累，又逢炎热天气而口渴，阳气便会化热内扰。内扰的热气会侵入肾脏，而肾属水脏，如水不胜火，阴精灼耗就会骨枯髓空，致使两足不能支持身体，从而患骨痿。所以《下经》中说：人患骨痿是因大热所致。黄帝问：怎么分别五种痿症呢？

岐伯说：肺热之痿，面色发白、毛发枯败；心热之痿，面色发红、孙络充盈显现；肝热之痿，面色发青、爪甲干枯；脾热之痿，面色发黄、肌肉濡软；肾热之痿，面色发黑、牙齿枯槁。

黄帝道：先生以上所说是可取的。但医书中说：治痿应独取阳明，这是什么道理呢？

岐伯说：阳明是五脏六腑养分的来源，能荣养众筋，众筋的功能是约束骨节，使关节滑利。冲脉为十二经脉的源泉，它能渗透灌溉分肉腠理，与阳明经合于众筋，阴经阳经都在众筋处汇集，再会合于气街穴。阳明经是它们的统领，诸经又都连属于带脉，系络于督脉。所以阳明经气血不足则众筋失去营养而弛缓，带脉也不能收引诸脉，于是人便会足部痿弱。

黄帝问：如何医治呢？

岐伯说：调养滋补人体诸经的荥穴，疏通诸经的腧穴，调和人的机体虚实和气血逆顺。无论筋脉骨肉哪里发生病变，只要在它对应脏腑当旺的月份进行医治，病就会好。

黄帝道：说得好！

厥论篇第四十五

黄帝问：厥症有寒有热是何道理呢？

岐伯答道：阳气自人体下部衰竭的，就是寒厥；阴气自人体衰竭的，就是热厥。

黄帝问：热厥症发热，通常自脚底始，这是为什么呢？

岐伯说：人阳经之气循行于足五趾的外侧，集中于足下，聚结在足心，因此如果阴经之气自下衰竭而阳经之气过盛，就会足底发热。

黄帝问：寒厥症的厥冷，一般始于人足五趾，延伸至膝部，这是什么道理？

岐伯说：人阴经之气自足五趾的内侧始，集中于膝下后，而聚结于膝部。因此若人阳经之气自下衰竭而阴经之气过盛，就会自足五趾渐冷至膝部。这种冷，并非由于外寒的入侵造成的，而是由于人体内部的阳虚所致。

黄帝问：寒厥是怎样形成的？

岐伯说：人的前阴为众筋会聚之处，也是足太阴经和足阳明经的交会之处。通常来说，在春夏季节，人体是阳气偏多而阴气偏少，秋冬季节，人体是阴气盛而阳气衰。有些人自以为体质强健，在秋冬阳气偏衰的季节纵欲、过劳，使肾中精气耗损，精气亏虚于下而与上焦之气相争，即使相争也不能迅速复原。人的精气不断溢泄于下，元阳就随之而虚弱，阳虚就会导致内寒，阴寒之气跟随上争之气上逆，导致寒厥症。邪气滞留、会聚于中焦，致使胃气虚乏，胃无法化生水谷精微以荣养经络，以致阳气日益亏损，而阴气日渐旺盛，因此手足厥冷。

黄帝问：热厥是怎样形成的？

岐伯说：酒进入人的胃中，由于酒气之性剽悍，所以能使人体络脉中血液充满，而经脉反显得虚陷。脾的功能是主管输送胃中的津液，若饮酒过度，脾无物可送，人体阴气就会不足，阴气不足则阳气实，阳气实则胃气不和，胃气不和则水谷的精气就会衰减，精气衰减就不能营养四肢。患此病之人，一定是常常饮酒或过分饱食之后纵欲行房，肾气太虚，命门无气以资脾，所以气聚而不宣散，酒气与谷气相搏，酝酿成热，热在人体中焦旺盛，进而累及全身，病者便会因内热而尿液呈赤色。酒气盛而刚烈，肾的精气被酒气所伤而日渐虚弱。而阳气独盛于内，人就会手足发热。

黄帝问：有的厥病使人腹部胀满；有的厥病使人不省人事，半天或长达一天以后才会醒过来。这是为什么？

岐伯说：人体阴气偏盛于上，则下部气虚，下部气虚则水谷不化，导致腹部胀满；人体阳气偏盛于上，如果下部之气也聚结于上，人体就会气机异常而逆乱，导致阳气也逆乱，阳气一旦逆乱，就会不省人事。

黄帝说：讲得好！我想听听六经厥病的病状？

岐伯说：太阳经厥症的病状是病人头部肿胀发重，无法行走，病发时眼花跌倒。

阳明经厥症的病状是，病人疯癫，奔走呼叫，腹部胀满而不能安卧，面部赤热，神志不清，产生幻觉，胡言乱语。

少阳经厥症的病状是，病人突然耳聋，面颊肿胀而发热，胁部疼痛，小腿无法活动。

太阴经厥症的病状是，病人腹部胀满，大便不畅，无食欲，食则呕吐，无法安卧。

少阴经厥症的病状是，病人口干，小便赤色，腹痛，心痛。

厥阴经厥症的病状是，病人少腹部肿痛，腹满，大小便不畅，睡觉喜欢蜷腿，前阴萎缩而肿，小腿内侧发热。

治疗这些厥病的原则是：实证用泻法，虚证用补法；本经生病与他经虚实证无关的，从本经取穴治疗。

足太阴经厥逆，小腿拘挛，心痛牵引腹部；应从主病之经的腧穴治疗。足少阴经厥逆，腹部虚满，呕逆，下泻清水；当治主病之经。足厥阴经厥逆，筋挛，腰痛，腹部虚胀，小便不通，胡言乱语，当治主病之经。

倘若太阴、少阴、厥阴三经一起厥逆，大小便不通且手足发寒，三天后必将死亡。

足太阳经厥逆，昏倒，呕血，且鼻常出血，应从主病之经的腧穴治疗。

足少阳经厥逆，关节活动不利，腰部不能转动，颈项无法转动，如果兼发肠痈是无法医治的危症，而患此病之人一旦发惊就会死亡。

足阳明经厥逆，喘息咳嗽，身热，容易发惊，鼻流血，呕血。

手太阴经厥逆，胸腹虚满，咳嗽，经常呕唾痰液，应从主病之经的腧穴治疗。手厥阴和手少阴经厥逆，心痛牵连咽喉，身体发热，此为不可医治的死症。

手太阳经厥逆，耳聋，流泪，颈项无法转动，腰部无法俯仰，应从主病之经的腧穴治疗。

手阳明经和手少阳经厥逆，发为喉痹，咽肿，颈项强直，应从主病之经的腧穴治疗。

病能论篇第四十六

黄帝问：人若患有胃脘痈病，应该用什么方法来诊断呢？

岐伯说：要想诊断这种病，应当首先诊其胃脉，其脉搏必然沉细。脉搏沉细代表胃气上逆，上逆则人迎脉的跳动必过甚，过甚则人必有热。人迎是胃的动脉，胃气上逆且人迎脉跳动过甚，表明热气聚合在胃口而不得消散，所以胃脘就发生臃肿。

黄帝说：讲得好。有人睡觉不安稳，这是何故呢？

岐伯说：因为五脏有损伤。要等到损伤康复，精神有可寄托之处时，才能睡得安稳。所以一般人不能推知他究竟患了何病。

黄帝说：有的人不能仰卧，这又是何故？

岐伯说：人的肺居胸中最上处，为五脏六腑之盖。如果邪气侵犯肺脏，邪气充盛于内则肺的脉络胀大。脉络胀大则肺气不利，呼吸急促，所以不能仰卧。在《奇恒阴阳》中有这方面的阐述。

黄帝说：有的人患厥病，被诊察出右脉沉而紧，左脉浮而迟，不知道其病变在哪里呢？

岐伯说：冬天诊察，右脉脉象本当沉紧，这是相应于四时的正常脉象；而左脉脉象浮迟，则是和四时相逆反的反常脉象。左手见浮迟脉，是肾脏有病，脉象近于肺脉，有腰痛的症状。

黄帝说：为何这么说？

岐伯说：少阴的经贯穿肾脏联络肺脏，今在冬季诊得浮迟的肺脉，表现为肾气虚乏。其病虽与肺有关，但主要还是肾之病，而人患肾病自当腰痛。

黄帝说：讲得好。有患颈痈病的，用砭石或针灸治疗都能使其康复，其中原因为何？

岐伯说：这是由于病名虽然相同，但类型却不同的缘故。气结停聚而导致的颈痈，医者应以针刺泻去其气，若是气盛壅滞而血液结聚而导致的颈痈，医者当以砭石放掉淤血，这就是所谓的同病异治。

黄帝问：有的人患狂怒病，此病是如何产生的呢？

岐伯说：由于人体阳气过盛。

黄帝又问：阳气为什么能够让人发狂？

岐伯说：人体的阳气因为忽然受到强烈刺激，所以郁结不畅，气厥而上逆，如此便会使人易怒发狂，由于此病因阳气厥逆而导致，所以叫阳厥。

黄帝问：如何才能得知人阳气受病呢？

岐伯说：正常人的阳明经脉是跳动不止的，而太阳、少阳经脉是隐约搏动的，如今隐约搏动的太阳、少阳经脉也快速搏动，这就是人阳气受病的征兆。

黄帝说：怎么治疗呢？

岐伯说：只要病人减少膳食就可以康复了。饮食经过脾的运化能够助长阳气，只要病人减少膳食，使体内过盛的阳气减少，就能康复。同时，让病者服生铁洛煎水，因为生铁洛有降气开结的效用。

黄帝说：说得好。有人全身发热，四肢倦怠、出汗多得如同洗澡、怕风、气短，患的是什么病？

岐伯说：患的是酒风病。

黄帝说：如何治疗呢？

岐伯说：取泽泻、白术各十分，麋衔五分，将它们合在一起研成粉末，每次服三指撮，在饭前服用。深按才能诊察到的细脉，人的手指感觉其细小如针。诊察时必须仔细按切此类经脉，凡脉气聚而不散的是坚脉，在手指下跳动甚强的是大脉。《上经》阐述的是人体功能与自然界的关系；《下经》阐述的是疾病变化；《金匮》阐述的是疾病诊断。决定死生；《揆度》阐述的是切脉以诊断疾病；《奇恒》阐述的是特殊疾病的。奇病，即不受四时影响而致死的疾病；恒病，即随着四时的气候变化而致死的疾病；揆，即按切脉象以得知疾病的所在及其病理；度，即切脉知晓病处，并结合四时的气候变化的病痛进行分析以得知它的轻重宜忌。

奇病论篇第四十七

黄帝问：有些妇女在怀孕九个月的时候不能说话，这是为什么？

岐伯说：她胞宫中的络脉被胎儿所压，阻绝不通，致使她不能说话。

黄帝说：为何？

岐伯说：女子胞宫中的络脉系于肾脏，而足少阴肾脉贯穿肾脏并和舌根相接。现在胞宫的络脉受阻，肾脉也无法和舌根相通。舌根失去营养，所以不能言语。

黄帝说：怎么治疗呢？

岐伯说：无须治疗，等到分娩之后胞络畅通，人就又能说话了。《刺法》上说：不可对邪气有余的人施用补法，不可对正气不足的人施用泻法，这样才能避免因误治而造成疾病。所谓无损不足，指的是不可用针石对身体瘦弱的人进行治疗，以伤害其正气；所谓无益有余，指的是用补之后，可能精神会变好，但是固形之物，就会独擅腹中，那就可能成为癥瘕一类的疾病。

黄帝说：有一种病，病人胁下胀满，气逆喘促，二三年仍病不能愈，这是何病？

岐伯说：这是息积病。这种病不在胁下而在胃，所以对人的饮食并无影响。治疗时，切忌用艾灸和针刺，而应当长期用导引法使病者气血通畅，不能单存依靠药物治疗。

黄帝说：有些人髀部、大腿、小腿都肿胀，且环绕肚脐疼痛，这是何病？

岐伯说：这是伏梁病，这是风邪长时间滞留于体内所致。邪气布满大肠外，滞留于肓膜之上，肓膜的起源在肚脐下部，因此会绕脐作痛。这种病切忌用按摩方法治疗，否则就会导致病者小便困难。

黄帝说：有些人尺部脉搏跳动疾速，且筋脉拘急外现，其所患何病？

岐伯说：他患的是疹筋病。患病之人腕腹定痛而僵直如板状，如果面部可见白色或黑色，那么病就更严重。

黄帝说：有人患头痛且多年不愈，此病如何产生，为什么？

岐伯说：患病之人定遭受过严重的寒邪侵犯。寒气向内侵入骨髓，脑为髓海，寒气自骨髓向上侵犯至脑部，因此使人头痛。又因为齿为骨之余，所以患病之人的牙齿也会作痛。此病因寒邪上逆所致，因此叫做“厥逆”。

黄帝说：讲得好！

黄帝问：有些人生病时，口中发甜，此为何病？如何产生？

岐伯说：此病由五味的精气向上泛溢所致，名为脾瘅。五味入口，而后藏于胃，再由脾运化，输送所化精气于各个器官。现在脾失其正常功能，津液向上泛溢，就会使人口中发甜，这是由过食肥甘美味所致。患病之人，定常常吃甘美而肥腻的食物，肥腻能使人内里生热，甘味能使人胸部满闷，所以脾的运行失常，脾热上溢，就会患消渴病。治疗此病时，可用兰草排除人体内部的郁结热气。

黄帝说：有的病，病者口中发苦，治疗足少阳胆经的阳陵泉仍然不能使其康复，这是何病？如何产生的？

岐伯说：此病名为胆瘅。肝的地位相当于将军，其主谋略；胆的地位相当于中正，其主决断；诸谋虑取决于胆，咽部受胆的支配。患者思虑较多却不能决断，因此情绪苦闷，遂使胆功能失常。胆功能失常导致胆汁循经上泛，导致口中发苦。医治时，应取针刺病人的胆募穴和背部的胆腧穴，这种治法在《阴阳十二官相使》中有记载。

黄帝说：有人患癃病，一天要解数十次小便，这表明正气不足；且其身热如炭火，咽喉与胸膺之间有隔离不通之感，人迎脉躁盛，气喘，肺气上逆，这表明邪气有余；而其寸口脉微细如头发，这也表明正气不足。这个人究竟是哪里有病？叫什么病？

岐伯说：此病是因为太阴脾脏不足，病人胃热过盛，但病状却偏重在其肺，此病名为厥，是不治之症。也就是所说的“五有余、二不足”的症候。

黄帝说：什么是五有余、二不足呢？

岐伯说：五有余，就是身热如炭、喘息、气逆等五种病气有余的病症。二不足，就是癃一日数十溲，脉细如发两种正气不足病症。现在患者外部有五有余的症状，内部有二不足的症状，这种病既不能从其外部治疗，又不能从其内部治疗，因此说他必死无疑。

黄帝说：有人生下来就患有癫痫病，这是什么病？因何而得？

岐伯说：此为胎病。胎儿在母腹中时，其母曾极度惊恐，气逆于上而不下，精气也随之上逆，精气聚结不散，对胎儿产生影响，致使胎儿生下来就患癫痫病。

黄帝说：人面目浮肿好似皮肤中有水，脉搏大而且紧，身体没有痛处，形体也不消瘦，但不能吃饭或者吃得很少，此人患何病？

岐伯说：此为肾脏之病，名叫肾风。肾风病人到了不能吃饭且多惊惧的阶段，再加上惊惧后心气不能恢复，心肾俱败，神气消亡，就会死亡。

黄帝说：讲得好！

大奇论篇第四十八

肝脉、肾脉、肺脉脉象皆实的人，身体会臃肿。人的肺脉隔塞，就会喘息且两胁胀满；肝脉隔塞，就会两胁胀满，睡眠不稳易受惊，小便不利；肾脉隔塞，就会胁下至小腹部胀满，两侧胫部大小不一，髀部和胫部有变化，身体不平衡，时间长了容易发展成偏枯病。人的心脉满大，说明心经热甚、肝阴耗损、心神受损、筋脉不利，所以发生癫痫、抽搐及筋脉拘挛等病状。

肝脉小而紧，说明肝脏寒虚、血不养心、筋脉不利，因此也会出现癫痫、抽搐和筋脉拘挛；肝脉搏动快速而混乱，是因为受到了惊吓，如果按不到肝脉脉搏或突然失音，是因受惊气逆而致经脉不通，不需治疗，等其气平时即可恢复。人的肾脉小而紧、肝脉小而急、心脉小而紧且指下鼓击不明显，都是人体气血在腹中凝滞的表现，皆当发为瘕病。人肾脉和肝脉都见沉脉，则患石水病；都见浮脉，则患风水病；都见虚脉，则患死症；都见小而弦之脉，则人即将生惊病。人的肾脉大而急沉或肝脉大而急沉，则患疝病。心脉搏动急疾流利，则患心疝；肺脉显沉象而搏击于指下，则患肺疝。人的太阳之脉急疾，是受寒血凝而患瘕；太阴之脉急疾，是受寒气郁而患疝；少阴之脉急疾，是邪盛心肾而患痫厥；阳明之脉急疾，是胃中邪盛而患惊骇。

人的脾脉见沉象而又向外鼓动，说明患痢疾，此病时间长了会自愈。人的肝脉小而缓，说明邪气较轻，容易治愈。人的肾脉小搏而沉，说明其患便血的痢疾，如果病人血热身热，是热邪过盛，真阴损伤，无药可救。心肝二脏发生病变导致的痢疾，也见下血，如果两脏同病，可以治疗。若其脉小沉而涩滞，说明其患痢疾，若此时病者又兼有身热的，预后多不良，如果病人身热超过七天，则会死亡。

胃脉沉而紧或者浮而大，以及心脉细小坚实、搏动疾速，都是气血不足的表现，多患偏枯使人半身不遂。如果男子发病在左侧，女子发病在右侧，他们说话正常、舌体可敏捷活动，就可以治疗，且三十天后就能痊愈。如果男病在右，女病在左，且都无法出声，需要治疗三年才能痊愈。

如果患者年龄不满二十岁，则说明其先天性体质不好，三年内便会死亡。

脉来搏指，大而有力，且病者衄血又身体发热，此为真阴衰败的死症。若脉来浮钩如悬，则是失血的常见脉象。脉来喘急，病者突然昏倒，不能言语的，名叫暴厥病。脉来如热盛之数，病者暴惊，经过三四天就会自愈。脉来如浮波之合，像热盛时的数脉一样快速，一呼一息跳动十次以上，这是经脉之气都不足的表现，从见到这种脉象开始算起，九十天后病者便会死亡。

脉来像刚燃起的火，说明人体心脏的精气虚乏，至秋末冬初野草干枯的时候就要死亡。脉来如飘落的树叶一样悬浮无根，说明人体肝脏的精气极度虚乏，至深秋树木落叶时就要死亡。脉来如访客，或来或去，或静止或鼓动，说明人体肾脏的精气虚乏，在初夏枣花开落的时候，火旺水败，就会死亡。脉来时就像泥丸般坚强短涩，说明人体胃腑的精气虚乏，在春末夏初榆荚枯落之际便会死亡。脉来时就像有横格在指下般坚实短涩，说明人体胆的精气虚乏，到秋后谷类成熟的时候，金旺木败，就要死亡。脉来如弦如缕，说明人体胞络的精气虚乏。若患者爱说话，就会真阴耗损、虚阳外现，在下霜之际便会阳气虚败而亡；如果患者静默不语，那么他就可以治疗。

脉来时像豆荚交叉一样，左右相并，说明阴阳衰败，从初见这种脉象开始算起，三十日后病者便会死亡。足太阳膀胱的精气不足时，脉来时像涌泉，浮而有力，在肌肉中搏动，说明人体太阳经脉的精气虚乏，病状是呼吸气短，到春天尝到新韭菜的时候就要死亡。脉来时就像倾颓的腐土一样，重按不足，说明人体肌肉的精气虚乏，若面部先见到五色中的黑色，是土败的表现，到春天木旺土衰之际便会死亡。脉来时就像悬雍一样上部大下部小，浮取揣摩则愈觉其大，说明人体十二腧穴的精气虚乏，在冬季结冰之际，阴盛阳绝，便会死亡。脉来如仰起之刀口，浮取脉小而急疾，重按则坚大而急疾说明人体内五脏菀藏郁热，寒热交并于肾脏。病人只能睡卧，不能坐起，至立春阳盛阴衰之际便会死亡。脉来像弹丸，滑不着手，说明人体大肠的精气虚乏，在初夏枣树生叶之际，火旺金衰，就要死亡。脉来像草木之花，轻浮柔弱，病者易惊惧、坐卧不安、行立常听见声音的症状，说明人体小肠的精气虚乏，内心多疑，到秋末阴盛阳衰之际便会死亡。

脉解篇第四十九

太阳经脉发生病变可导致人腰肿和臀部疼痛，是因为太阳经脉与正月相应，正月建在寅，正月为阳气生发之季，但阴寒之气仍然旺盛，人的阳气无法畅达，病及于经，便会腰肿和臀部疼痛。人的阳气不足就会患偏枯而跛足，是因为正月阳气解开地面之冻，地气上升，由于寒冬的影响，阳气稍嫌不足，若阳气在人的足太阳经一侧虚乏，则会使人患偏枯而跛足。人项僵直而牵连背部，是因为体内阳气剧烈的上升，互相争扰影响足太阳经脉，所以才会颈项僵直。人患耳鸣，是因为体内阳气过盛，如万物向上生长般活跃。旺盛的阳气循经上逆，就会使人耳鸣。人因阳邪亢盛而患狂病、癫病，是因为体内阳气都在上部，阴气都在下部，下虚上实，所以发生狂病和癫病。人因阳脉逆气上浮而患耳聋，是由于气分不调和之故。人因阳气入内而喑哑不语，是由于其体内阳气虚乏，所以才失音不能说话。

人阴精过分损耗，就会患厥逆，厥逆进一步发展就会成为失音不语的喑痱病，这是由于人的肾脏衰弱。少阴经气无法传至舌根之故，人就会患厥逆。

少阳经脉发生病变可导致人心胁痛，这是因少阳经脉与九月相应，九月月建在戌，少阳脉散络心包，为心之表。九月时阳气即将消尽，阴气却正要兴起，邪气循少阳经而病，所以心胁部发生疼痛。

人无法转侧，是因为九月阴气渐渐兴盛，万物皆隐伏不动，人体少阳经的经气与之相应和，所以人不能转侧。人跳跃过甚，是由于九月万物衰败，草木萧疏，人身的阳气也由表入里，而内部阴气旺盛在上部，阳气向下而生长，活动于两足，如此人便容易出现跳跃的状态。

阳明经脉发生病变可使人出现洒洒振寒的症状，是因为阳明经脉旺于五月，五月月建在午，此时阳极而阴气始生，人体也是一样，内部的阴气加于旺盛的阳气之上，就会使人发寒。人发生足胫浮肿而两腿无法屈伸的症状，是因为五月阳气盛极而阴气刚兴起，此时阳极而衰，一阴之气上升与阳气相争，以致人体阳明经的经气不和，所以会使人足胫浮肿而两腿无法屈伸。人出现喘逆而水肿的症状，是由于阴气从下上逆，阴邪侵犯脾胃，所以化水成为喘逆病。人出现胸痛而少气的症状，是由于水气停留于脏腑之间。水属阴，停留于脏腑，上逆于心肺，所以出现胸痛少气的症状。人病重而出现手足厥冷、怕见人与火光、听到击木声便惊惧的症状，是因为体内阳气与阴气相争，水火不协调，所以才会出现这种惊怕的症状。有的病者想要紧闭门窗独自居住，是因为其体内阴气与阳气相争，阳气衰败，阴气转盛，所以病者喜欢紧闭门窗独自居住。有的病者病发时会登高唱歌、脱衣乱跑，是由于其体内阴阳相争，阳气盛，邪气并于阳经，致使病者出现脱衣乱跑、神志失常的病状。人因邪侵孙脉而出现头痛。鼻塞流涕和腹部肿胀的病状，是由于人阳明经的邪气上逆，并行于阳明经的细小络脉和太阴脉中。当邪气逆行于阳明经，病者就会头痛、鼻塞；当邪气逆行于太阴脾经，病者就会腹部肿胀。

太阴经脉发生病变可使人出现腹胀的症状，因为太阴经脉与十一月相应，十一月月建在子，此时是万物收藏的季节，人体的阳气退藏在中，如果邪气也隐藏在内，便会使人腹胀。人因为体内阴邪上走侵入心脏而多嗳气，是由于体内阴邪旺盛，循脾经上侵犯足阳明胃经，足阳明胃经的脉络上属于心，心主嗳气，因此阴邪侵入心脏，就会使人嗳气。人若食而呕吐，是因为脾有病，食物不能运化，胃中食物满溢，便会出现呕吐的症状。人因排出大便或放屁就觉得浑身爽快，是由于十二月阴气盛极而渐渐下衰，而此时阳气生长，人体也是一样，所以腹胀嗳气的病人排出大便或失气后，就会感觉浑身爽快。

少阴经脉发生病变可使人出现腰痛的症状，这是由于少阴经脉与十月相应，十月月建在申，此时阴气初生，万物萧疏，阳气被压制，而腰为肾之府，因此人体会出现腰痛的症状。人呕吐、咳嗽、气喘，是由于阴气旺盛于下，阳气浮越于上而无物可附，故出现呕吐、咳嗽、上气喘息的症状。人身体虚弱无法久站，久坐乍起则头昏眼花、视物不清，这是由于七月秋气始至，霜露始降，阴阳交替还未出结果，万物因受肃杀之气而衰退，人体阴阳之气在内下相互争夺，所以不能久立，久坐乍起也会头昏眼花。人少气善怒，是由于秋天阳气下降失去作用，以致少阳经的阳气不得外出，肝气郁结不得疏泄，不能约束其所管，于是人便易怒，怒时气逆而厥，故此病又叫煎厥。人惊恐不安如同有人捕捉，是由于秋天阴气始生，万物还未完全衰败，人体与此相应和，阴气少，阳气入，阴阳相搏，且沿着经脉进入肾，所以惊恐不安如同有人捕捉。人不喜欢闻食物的味道，是因为其肾火不足，不能温养化源，致使胃气虚乏，消化功能缺失，如此人便会无食欲，甚至厌恶食物的气味。人面色发黑如同土地之色是由于秋天肃杀之气损耗了其内脏精华，以致其精气内夺而肾虚，故面色发黑。人咳嗽而出血的，是上焦阳脉受到损伤，阳气未能旺盛于上，血液充满脉管。人上部脉满则肺气不畅，从而引发咳嗽，而络脉损伤人就会出鼻血。㿗疝及妇女少腹肿的症状多出现在厥阴经脉发生病变，男性病人就会患㿗疝，而女性病人则会出现少腹肿胀的症状。这是由于厥阴经脉与三月相应，三月月建在辰，此时阳气尚虚、阴气尚存，阴邪在人体内部积聚，循厥阴肝经发病，于是男性病者便会阴囊肿大疼痛，女性病者便会少腹肿胀。人腰脊疼痛无法俯仰，是由于三月阳气兴起，万物欣欣向荣，但此时尚有余寒，而人体与此相应和，便会出现故腰脊疼痛而不能俯仰的症状。人患㿗癃疝或皮肤肿胀之病，也是由于其阴邪过盛，厥阴经脉胀满不通，如此人便会患前阴肿痛、小便困难、皮肤肿胀等病。病重而咽干热中，是因为三月阴阳相争，阳气胜而生内热，热邪循厥阴肝经向上进入喉，于是人便会出现咽干喉燥的症状。

刺要论篇第五十

黄帝问：我想听您说说针刺的要点。

岐伯说：疾病有位于人体浅表和深处的区别，而针刺方法也有深浅的不同，病在人体浅表的应用浅刺，病在深处的应用深刺，医治二者时，医者需将针刺至疾病所在的部位，不能违背这一原则。若医者刺得过深，就会伤害病者的内脏；刺得过浅，不仅刺不到病处，反而使病者身体浅表的气血壅滞，让病邪有机可乘。因此，如果针刺的深浅不当，会给人体造成巨大伤害，使人五脏功能紊乱，然后患严重的疾病。因此说：人体的病痛之处，有的在毫毛和腠理，有的在皮肤，有的在肌肉，有的在脉，有的在筋，有的在骨，有的在髓。

因此，针刺毫毛腠理时，不要伤到皮肤，一旦皮肤受到损伤，肺脏的功能就会失常。肺脏功能失常后，到了秋天，就容易患温疟病，以致出现发寒颤抖的症状。针刺皮肤时，不要伤到肌肉，一旦肌肉受到损伤，脾脏的功能就会失常。脾脏功能失常后，人就会在每个季节的最后十八天，发生腹胀烦满、不思饮食的病症。针刺肌肉时，不要伤及血脉，一旦血脉受到损伤，心脏的功能就会失常，到了夏天，就容易患心痛的病症。针刺血脉时，不要伤及筋脉，一旦筋脉受到损伤，肝脏的功能就会失常，到了秋天，易患热性病，发生筋脉弛缓的症状。针刺筋时，不要伤及骨，一旦骨受到损伤，肾脏的功能就会失常，到了冬天，易患腹胀、腰痛的病症。针刺骨时，不要伤及骨髓，一旦髓受到损伤，就会日益消枯，不能荣养骨骼。这样，人就会出现身形枯槁、足胫发酸、肢体懈怠、无力举动的病症。

刺齐论篇第五十一

黄帝问：我想听您说说针刺深浅的不同要求。

岐伯说：针刺骨，不要伤及筋；针刺筋，不要伤及肌肉；针刺肌肉，不要伤及脉；针刺脉，不要伤及皮肤。也就是说，应深刺时则不能浅刺。针刺皮肤，不要伤及肌肉；针刺肌肉，不要伤及筋；针刺筋，不要伤及骨。也就是说，应浅刺时则不能深刺。

黄帝说：我不明白您说的意思，请解释一下。

岐伯说：刺骨莫伤筋，是说应针刺至骨时，不可在针仅刺到筋而未深至骨时，就停针或拔针；刺筋莫伤肌肉，是说应针刺至筋时，不可在针仅刺到肌肉而未深至筋时，就停针或拔针；刺肌肉莫伤脉，是说应针刺至肌肉时，不可在针仅刺到脉而未深至肌肉时，就停针或拔针；刺脉莫伤皮肤，是说应针刺至脉时，不可在针仅刺到皮肤而未深至脉时，就停针拔针。

针刺皮肤莫伤肌肉，是说如果病在皮肤中，针就应刺至皮肤，而不要深刺伤及肌肉；刺肌肉莫伤筋，是说针仅应刺至肌肉，再深刺就会伤及筋；刺筋莫伤骨，是说针仅应刺至筋，再深刺就会伤及骨。总而言之，如果针刺的深浅不恰当，就会带来不良的后果。

刺禁论篇第五十二

黄帝问：我想听您说说，人体禁止针刺的部位有哪些？

岐伯说：人体内脏都各有其要害之处，不能不注意。肝气在左边生发，肺气在右边肃降，心脏管理在表的阳气，肾脏治理在里的阴气，脾脏输送水谷精华给各脏器，胃脏是水谷的聚合处，膈肓的上面有维持生命活动的心、肺两脏，第七椎旁的里面有心包络。以上这些重要部位都是禁刺的部位，医者遵循此刺禁原则，就会对病人的治疗产生促进作用；违背了这个原则，就会给人体造成危害。

被误刺中心脏的人，大约一日后就会死亡，症状表现为多叹气。被误刺中肝脏的人，大约五日后就会死亡，症状表现为多言语。被误刺中肾脏的人，大约六日后就会死亡，症状表现为打喷嚏。被误刺中肺脏的人，大约三日后就会死亡，症状表现为咳嗽。被误刺中脾脏的人，大约十日后就会死亡，症状表现为频繁吞咽。被误刺中胆脏的人，大约一日半后就会死亡，症状表现为呕吐。

针刺人的足背时，如不小心误刺中大血管，被刺者出血不止，就会死亡。针刺人的脸部时，如不小心误刺中溜脉，被刺者就会双目失明。针刺人的头部时，如不小心刺中脑户穴，被刺者立即就会死亡。针刺人舌下的廉泉穴时，如不小心刺得太深，被刺者血流不止，就会失音不能说话。针刺人足底散布的络脉时，如不小心误刺，淤血滞留不消，被刺者就会身体局部发肿。针刺人的委中穴过深，如不小心误刺中大血管，被刺者就会晕倒、面色发白。针刺人的气衔穴时，如不小心误刺中血管，淤血滞留不散就会发肿，被刺者的鼠蹊部就会疼痛。针刺人的脊椎间隙时，如不小心误伤了脊髓，被刺者就会背曲不伸。针刺人的乳中穴时，如不小心误伤及乳房，被刺者的乳房就会发肿且内部化脓。针刺人的缺盆中央时，如不小心刺得太深，造成肺气外泄，被刺者就会出现喘逆。针刺人的鱼际穴时，如不小心刺得太深，被刺者的身体便会局部发肿。

勿针刺饮酒大醉的人，以免造成其气血紊乱；勿针刺大怒的人，以免造成其气机上逆。此外，对过劳、过饱、过饥、极度口渴、刚受到极大惊吓的人，都不能施以针刺。

针刺大腿内侧的穴位时，如不小心误伤了大血管，被刺者出血不止，就会死亡。针刺上官穴时，如不小心刺得太深，伤及血脉，被刺者就会耳内化脓或耳聋。针刺膝膑部时，如不小心误伤此处使其流出液体，被刺者就会跛足。针刺手太阴经脉时，如不小心误伤此处使其出血过多，被刺者就会立刻死亡。针刺足少阴经脉时，如不小心误伤此处使其出血，会使被刺者的肾气更虚，以致舌不灵活、言语困难。针刺人的胸膺部时，如不小心刺得太深，误伤肺脏，被刺者就会出现气喘上逆、仰面呼吸的症状。针刺人的肘弯处时，如不小心刺得太深，被刺者就会因气郁结在局部不走行而手臂不能屈伸。针刺人的大腿内侧下三寸处时，如不小心刺得太深，被刺者就会出现遗尿的症状。针刺人的腋下胁肋间时，如不小心刺得太深，被刺者就会咳嗽。针刺人的少腹时，如不小心刺得太深，伤及膀胱，被刺者就会出现小便流入腹腔使少腹胀满的症状。针刺人的小腿肚时，如不小心刺得太深，被刺者的身体就会局部肿胀。针刺人的眼眶骨上时，如不小心误伤了此处脉络，被刺者就会流泪不止，甚至失明。针刺人的关节时，如不小心误伤此处使其流出液体，被刺者的关节就不能屈伸。

刺志论篇第五十三

黄帝说：我想听您说说有关虚实的要点。

岐伯说：人若气盛，形体就健壮结实；若气虚，形体就消瘦，这是人的正常生理状态，若与此相悖的，就是病态。人若纳谷多，气就旺盛，若纳谷少，气就虚乏，此为常理，反之则是病态。人的脉搏大而有力的，血液定充实；脉搏少而纤弱的，血液定缺乏，此为常理，反之则是病态。

黄帝问：怎样算是反常现象呢？

岐伯说：人若气充盛却感觉身体发寒，气虚弱却感觉身体发热，就是反常现象；吃东西多却气不足，吃东西少却气充盛，也是反常现象；脉搏盛却血少，脉搏虚却血多，这也是反常现象。

人若气充盛而身体发寒，是由于其伤于寒邪；若气不足而身体发热，是由于其伤于暑热之故。若吃东西多而气不足，是由于其失血或湿邪结聚于下部之故；若吃东西少而气旺盛，是由于邪气居于其胃和肺之故。若脉搏虚而血多，是由于其饮酒多而中焦有热之故；若脉搏盛而血少，是由于其脉中感受风寒且汤水不进之故。这些就是人体虚实反常的原因。

通常来说，实证是因为邪气亢盛侵入人体之故；虚证是因为人体正气耗散于外之故。气实之人多有热，气虚之人多发寒。以针刺之法治疗实证时，拔针后，医者要用左手拨开针孔，使邪气外出；而以针刺之法治疗虚证时，拔针后，医者要立刻用左手按闭针孔，使正气不会外泄。

针解篇第五十四

黄帝问：我想听您对九针的解释和虚实补泻的机理。

岐伯说：针治虚证当用补法，针下应有热感，因为正气充盛则针下必定发热。针治实证当用泻法，针下应有凉感，因为邪气消散则针下必定发凉。血液内有积聚已久的邪气，则当针刺放出恶血。对体内邪气旺盛的病者，应当用泻法治疗，拔针后不要按闭针孔，让病者体内的邪气散出。所谓徐而疾则实，是指拔针要慢，出针后迅速按闭针孔，让病者体内的正气无法外泄；所谓徐而疾则虚，是指拔针要快，出针后不要按闭针孔，让病者体内的邪气得以外散。这里所说的虚实，是指气至之时针下凉感与热感的多少而言。若有若无，是指针下气至迅速而不易被察觉。审察先后，是指说明疾病的标和本。掌握疾病的虚实，虚证用补法，实证用泻法，医生在治疗时不能违背此针法准则。若医生不能很好地掌握此原则，那就会偏离正确的治疗法则。虚实补泻的要点，是灵活地运用九针，因为九针特点各有不同，所以各适合不同的疾病。补泻之法的选用应该与人体气的来去开阖相合：气来时为开，应该用泻法；气去时为阖，应该用补法。九针的名字不同，形态也各异。医治时，医者当依据治疗的需要，充分发挥各自的补泻作用。

实证当用泻法，下针后要留针，等针下有明显的寒感时，才能拔针。虚证当用补法，等针下有明显的热感时，才能拔针。得经气后医者应谨慎守候，不要改变针刺手法。医者决定针刺的深浅时，首先要明了疾病的部位在人体浅表还是内部。针刺虽有深刺和浅刺的不同，但候气之法没有差别。行针时，应如临近深渊般小心谨慎；持针时，其手应像抓着老虎般坚定有力；下针时，思想不可分散，应当集中注意力观察病人，不能左右张望。此外还需注意，针体要保持端正直下，不可倾斜；下针后，一定要盯住病人的双目，以约束其精神活动，使经气循行通畅。三里穴，在人体膝下外侧三寸之处。跗上穴，在足面上举膝易见之处。巨虚穴，在人翘足时小腿外侧肌肉下陷之处。下廉穴，在小腿外侧肌肉下陷处的下面。

黄帝说：我听说九针与天地四时以及阴阳是相合的，请您阐释这些理论，使它们可以流传于后世，作为治病的常法。

岐伯说：一天、二地、三人、四时、五音、六律、七星、八风、九野，人的形体各部分与这些是相对应的。针具也应与人体的不同疾病相合被制作成不同的样式，所以有九针之名。具体来说，人的皮肤位于体表，保护全身，如同覆盖万物的天；人的肌肉柔软厚实，如同厚软的土地。人之脉的盛衰与人的壮老相应合；人的筋约束全身，各部功能不同如一年四时各异；人的声音与自然界的五音相应合。人的脏腑阴阳之气的配合，和六律高低有节的情况类似；人的牙齿和面目排列得犹如天上星辰；人的呼吸之气，就像自然界的风；人的九窍三百六十五络遍布周身，就像自然界的众多河川纵横交错地分布在九州的土地上。因此九针之中，第一支针叫镵针，用以刺皮；第二支针叫员针，用以刺肉；第三支针叫鍉针，用以刺脉；第四支针叫锋针，用以刺筋；第五支针叫铍针，用以刺骨；第六支针叫员利针，用以调和阴阳；第七支针叫毫针，用以补益精气；第八支针叫长针，用以驱除风邪；第九支针叫大针，用以疏通九窍，驱散全身上下三百六十五节间的邪气。这就是所谓的九针各有其效用和适应病症。人的心意与八方之风相应合；人的正气运行与天气运行相应合；人的发齿耳目五声与自然界的五音六律相应合；人的血气阴阳经脉与大地相应合；人的肝脏通目，与九之数相应合。

长刺节论篇第五十五

精于针术的医生，在诊脉前往往会听病人的自诉。对于病在头部且头部剧烈疼痛的病者，医者可对其进行针治。医者需从其头部取穴，针刺至骨，才能治好其病。针刺时，一定要把握好针刺深浅，不能伤害到病者的骨肉和皮肤，就算皮肤是针刺的必经之地，医者也不能让它受到损伤。

阳刺的手法，即在病者病痛处直刺一针，左右斜刺四针，此法可用来治疗寒热病。如果病邪深入人体内部，专攻内脏，医者可针刺病者的五脏；如果病邪迫近五脏，医者可针刺背部的五脏腧穴。病邪迫脏而针刺背腧，是因为背腧是脏气聚合之处。针刺时，医者要等到病者腹中寒热消散之后，方可停针。针刺的要点是，拔针时要使针孔稍稍出血。

治疗臃肿时，应刺病者臃肿之处，并以臃肿的大小决定针刺的深浅。医者针刺大的臃肿时，应当让它多出血，针刺小臃肿时，要深刺，同时要端直进针，刺至病所为止。

病在少腹且有积聚的，医者应针刺病者腹部皮肉丰厚之处以下的部位，一直到少腹为止。然后，再刺病者第四椎间两旁的穴位和髂骨两侧的居髎穴，以及季胁肋间的穴位。如此可使病者腹中热气下行，从而完全康复。病在少腹，腹痛且不得大小便，病名叫做疝，由人体感受风寒所致。治疗时，应针刺病者少腹到两大腿内侧间以及腰部到髁骨间的穴位，针刺多穴。到少腹部出现热感时，病就痊愈了。

病在筋，筋拘挛，关节疼痛，无法动弹，此病名为筋痹。治疗时，应针刺病者有病的筋，因为筋脉在分肉之间连接于骨，所以针从分肉间刺入的时候，应注意不要伤及骨。待病者患病的筋脉出现热感，说明病已被治愈，此时方可停针。病在肌肤，周身肌肤疼痛，病名为肌痹，由湿寒之邪侵袭人体所致。治疗时，应针刺病者大小肌肉交合处，刺多穴，进针要深，以针刺处产生热感为标准。切记不要损伤病者筋骨，一旦损伤了筋骨，病者的身体就会出现臃肿或其他病变。等病者各肌肉交合处都出现热感，说明病已被治愈，此时方可停针。病在骨，四肢沉重，举动不变，感到骨髓里酸痛，寒气很大，此病名为骨痹。治疗时，当以针刺深，以不损伤病者血脉、肌肉为标准。针应从病者大小分肉间刺入，等病者骨部出现热感，说明病已被治愈，此时方可停针。病在手足的三阳经脉，各脉时冷时热，而人体大小分肉间也会时冷时热，此病名为狂病。治疗时，医者应施用泻法，来泄散病者阳脉的病邪，此外还需察看病者各处的分肉，当它们有了热感，说明病已被治愈，此时方可停针。有一种病，最初是一年发作一次，如果没有及时治疗，就会发展到一月发作一次，如果还不治疗，就会发展到一月发作四五次，此病名为癫痫。治疗时，医者当针刺病者各大小分肉及各部经脉，如果病者未出现发寒的症状，可用针刺进行调养治疗，直到康复为止。因被风邪侵犯而出现时寒时热的病状，发热则出汗，一天发病数次。治疗时，应当先刺病者各分肉腠理及络脉。如果病者仍然出汗并时寒时热，可三天针刺一次，一百天后即可治愈。如果出现周身骨节沉重，须眉脱落的症状，则说明病者患了大风病。治疗时，应当针刺病者肌肉，使之出汗，这样不间断地医治一百天以后，再刺病者骨髓，仍使之出汗，如此不间断地又医治一百天，这样前后合计二百天。等到病者的须眉重新长出后，方可停针。

皮部论篇第五十六

黄帝问：我听说，人的皮肤上有十二经脉分属的部位，脉的分布有纵有横，筋的分布有结有络，骨的分布有大小长短，所产生的疾病各不相同，医者在诊察时要根据十二经脉在皮肤上所分属的部位来区别，同时要照顾到左右上下阴阳的部位以及疾病的发展进程。我想听您详细地讲一讲。

岐伯说：要知道各经脉在皮肤上的分属部位，都是以经脉的循行部位为划分标准的，各经都是如此。

阳明经的阳络叫“害蜚”，人的手、足阳明经的诊疗方法是相同的。医者可诊察阳明经在病者皮肤上的分属部位，所见浮络都为阳明经的络脉。若这些络脉多为青色，说明人体有痛；多为黑色，说明人体有痹；多为黄赤色，说明人体有热；多为白色，说明人体有寒；若五色俱见，则说明人体寒热相兼。若络脉中邪气充盛，就会将这些邪气内传给本经。因为络脉在外属阳，经脉在内属阴，因此只要是外邪入侵，都会从络到经，由表及里。

少阳经的阳络叫“枢持”，人的手、足少阳经的诊疗方法是相同的。医者可诊察少阳经在病者皮肤上的分属部位，所见浮络都为少阳经的络脉。若络脉中邪气充盛，就会将这些邪气内传给本经，因此邪在阳分主要是向内侵入，邪在阴分主要是外出或侵入更深处，各经的内外出入都是如此。

太阳经的阳络叫“关枢”，人的手、足太阳经的诊疗方法是相同的。医者可诊察太阳经在病者皮肤上的分属部位，所见浮络都为太阳经的络脉。若络脉中邪气充盛，就会将这些邪气内传给本经。

少阴经的阴络叫“枢儒”，人的手、足少阴经的诊疗方法是相同的。医者可诊察少阴经在病者皮肤上的分属部位，所见浮络都为少阴经的络脉。若络脉中邪气充盛，就会将邪气内传给本经。邪气内传至本经，是先从属阳的络脉传入，然后从属阴的经脉出，而后向内侵入骨部。

厥阴经的阴络叫“害肩”，人的手、足厥阴经的诊疗方法是相同的。

医者可诊察厥阴经在病者皮肤上的分属部位，所见浮络都为厥阴经的络脉。若络脉中邪气充盛，就会将这些邪气内传给本经。

太阴经的阴络叫“关蛰”，人的手、足太阴经的诊疗方法是相同的。医者可诊察太阴经在病者皮肤上的分属部位，所见浮络都为太阴经的络脉。若络脉中邪气充盛，就会将这些邪气向内传给本经。总之，以上所述这十二经的络脉，都是分属于皮肤各个部分的。

因此，人体各种疾病的发生，定先从皮毛始，病邪中于皮毛，则腠理开泄，如果腠理开泄，病邪就会趁机侵入络脉，若病邪在络脉中滞留不散，就会内传到经脉，若在经脉中也滞留不散，就会传到腑，郁积在肠胃。

病邪侵入人体皮毛时，人就会怕寒、毫毛竖、腠理开泄。病邪侵入人体络脉，络脉就会充盛且颜色改变。病邪侵入人体经脉，就会使人感觉经气虚且经脉虚陷。病邪滞留于人的筋骨间，寒气盛时，人就会筋脉挛急、骨节作痛；热气盛时，人就会筋骨萎软，浑身无力，皮衰败，毛发焦枯。

黄帝说：您说的皮肤的十二部，发生病变的情况如何呢？

岐伯说：皮肤是络脉分属的部位。当邪气侵入皮肤，那么人的腠理就会开泄，腠理开泄则病邪就会侵入络脉；络脉的邪气充盛就会内传至经，经脉的邪气充盛就会侵入腑脏。所以，皮肤上有十二经络的分布，在络浅病轻的时候如不及时治疗，邪气就会内传至腑脏，从而使人患严重的疾病。

黄帝说：讲得好！

经络论篇第五十七

黄帝问：人的络脉浮现于皮肤，它的五色各不相同，有青、黄、赤、白、黑，这是为何？

岐伯说：经脉的颜色是固定的，而络脉就没有常色，是不断变化的。

黄帝说：人的经脉的常色是什么？

岐伯说：心主赤，肺主白，肝主青，脾主黄，肾主黑，都与其所属经脉的主色相应。

黄帝说：人的阴络和阳络之色，也应合其经脉主色吗？

岐伯说：人的阴络之色应合其经脉主色，而阳络之色变化无常，随着四时的变化而变化：人体寒气过甚，其阳络就气血运行迟滞，多现青黑色；人体热气过甚，其阳络就气血运行顺畅，多现黄赤色。这些是阳络的正常颜色，说明人体无病。如果人的阳络五色尽显，则是由于人体过寒或过热所致，表明人体有病。

黄帝说：讲得好！

气穴论篇第五十八

黄帝问：我听说人体有三百六十五个气穴，正好对应一年的天数，但是我不知道它们的位置在哪里，您能说一说吗？

岐伯鞠躬再拜回答说：您问的这个问题很重要，若不是圣帝，谁能探究这些深奥的理论！所以请让我将人体气穴的位置全部说明。

黄帝拱手谦虚地说：先生所言，让我深受启发，虽然我尚未看见穴位的所在之处，未听到穴位具体的数字，但是对它们已经有所了解了。

岐伯说：这真是所谓的“圣人易语，良马易御”啊！

黄帝说：我并不是易语的圣人，众人皆言气穴的数理能够开拓人的思想，现在我向您请教这个，不过是希望它能启发我的蒙昧、消除我的疑惑，不足以论。现在我想听先生将气穴的部位全部讲明，使我能领悟其中精髓，我一定将这些道理藏于金匮中，决不丢掉它。

岐伯再拜而起说：我现在就说吧！人若背部与心胸互相牵扯作痛，医者应选取任脉的天突穴和督脉的中枢穴，以及上纪、下纪来医治。上纪是胃脘部的中脘穴，下纪是关元穴。由于人背在后属阳，胸在前属阴，经脉斜系于阴阳左右，所以当它们被病邪侵袭时，就会导致人的前胸和后背相引而痹涩、胸胁疼痛得无法呼吸、无法仰卧、气喘、气短、身体一侧疼痛，若此时经脉中的邪气满盛就会侵袭到络脉。此络斜出于尻脉，络胸胁部，支心贯膈，上肩胛，后至天突，而后斜下到达肩部，在背部第十椎节之下交会。所以医者当取此处之穴进行医治。

人的五藏各有井、荥、俞、经、合五俞，五五二十五，左右共五十穴。六腑各有井、荥、俞、经、合、原六俞，六六三十六，左右共七十二穴。热俞有五十九穴。水俞有五十七穴。此外，人的头上还有五行，每行五穴，五五共二十五穴。人的五藏在背部脊椎骨两旁各有五穴，左右共十穴。人体的穴位还有，大椎下两旁的大杼穴二穴，目瞳子浮白各二穴，两侧髀枢中环跳二穴，犊鼻二穴，听宫二穴，攒竹二穴，完骨二穴，风府一穴，枕骨二穴，上关二穴，大迎二穴，下关二穴，天柱二穴，上下巨虚四穴，颊车二穴，天突一穴，天府二穴，天牖二穴，扶突二穴，天窗二穴，肩井二穴，关元一穴，委阳二穴，肩贞二穴，喑门一穴，神阙一穴，胸腧左右共十二穴，大杼二穴，膺俞左右共十二穴，分肉二穴，交信、跗阳左右共四穴，照海、申脉左右共四穴。水俞五十七穴，都位于诸经的分肉间；热俞五十九穴，都位于人体精气聚合处；治寒热的腧穴，位于人体两膝关节的外侧，在足少阳胆经的阳关左右，共二穴。大禁穴是位于人体天府下五寸处的五里穴。以上三百六十五穴，皆为针刺之穴。

黄帝说：我已明白人体气穴所在处就是医者行针之处，我还想知道孙络与溪谷是否也与一年相应合呢？

岐伯说：人的孙络与三百六十五穴内外相会，也与一年相应合。如果邪气滞留人体的孙络，侵入络脉却不侵入经脉，人就会患奇病。孙络在外与皮毛相连，在内与经脉相连以通行荣卫。一旦邪气滞留于孙络，那么人体就会荣卫停滞、卫气外出、荣血满溢。一旦人体卫气耗尽、荣血停滞，则会外部发热、内部气短。故医治时，当以泻法迅速用针刺病患，通其荣卫，只要见到病者身上有荣卫滞留之处，就以泻法针刺之，不用管此处是否为穴会之处。

黄帝说：说得好！我还想听听溪谷交合的情况。

岐伯说：肌肉的大会合处叫“谷”，小会合处叫“溪”，分肉间是溪谷会合之处，能通行荣卫，舍止病气。如果人体邪气满盛、正气隔塞、血脉发热、肌肉腐坏、荣卫不通，则必将郁热腐肉而化脓，内部骨髓销烁，外部肌肉腐烂。若病邪逗留于人体的关节和肌腠，则会使人的髓液都化脓，而使筋骨衰败。若寒邪侵入人体，滞留不散，则荣卫不能正常循行，以致筋肉萎缩，肋肘不得伸展。如此，人体就会内生骨痹，外部肌肤麻木。这些是不足的病症，是由寒邪滞留溪谷所致。溪谷与三百六十五穴相会，也和一年相应合。若是病邪在皮毛孙络的小痹，则随脉往来为病，医者以微针就可以医治，治法和刺孙络相同。

黄帝遣开左右，起身拜了又拜说：今天听闻您的讲解，启发了我的蒙昧，消除了我的疑惑，我要把这些知识藏在金匮里，决不丢掉它。随即，黄帝将所记藏于金兰之室，并将其题名为《气穴所在》。

岐伯说：人的孙络之脉与经脉的分别，在于其血盛就能够泻注，所以虽也有三百六十五脉，但都贯注于络脉，再注入十二经脉，它不仅与十四经络相贯通，就是骨缝中的经络感受了病邪，也能够内注泻于五藏之脉。

气府论篇第五十九

足太阳膀胱经脉之气通达的穴位有七十八个。在两眉头的陷中左右各有一穴，自眉头直上入发际，当发际正中至前顶处，有神庭、上星、囟会三穴，共长三寸五分，其左右各分两行，从中间到两旁相距三寸。其浮于头部的脉气，运行在头皮中的共有五行，即中行、次两行和外两行，每行有五个穴位，五五二十五穴；下行至项中的大筋两旁，左右各有一穴。两侧风府旁边，各有一穴。从侠脊到骶尾骨，自上而下有二十一节，其中十五个脊椎间左右各有一穴；五藏俞穴，左右各有一个，六腑的腧穴，左右各有六个，自委中以下至足小趾旁，左右各有井、荥、输、原、经、合六个腧穴。

足少阳胆经脉之气通达的穴位共有六十二个。头两角上各有二个穴位。两眼瞳孔直上发际间左右各有五个穴位。两耳前角上各有一穴。两耳前角下各有一穴。两鬓发下各有一穴。客主人左右各一穴。两耳后的陷凹中各有一穴。下关左右各有一穴。两耳下牙车之后各有一穴。缺盆左右各有一穴。腋下三寸，从胁下至胁左右八肋之间各有一穴。髀枢中左右各一穴。膝以下至足小趾侧次趾，左右各有井、荥、输、原、经、合六个腧穴。

足阳明胃经脉之气通达的穴位共有六十八个。额颅发际旁左右各有三个穴位。面部左右颧骨骨空中各有一穴。大迎穴在下颌角前方的骨空陷中，左右各有一穴，颈部，喉结旁的人迎穴，左右各有一穴。缺盆外的骨空陷中左右各有一穴。膺中的骨空间陷中左右各有一穴。侠鸠尾穴的外侧，乳下三寸，侠胃脘左右各有五个穴位。侠脐横开三寸，左右各有三个穴位。脐下二寸左右各有三个穴位。气冲穴在左右动脉跳动处各有一穴。伏兔穴上左右各有一穴。足三里以下到足中趾，左右各有八个腧穴。以上各穴都分布在一定的孔穴中。

手太阳小肠经脉之气通达的穴位共有三十六个。左右内眼角处各有一穴。左右外眼角处各有一穴。左右颧骨下各有一穴。左右耳廓上各有一穴。左右耳中各有一穴。巨骨穴左右各有一穴。曲掖上左右各有一穴。左右柱骨穴的上陷处各有一穴。两天窗穴之上的四寸处各有一穴。左右肩解部各有一穴。左右肩解部之下三穴处各有一穴。肘部以下至小手指端的爪甲根部，两手各有井、荥、输、原、经、合六个腧穴。

手阳明大肠经脉之气通达的穴位共有二十二个。两鼻孔外侧各有一穴。颈部左右各有一穴。大迎穴在左右下颌骨空中，各有一穴。柱骨颈项与两肩膀相交处，各有一穴。左右肩臂相会之处各有一穴位。肘部以下至手大指端的次指之间，左右手各有井、荥、输、原、经、合六个腧穴。

手少阳三焦经脉之气通达的穴位共有三十二个。面部的左右颧骨下各有一穴。左右眉后各有一穴。左右头角上各有一穴。左右耳后完骨下各有一穴。项中足太阳经之前各有一穴。挟左右扶突穴的外侧各有一穴。左右肩贞穴各有一穴。在左右肩贞穴以下三寸分肉间各有一穴。肘部以下至手小指侧的次指端，左右手各有井、荥、输、原、经、合六穴。

督脉的经气通达的穴位共有二十八个。颈项中央有两个穴位。前发际向后中行有八个穴位。面部的中央从鼻到唇有三个穴位。从大椎以下至尾骨有十五个穴位。从大椎大到尾骶骨一共有二十一节，这是根据脊椎骨来寻找穴位的方法。

任脉之经气通达的穴位共有二十八个。喉部中央有两个穴位。胸膺正中的骨陷中有六个穴位。从尾骨以下至胃之上脘穴是三寸，上脘穴至脐中是五寸，脐中至横骨是六寸半，总计十四寸半，每寸各有一穴，计共十四个穴位，这是腹部取穴的方法。自曲骨向下至前后阴之间有会阴穴。两眼之下各有一穴。下唇之下有一穴。上齿内的龂交有一穴。

冲脉之经气通达的穴位共有二十二个。夹鸠尾两旁半寸，向下至脐部，每寸一穴，左右共十二穴。从脐部两旁半寸，向下至横骨，每寸一穴，左右共十穴。这是取腹部经脉穴位的方法。

足少阴肾经脉气所发的在舌下有二穴。厥阴在毛际中左右各有一急脉穴。手少阴左右各有一穴。阴跷、阳跷各有一穴。四肢手足赤白肉分，鱼际之处，也是脉气所发的部位。以上总计三百六十五个穴位。

骨空论篇第六十

黄帝问：我听说风邪是很多疾病发生的根源，如用针刺来治疗，应采取怎样的方法？

岐伯说：风邪从外侵入人体，使人战栗、出汗、头痛、身重、怕冷。治疗时应取风府穴，以调和阴阳。如果正气不足，就用补法；如果邪气有余，就用泻法。如果感受大的风邪，颈项部疼痛，也应刺风府穴。风府穴在椎骨第一颈椎上面。如果感受大的风邪而出汗，应灸譩譆穴。譩譆穴在背部第六胸椎棘突下、两旁距离脊椎各三寸的地方，用手指按压此穴，病人会有疼痛感并发出“譩譆”声音，而譩譆穴此时也会应手而痛。见风就怕的病人，可刺其眉头的攒竹穴。失枕导致肩颈部疼痛的，当刺肩上横骨间的穴位。臂痛如折的，可使病人伸臂，然后引两肘尖相对，寻找正对脊部中央的部位，予以灸治。从眇季胁牵引到少腹痛胀的，应刺譩譆穴。腰痛而不能侧转摆动，痛而筋脉挛急，下引睾丸，应针刺八髎穴与疼痛的地方。八髎穴在腰骶骨间空隙中。得了鼠瘘病发寒发热，可刺寒府穴。寒府穴位于膝髌上外侧骨间的孔穴中。如果取膝上外侧的孔穴，应使患者弯腰作揖拜的姿势；如果取足心涌泉穴，应使患者取坐跪的姿势。

任脉起于中极穴下面的会阴部，上行经过毛际处入腹部，再上行通过关元穴，直至咽喉，再上行至颌部，循行于面部而入于目中。冲脉起于气街穴，与足少阴经并行，循腹挟脐上至胸中而散。任脉经出现病变，在男子发为腹部的七种疝病，在女子则发为瘕聚病。冲脉如果出现病变，就会气逆上冲，腹中拘急疼痛。督脉如果出现病变，会出现脊柱强硬反折的病症。督脉经起于少腹以下的横骨中央。在女子，督脉循行入阴孔，阴孔就是尿道外口，从这里分出一支别络，循着阴户会合于二阴之间，再分绕于肛门外面，又分支别行绕臀部到少阴经，与太阳经的中络相合，再一同上行经股内后廉而上，穿过脊柱而连属于肾脏，与足太阳经同起于眼角内侧，上行经额头，左右交会于巅顶，又向里联络于脑，再出于脑，经颈项，循行肩胛，内行侠脊，抵达腰中，入内循膂络，于肾脏而止。在男子，督脉则循阴茎，下至会阴，与女子相同。不同的是，此后督脉从少腹直上，穿过脐中央，再向上通过心脏，入于喉咙，又上行至下颌部，并环绕口唇，再向上行联络两目之下的中央。如果督脉出现病变，则气从少腹直上冲心而痛，大小便不通，病名是冲疝。此病在女子来说，就是不怀孕，或小便不利、痔疮、遗尿、咽喉干燥等症。总之，督脉生了病，还应从督脉治疗，病轻的治横骨上的曲骨穴，病重的治脐下的阴交穴。

对于那些气逆喘鸣有声的病人，治疗时应取其喉部中央的天突穴，此穴位于两缺盆之间。对于气逆上冲于咽喉的病人，治疗时应取其大迎穴，大迎穴位于下颌角前方。

对于行走困难、膝关节只能平伸而不能弯曲的病人，治疗时应取其股部的经穴；坐下而膝痛的，应取其环跳穴；站立时膝部发热疼痛的，应取其膝关节的经穴；膝痛并连及拇指的，应取其膝弯处的委中穴；坐下来膝痛如有东西潜藏其中的，应取其承扶穴；膝痛不能屈伸的，应取其背部足太阳经的腧穴；如疼痛牵连小腿部像折断一样疼的，应取其阳明经中俞的陷谷穴；疼痛如离股一般的，应取其太阳经的荥穴通谷、少阴经的荥穴然谷；长期浸泡在水中感受水湿之邪而胫骨酸痛无力、不能长久站立的，应取少阳经的别络光明穴，此穴位于外踝上五寸之处。辅骨之上、腰横骨之下叫做“楗”；侠髋骨相连之处叫“机”；膝部关节叫“骸关”；侠膝两旁的高骨叫“连骸”；连骸之下是“辅骨”；辅骨上面的膝盖后弯腿处叫“腘”；腘之上是“关”；头后颈项部的横骨叫“枕骨”。

治疗水病的腧穴共有五十七个。尾骶骨上有五行，每行各有五个穴位；伏菟上有两行，每行各有五个穴位；左右两边有各有一行，每行各有五个穴位；足内踝上各有一行，每行各有六个穴位。髓穴在脑后分三处，都在颅骨边际锐骨的下面，一处位于龂基下，一处位于项后正中的伏骨下，一处位于脊骨上空的风府穴上面；脊骨下空，在尾骶骨下面的孔穴中；另有几个髓空在面部侠鼻两侧；还有的位于口唇下方与两肩相平的地方；两肩膊骨空，在肩膊中的外侧；臂骨的骨空，在臂骨的外侧，距手腕四寸，尺、桡两骨的空隙间；股骨上的骨空，在尾骶骨后面四寸处；胫骨的骨空，位于辅骨的上端；骨际的骨空，在阴毛中的动脉之下；尾骶骨的骨空，在尾髀骨的后面四寸处；扁骨有血脉渗灌的纹理，没有髓腔，所以没有骨空。

针灸治疗寒热症的方法是，先针灸颈项后的大椎穴，并根据病人年龄决定所用艾炷的数目；其次灸尾骨的尾间穴，也根据病人年龄决定所用艾炷的数目。发现背部有凹陷的地方用灸法，肩臂上有凹陷的地方用灸法；两季胁之间的京门穴用灸法；足外踝上绝骨的阳辅穴用灸法；足小趾与次趾之间的侠溪穴用灸法；腨下凹陷处的经承山穴用灸法；足部外踝后方的昆仑穴用灸法；缺盆骨上切按像筋般坚实且疼痛的用灸法；胸膺中的骨间凹陷处的天突穴用灸法；掌横骨下的阳池穴用灸法；脐下三寸的关元穴用灸法；阴毛边缘有动脉跳处的气冲穴用灸法；膝下三寸两筋间的三里穴用灸法；足阳明经所行足背上的动脉处的冲阳穴用灸法；头顶上的百会穴也用灸法。被犬咬伤的，先在伤口处灸三壮，再按常规的灸病方法灸治。以上针灸治疗寒热症的共有二十九个部位。因伤食而发寒热的，如用灸法仍不能治愈，就必须要仔细观察其经脉阳邪过盛之处，多刺腧穴，并辅以药物调理治疗。

水热穴论篇第六十一

黄帝问：为什么少阴主肾？肾又主水？

岐伯说：肾是至阴之脏，至阴属水，所以肾主管水。肺是太阴之脏。肾脉属于少阴，是旺于冬季的经脉，而冬季与水相应。因此水病的根本在肾，标末在肺，肺肾两脏都能积聚水液而发病。

黄帝问：为什么肾能积聚水液而发病呢？

岐伯说：肾是胃的闸门，闸门不利，水液就会积聚而生病了。水液在人体内上下泛溢，流于皮肤，所以形成浮肿。浮肿，就是由水液的积聚导致的病症。

黄帝问：多种水病是否都是肾造成的？

岐伯说：肾是阴脏。水气自上而下蒸腾之处，都是因为肾脏有病而产生了水液内留，所以称为至阴。逞勇、劳动或房事太过，汗随肾气蒸腾外出，出汗时受风，风邪就会从开泄的腠理侵入，汗孔突然闭合，汗未出尽，向内不入于脏腑，向外不能从皮肤排出，就会停留于玄府，溢于皮肤，形成浮肿。这种病的根源在于肾，叫做风水。所说的玄府，就是指汗孔。

黄帝问：治疗水病的腧穴有五十七个，它们的所主之脏是什么？

岐伯说：肾腧五十七个穴位，是阴气的积聚之处，也是水液的进出之所。尾骶骨上有五行，每行五个穴位，这些都是肾所主的腧穴。所以水病在下部表现为浮肿、腹部胀满，在上部表现为呼吸急促、不能平卧，这是肺与肾，标本同时发病，所以肺病表现为呼吸急促，肾病表现为水肿，肺病还表现为水气上逆、不能平卧；肺病与肾病的症状不同，但它们之间是相互影响的。肺和肾都发病的原因就是水气同时停留在了两脏。伏菟上方各有两行，每行五个穴位，这是肾气通行的重要道路，也是肝脾经在脚上交合的路径。足内踝上方各有一行，每行六个穴位，这是肾脉下行至脚的部分，叫太冲。以上所说的五十七穴，都是阴脏所络部位的腧穴，也是水液容易聚积停留的地方。

黄帝问：为什么春季针刺时要取络脉分肉之间呢？

岐伯说：在春天，木气开始主时，人体内的肝气开始生发，肝性躁急，感受的风邪也急疾，但是肝的经脉深藏于内，感受的风邪也不是十分猛烈，邪气并不能深入经脉，所以只要浅刺络脉分肉之间就可以了。

黄帝问：为什么夏天针刺时要取盛经分腠之间呢？

岐伯说：在夏天，火气开始主时，人体内的心气开始生长旺盛，如果脉象瘦小，搏动微弱，就是阳气充盛，流溢于体表，热气又熏蒸于分肉腠理，向内影响于经脉造成的，所以针刺时应取盛经分腠。针刺不要过深，只要透过皮肤，疾病就可痊愈，这是因为邪气居于浅表部位的缘故。所说的盛经，是指阳脉。

黄帝问：为什么秋天针刺时要取经俞呢？

岐伯说：秋天，金气开始主时，人体内的肺气开始收敛，金气旺盛并逐渐超过衰退的火气，阳气在经脉的合穴，阴气开始生长，如果这时湿邪损伤人体，因为阴气还未旺盛，不能帮助湿邪深入体内，所以针刺时应取腧穴以泻阴湿之邪，取阳经的合穴以泻阳热之邪。因为阳气开始衰败，阴气盛极，所以治疗时应取合穴。

黄帝说：为什么冬天针刺时要取井穴和荥穴？

岐伯说：冬天，水气开始主时，肾气开始闭藏，阳气已经衰败，阴气更加旺盛，足太阳之气浮沉于里，阳脉也随之潜伏于内，因此针刺时要取阳经的井穴，以降阴逆之气，取阴经的荥穴，以为充实不足之阳气。这就是“冬取井荥，春不鼽衄”的道理。

黄帝说：您所说的治疗热病的五 十九个腧穴，我已经大概了解了，可是不知道这些腧穴的位置，我希望听您讲讲这些腧穴的位置，以及它们在治疗中的作用。

岐伯说：头上有五行，每行五个穴位，能够发泄散越各阳经上逆的热邪。大杼、膺俞、缺盆、背俞，左右共八个穴位，可以泻去胸中的热邪。气街、三里、上巨虚和下巨虚左右共八个穴位，可以泻除胃中的热邪。云门、肩髃、委中、髓空左右共八个穴位，可以泻去四肢的热邪。五藏腧穴两侧各有五个穴位，左右共十个穴位，可以泻去五藏的热邪。以上共五十九个穴位，都是治疗热病的腧穴。

黄帝说：人感受寒邪后反而会转变为热病，这是为什么呢？

岐伯说：寒气过于旺盛就会郁积演变为热病。

调经论篇第六十二

黄帝问：我听《刺法》上说，治疗有余的实证，用泻法；治疗不足的虚证，用补法。那么什么是有余的实证和不足的虚证呢？

岐伯说：有余的实证和不足的虚证，各有五种，您想问哪种？

黄帝说：我希望您能全部讲解一下。

岐伯说：神、气、血、形、志这五种病症中都各有有余和不足，所以共有有余和不足十种。这十种病症，气血的虚实盛衰情况各不相同。

黄帝说：人有精气、津液、四肢、九窍、五藏、十六部、三百六十五节，能够发生各种疾病，但各种疾病的发生，又有虚实的不同。现在您说有余的实证有五种，不足的虚证也有五种，它们究竟是如何发生的？

岐伯说：都是由于五藏而发生的。心藏神、肺藏气、肝藏血、脾藏肉、肾藏志，由五藏所藏之神、气、血、肉、志，组成了人的形体。但是必须保持意志通达，肉与骨髓联系，才能使身形和五藏之间相互为用。五藏相互联系的通道都是经脉，通过经脉来运行气血。如果血气不和，各种疾病就会由此发生变化，所以有病时，诊断和治疗都要以经脉为依据。

黄帝问：神的有余和不足的病症分别有什么表现？

岐伯说：神的有余病症，是嬉笑不止；神的不足病症，是心有哀伤。若病气还没有和气血相互并聚，五藏尚属安定。这时邪气只是停留在形体肤表，恶寒只是起于肌表毫毛，尚未侵入经络，属于神的微邪所伤，所以叫神之微。

黄帝问：如何进行补泻治疗？

岐伯说：神的有余病症，应针刺患者的细小络脉放血，但不要针刺太深，不要刺中大经，这样神气就会自然平复。神不足的虚证，经络之气一定虚弱，应该先用手按摩病人的虚络，使气血充实，再用针刺，疏利气血。但不要放血，也不要使经气外泄，疏通经脉，这样神气就能平复。

黄帝问：如何刺微邪？

岐伯说：按摩的时间长些，进针不要太深，导引病人的气移到不足之处，就能平复神气。

黄帝说：说得好。气的有余和不足会出现什么症状？

岐伯说：气有余时，会出现咳喘气上逆的症状；气不足时，会出现呼吸通畅，但气息短少的症状。如果病邪还没有和气血相互并聚，五藏尚属安定的。这时皮肤只是微病，其势尚轻，所以叫做白气微泄。

黄帝问：如何进行补泻治疗呢？

岐伯说：气有余的实证，应当泻其经隧，但不要损伤经脉，不能使其出血，不要使经气外泄。气不足的虚证，应当补其经隧，不要使经气外出。

黄帝说：如何刺其微邪？

岐伯说：先用手按摩，时间长些，然后把针拿给病人看，说我要刺得深一下，但在针刺时还是浅刺，达到病处即可，这样可使病人集中注意力而精气深伏于内，邪气散乱外泄，就会使真气通顺，恢复正常。

黄帝说：说得好。血的有余和不足的病症是怎样的？

岐伯说：血有余的病症是发怒，血不足的病症是恐惧。如果邪气还未与气血相互并聚，五藏尚属安定。这时只有孙络邪盛外溢，络内会有血液滞留的现象。

黄帝问：如何进行补泻治疗呢？

岐伯说：对血有余的实证，应当对其血液充盛的经脉，放血治疗。对血不足的虚证，要审察虚弱的经脉，进行补法治疗，针刺经脉后，要长久留针观察，待脉搏盛大时立即出针，但不要放血。

黄帝问：这种血络中有滞留血液的病症呢，应该如何治疗？

岐伯说：诊察有留血的血络，针刺放血，避免恶血进入其他经脉，引发其他疾病。

黄帝问：说得好。形有余和不足时分别会有哪些症状？

岐伯说：形有余的病症是腹部胀满，大小便不利；形不足的病症是四肢不能运动。如果邪气还未与气血相互并聚，五藏尚属安定。这时肌肉中会有蠕蠕微动的感觉，因此叫微风。

黄帝问：如何进行补泻治疗？

岐伯说：形有余的病症，应当泻足阳明的经脉，使邪气从内向外泄出；形不足的病症，就要补足阳明的络脉，使气血能够向内敛聚。

黄帝问：如何刺微风？

岐伯说：应当刺病人的分肉之间，不要刺中经脉，也不要刺伤络脉，卫气恢复后，邪气就能消除。

黄帝说：说得好。志的有余和不足会出现哪些症状？

岐伯说：志有余的病症是腹胀飧泄，志不足的病症是手足逆冷。如果邪气还未与气血相互并聚，五藏尚属安定。这时骨节中会有物鼓动的感觉。

黄帝问：如何进行补泻治疗？

岐伯说：志有余的病症，应该泻然谷穴，针刺放血；志不足的病症，应该补复溜穴。

黄帝问：当邪气尚未与气血相互并聚，邪气只侵犯骨骼时，应该如何针刺？

岐伯说：应当立即针刺骨节中有物鼓动的地方，但不要刺中经脉，则邪气自会消散。

黄帝说：说得好。我已经掌握了虚实的症状，但还不了解这些症状是如何发生的。

岐伯说：虚实的产生，是由于邪气与气血相互并聚，阴阳间失去平衡，就会出现偏盛偏衰的情况，致使气逆乱于卫分、血逆乱于经脉，血和气都离开了各自应该在的地方，便各形成一虚一实的现象。如果血并聚于阴分、气并聚于阳分，就会出现惊狂。如果血并聚于阳分、气并聚于阴分，就会发生热中病。如果血并聚于上部、气并聚于下部，就会出现心中烦闷、容易发怒的症状。如果血并聚于下部、气并聚于上部，就会出现精神错乱、健忘的症状。

黄帝说：血并聚于阴分、气并聚于阳分，像这样血气各自离开其所在之处的病症，什么样是实，什么样是虚呢？

岐伯说：血和气都喜欢温暖，厌恶寒冷。因为寒冷会使气血凝滞，流行不畅；温暖则可以使凝滞的气血消散运行。所以气并聚的地方就会有血少，形成血虚；血并聚的地方就会气少，形成气虚。

黄帝说：人体的重要物质是血和气。您说血并聚是虚，气并聚也是虚，难道没有实吗？

岐伯说：多余的就是实，不足的就是虚。所以气并聚之处，血就少，属气实血虚；血并聚之处，气就少，现在血和气各自离开其所在之处，不能相济，就是虚。人身络脉和孙脉的气血都输注于经脉，如果血气相互并聚，就成为实。譬如血气相互并聚，循经上逆，就会发生大厥病，使人突然昏厥像暴死一样，如果气血能及时下行，恢复正常运行状态，病人就能生；如果气血壅阻于上，不能下行，病人就会死亡。

黄帝说：实是通过什么途径来的？虚又是通过什么途径消散的？希望您能讲一讲虚和实是如何形成的。

岐伯说：阴经和阳经都有输入和会合的腧穴。如果阳经的气血灌注于阴经，阴经的气血就会充满，充盈于外，经脉气血能像这样运行，保持机体阴阳平衡，形体得到气血的充养，九候的脉象也表现一致，就是正常的人。邪气侵袭人体时所引发的疾病，有的发生在属阴的内脏，有的发生在属阳的体表。病发于阴经，在体表的，是因为受到了风雨寒暑邪气的侵犯；病发于阴经，内在于里的，是因为饮食不节制、起居失常、房事过度、喜怒无常等。

黄帝说：风雨之邪伤人的情况是怎样的呢？

岐伯说：风雨之邪伤人时，首先侵入皮肤，由皮肤内传入于孙脉，孙脉被充满后内传入于络脉，络脉充满后传注于大经脉。血气与邪气并聚于分肉腠理之间，脉象必定坚实盛大，所以叫实证。实证的受邪部位，表面局部多坚实充满，不能按压触碰，否则就会疼痛。

黄帝说：寒湿之邪伤人的情况是怎样的？

岐伯说：寒湿邪气伤人时，人会出现皮肤不能收缩，肌肉紧实，荣血滞涩，卫气散去的情况，所以叫虚证。病虚的人常有恐惧的感觉，气不够用，如经常按摩可使卫气充足，卫气充足则能温煦营血，使之通畅，这样就会感觉畅快，没有疼痛感了。

黄帝说：说得好。阴分发生实证的情况是怎样的？

岐伯说：人如果喜怒没有节制，就会使阴气上逆，阴气上逆就会致使下部虚弱，而阴虚的地方，阳气必然聚拢过来，所以叫做实证。

黄帝说：阴分发生虚证的情况是怎样的？

岐伯说：人如果喜乐过度，就容易使气虚下陷，悲伤过度也容易使气耗散，气消耗则血行缓慢，脉道空虚；再进食寒凉事物，寒气充盈于内，血气凝滞，气消散严重，就成了虚证。

黄帝说：医经上所说的阳虚则生外寒，阴虚则生内热，阳盛则生外热，阴盛则生内寒，我已经听说过了，但不知道其中的原因是什么？

岐伯说：人体的阳气，秉承于上焦而温煦皮肤分肉之间，现在寒气侵犯体表，使上焦不能通达，阳气不能充分外达以温煦皮肤分肉，这就使寒气偏盛于肌表，引发恶寒战栗。

黄帝说：阴虚则生内热是怎么回事？

岐伯说：疲劳过度就会伤脾，脾虚不能运化，必然使人体形之气衰败，也不能周转输入水谷精气，因此上焦不能宣散五谷之味，下脘也不能生化水谷之精，胃中的水谷之气郁积而发热，热气上熏胸中，就会引发内热。

黄帝说：阳盛则生外热，又是为什么呢？

岐伯说：如果上焦不通畅，就会使皮肤紧密，腠理闭合，汗孔不通，这样就使卫气不能向外发泄散越，在体内郁结发热，所以发生外热。

黄帝说：阴盛是如何产生内寒的？

岐伯说：如果寒厥之气向上逆行，寒气就会郁积于胸中而不外泄，寒气不外泻，阳气就会受到损耗，阳气耗损，则寒气偏盛，寒气性凝敛，荣血滞涩，脉行不畅，脉象必然盛大而滞涩，所以形成内寒。

黄帝说：如果阴阳相互并聚，气血相互并聚，疾病在形成时，该如何刺治呢？

岐伯说：这种疾病，应该针刺经脉治疗，并刺脉中荣血和脉外卫气，另外还要根据病人形体的肥瘦高矮，以及四时气候的寒热温凉，决定针刺的次数和取穴部位的高下。

黄帝说：如果血气与邪气已经并聚，疾病已经形成，阴阳失去平衡，针刺治疗时应该怎么用补法和泻法呢？

岐伯说：泻实证时，要在气盛时进针，即在病人吸气时进针，使针与气同时入内，刺其腧穴来为邪气外出打开门户。拔针时，要在病人呼气时出针，使针与气同时外出，这样不但不会损伤精气，还能使邪气外泄。针刺时，还要注意不能使针孔闭塞，应摇大针孔，使邪气外泄的道路通畅无阻，这就是“大泻”。出针时，先以左手轻按针孔周围，然后迅速出针，这样即便邪气旺盛，也能除尽。

黄帝说：如何补虚呢？

岐伯说：用手拿针，不要立即刺入，先安定病人的神气，在病人呼气时进针，即气出针入，刺入后不要摇动捻转，确保针孔周围的肌肤与针体紧密相连，使精气不会乘空隙外泄。当针下得气时，迅速出针，要立即出针，但要在病人吸气时出针，即气入针出，使针下所得的热气不能内还，出针后立即按闭针孔，以保存精气。针刺候气时，要有耐心，一定要等到针下得气，并且气已充盛时，才可出针，这样既能保证已到来的气不散失，还能使远处没有到达的气可以到来，这就是补法。

黄帝说：您说虚证和实证共有十种，都发生在五藏，但五藏只有五条经脉，而十二经脉却都能发病，现在您只说了五藏的病症。十二经脉都联络三百六十五节，节有病时一定牵扯经脉，经脉发生的疾病，又都存在虚证和实证，这些虚证和实证，是如何跟五藏的虚实证相结合的呢?

岐伯说：五藏和六腑互为表里，而其经络和肢节分别会发生虚证和实证，应根据病变所在的位置和病情的虚实变化，进行适当的调理治疗。如果脉有病，就调治于血；血有病，就调治络脉；气分有病，就调治卫气；肌肉有病，就调治分肉间；筋有病，就调治于筋；骨有病，就调治于骨；筋有病时，还可以用燔针劫刺法治疗，针刺此病所在之处和筋脉挛急之处；骨有病，还可以用燔针和药烫法治疗；没有疼痛感的疾病，可以针刺阳跷阴跷二脉；有疼痛感，但九候之脉没有出现病象的，则用缪刺法治疗。左侧疼痛，而右脉有病象的，就用巨刺法治疗。总之，必须仔细审察九候的脉象，根据病情用针刺治疗。只有这样，用针刺调治虚实的方法才算齐备。

缪刺论篇第六十三

黄帝问：我听说有一种缪刺法，但不知道它的意义，到底什么是“缪刺”呢？

岐伯说：病邪侵袭人体时，必先侵入皮毛；如果邪气滞留不去，就侵入孙脉，再滞留不去，就侵入络脉，仍然滞留不去的，就侵入经脉，并向内牵连五脏，流转分散到肠胃里，这时外表和内里都受到了邪气侵犯，五脏就会受到损伤。这是邪气先从皮毛侵入，最终影响到五脏顺序。这类疾病，需要治疗经穴。如果邪气从皮毛侵入，进入孙脉、络脉后滞留不去，因为络脉闭塞不通，邪气不能侵入经脉，就会充溢于大络中，引发异常病变。邪气侵入大络后，在左边的会流窜到右边，在右边的会流窜到左边，或者上下流窜，或者左右流窜，与经脉相关联，而布散到四肢。邪气的流窜并不固定，也不进入经脉的腧穴，所以邪气在右而病证出现于左，邪气在左而病证出现于右，一定要按照右侧痛刺左侧，左侧痛刺右侧的原则，才能刺中病邪，这就是缪刺法。

黄帝道：我想听您讲述一下缪刺发左侧有病刺右侧、右侧有病刺左侧是何道理？另外，它和巨刺法有何区别？

岐伯说：邪气侵犯经脉时，左侧邪气旺盛，右侧就会发病；右侧邪气旺盛，左侧就会发病；但有时左右也互相变化转移，如果左侧疼痛还没好，右侧就已经发病，就必须用巨刺法治疗。巨刺法一定要在邪气侵犯经脉时运用，如果邪气停留在脉络，一定不可巨刺，因为它不是络脉的病变。因为络脉病的疼痛部位与经脉疼痛的部位不同，所以叫做缪刺。

黄帝说：我想听您说说如何施行缪刺？如何用此法治病？

岐伯说：邪气侵入足少阴经的络脉，使人突然心痛、腹胀、胸胁部胀满但并无积聚，应针刺然谷穴放血，大概一顿饭的时间，病情就可以缓解；如果这样以后疾病还没有好转，就要按照左病刺右侧的穴位，右病刺左侧的穴位的原则。近期发生的病，针刺五天即可痊愈。

邪气侵入手少阳经的络脉，使人咽喉疼痛、舌头卷曲、口干心烦、手臂外侧疼痛、手不能上举到头的，应针刺手小指旁的次指指甲上方、离指甲如韭叶宽处的关冲穴，左右各刺一次。如果病人是青壮年人，疾病立即就会好转，如果是老年人，片刻后也会好转。左病刺右边，右病刺左边。假如是近期发生的疾病，数天即可痊愈。

邪气侵入足厥阴肝经的络脉，使人突发疝气，极度疼痛的，可针刺足大趾趾甲与皮肉相接处的大敦穴，左右各刺一针。如果是男子，病情会立即好转；如果是女子，稍等片刻后，病情也会好转。左病刺右边，右病刺左边。

邪气侵入足太阳经的络脉，使人头、项、肩部疼痛的，可针刺足小趾趾甲与皮肉相接的至阴穴，左右各刺一针，则病情立即好转。如果这样以后仍不见好转，可刺外踝下的金门穴三针，大概一顿饭的时间后疾病就会得到缓解。左病刺右边，右病刺左边。

邪气侵入手阳明经的络脉，使人出现胸中气满、喘息而心下积气、胸中发热的症状，可针刺手大指侧的次指指甲上方，距离指甲如韭叶宽处的商阳穴，左右各刺一针。左病刺右边，右病刺左边。大概一顿饭的时间后，病就可以痊愈。

邪气侵入手厥阴经的脉络，使人出现臂掌间疼痛，不能弯曲的症状，应针刺手腕关节后。先用手指按压，找到疼痛的地方，然后进针。要依据月亮的盈亏变化来决定针刺的次数，比如月亮新生时，初一刺一针，初二刺二针，逐日增加一针，直到十五日增加到十五针，十六日又减到十四针，逐日减少一针。

邪气侵入足部的阳蹻脉，使人眼睛疼痛，从内眼角开始，应针刺外踝下约半寸后的申脉穴，左右各刺两针。左病刺右边，右病刺左边。大约经过人走十里路的工夫，疾病就会痊愈。

人由于堕坠跌伤，淤血停留体内，就会出现腹部胀满，大小便不利的症状。治疗时，首先服用通利大小、活血祛淤的药物。这是因为坠跌时，上面损伤了厥阴经脉，下面损伤了少阴经的络脉。针刺时，取足内踝以下、然骨之前的血脉，刺出其血，再刺足背上动脉处的冲阳穴。如果疾病不见好转，再刺足大趾三毛处的大敦穴各一针，出血后疾病很快就会好转。左病刺右边，右病刺左边。如果出现悲伤或惊恐不安的现象，用以上方法缪刺。

邪气侵入手阳明经的络脉，使人耳聋，并出现间歇性失听觉现象的，应针刺手大指旁的次指指甲上方，距离指甲如韭叶宽处的商阳穴，左右各一针，立刻就可以恢复听觉。如果没有好转，再刺中指指甲与皮肉相接处的中冲穴，立即就能听到声音。如果这时是仍不能听见声音，就不可用针刺治疗了。为耳中鸣响像是有风声的病人治疗时，也可采取上述的方法。左病刺右边，右病刺左边。

凡是痹证的疼痛流窜，没有固定部位的，应针刺疼痛处的分肉部分，并根据月亮的盈亏变化来确定针刺的次数。所以要用针刺治疗的疾病，都要随着人体在月周期中气血的虚实盛衰情况来确定用针的次数，如果用针次数超过与其相应的日数，就会使人体正气耗散，如果达不到相应的日数，就不能泻除邪气。左病刺右边，右则刺左边。病痊愈了，就不要再刺了；若还没有痊愈，就按照上述的方法再刺。月亮新生时，初一刺一针，初二刺二针，以后逐日增加一针，直到十五日增加到十五针，十六日又减为十四针，以后逐日减少一针。

邪气侵入足阳明胃经的络脉，使人出现鼻流清涕或血、上齿寒冷的症状，应针刺足中趾侧的次趾趾甲上方与皮肉连接处的厉兑穴，左右各刺一针。左病刺右边，右病刺左边。

邪气侵入足少阳胆经的络脉，使人出现胁部疼痛、呼吸不畅、咳嗽出汗的症状，应针刺足小趾旁的次趾趾甲与肉连接处的窍阴穴，左右各刺一次，这样呼吸不畅的症状立即就能得到缓解，出汗症状也会很快停止，如果还有咳嗽，要注意保暖，不要进食寒冷食物，这样一天之后疾病就能痊愈。左病刺右，右病刺左，疾病就会立即痊愈。如果不能痊愈，就按照上述办法再进行针刺。

邪气侵入足少阴经的络脉，使人出现咽喉疼痛、不能进食、无端发怒、气上逆至贲门之上的症状，应针刺足心的涌泉穴，左右各刺三针，共六针，病就会立即痊愈。左病刺右边，右病刺左边。如果咽喉肿痛，不能咽下唾液，甚至不能吐出唾液，应针刺然谷前面的然骨穴，使它出血，则病能痊愈。左病刺右边，右病刺左边。

邪气侵入足太阴经的络脉，使人出现腰部疼痛牵引到少腹部疼痛，甚至牵引到季胁下面，不能挺身呼吸的症状，应针刺腰尻部骨缝中，脊椎两旁肌肉下的下髎穴，这是腰部的腧穴，并根据月亮的盈亏变化来决定针刺次数，出针后疾病就能好。左病刺右边，右病刺左边。

邪气侵入足太阳经的络脉，使人背部拘急、牵引到胁肋部疼痛的，针刺时应从颈后数着脊椎，循脊骨两旁往下按压，突然按到病人感到疼痛的部位，针刺脊骨旁三针，就会痊愈。

邪气侵入足少阳经的络脉，使人环跳部疼痛、大腿不能举动的，应用极细的毫针刺环跳穴。寒邪重的要长时间留针，根据月亮的圆缺变化决定针刺的次数，这样疾病就会立即痊愈。

用针刺之法治疗各经脉的疾病时，如果所刺部位并不感到疼痛，说明病变发生在脉络上，这时就要用缪刺法刺络脉。治疗耳聋，应针刺手阳明经的商阳穴，如果刺后部愈，应再刺手阳明经走向耳前的听宫穴。治疗蛀牙，应针刺手阳明经的商阳穴，如果刺后不愈，应再刺手阳明经入向齿中的经络，病即可痊愈。

邪气侵入到五脏之间，症状是经脉牵引作痛，时而疼痛时而停歇，这时应看准病脉，缪刺其手足爪甲上上的穴位，再刺有血郁结的络脉放血，隔日刺一次，一次不愈，连刺五次病即可痊愈。

手阳明经脉有病而邪气缪传牵引上齿，发生唇齿寒痛症状，应观察病人手背上的络脉有淤血之处，刺之出血，再在足阳明中趾趾甲上的内庭穴和手大指侧的次指指甲上的商阳穴上，各刺一针，病即可痊愈。左病刺右边，右病刺左边。

再说邪气侵犯手少阴、手太阴、足少阴、足太阴和足阳明的络脉。这五经的络脉都汇合于耳中，并上绕至左耳上面的额角，假如邪气的侵袭致使这五络真气衰败，就会使人全身经脉抽动，形体失去知觉，如同死尸一般，有人把这种病症称为尸厥。

治疗时，应针刺足大趾内侧指甲旁、距离趾甲如韭叶宽处的隐白穴，然后刺足心的涌泉穴，再刺足中趾趾甲上的厉兑穴，各刺一针；然后再刺手大指内侧、距离指甲如韭叶宽处的少商穴，以及手少阴经在手掌后锐骨端的神门穴，各刺一针，这样病人立即就能恢复知觉。如果仍然不好转，就用竹管吹病人的两耳，并剃下病人左边头角上约一方寸长的头发，烧成灰末，用好酒一杯冲服。如病人因不省人事而不能饮服，就为其灌下，很快就可清醒。

凡是刺治的方法，首先要根据发病的经脉，切按推寻，诊察虚实，再进行调治。如果经络不调，就先用经刺的方法；如果有病痛，但是经脉没病，就用缪刺法，并且要看看皮肤上有没有淤血的络脉，如果有应全部把淤血刺出。以上就是缪刺的方法。

四时刺逆从论篇第六十四

厥阴之气过于亢盛，会引发阴痹；不足，会引发热痹；气血运行过于滑利，会引发狐疝风；气血运行涩滞，会引发少腹积气。

少阴之气过于亢盛，会引发皮痹和隐疹；不足，会引发肺痹；气血运行过于滑利，会引发风疝；气血运行涩滞，会引发积聚和尿血。

太阴之气过于亢盛，会引发肉痹和寒中；不足，会引发脾痹；气血运行过于滑利，会引发脾风疝；气血运行涩滞，会引发积聚，且使人心腹常常胀满。

阳明之气过于亢盛，会引发脉痹，身体时而发热；不足，会引发心痹；气血运行过于滑利，会引发心风疝；气血运行涩滞，会引发积聚，且使人时常时恐惧。

太阳之气过于亢盛，会引发骨痹和身重；不足，会引发肾痹；气血运行过于滑利，会引发肾风疝；气血运行涩滞，会引发积聚，且使人时常发生头部疾病。

少阳之气过于亢盛，会引发筋痹和胁肋满闷；不足，会引发肝痹；气血运行过于滑利，会引发肝风疝；气血运行涩滞，会引发积聚，且时常筋脉拘急失柔、眼睛疼痛等症。

所以春天人的气血盛于经脉，夏天人的气血盛于孙络，长夏人的气血盛于肌肉，秋天人的气血盛于皮肤，冬天人的气血盛于骨髓中。

黄帝说：我愿听您讲述一下其中的其中的道理。

岐伯说：春天，天之阳气开始生发，地之阴气开始消减，冬季的冰冻消融，冻水流通行而河道畅通，所以，与此相应的人体之气也随之汇聚于经脉。

夏天，经脉气满充盛，散溢于孙络中，孙络得到了气血的滋养，皮肤也就充实了。长夏，经脉与络脉都很满盛，能够充分地润泽肌肉。

秋天，阳气开始收敛，人身的腠理也随之关闭，皮肤也随之紧缩。

冬天，万物闭藏，人身的血气也相应收藏于内，附着于骨髓，贯通于五脏。

所以，邪气常常随着人体四时气血的变化而侵袭人体。至于它们的具体变化，那是难以揣度的。但是在治疗方面，所有的疾病都必须顺应四时经气的变化情况进行治疗。及时消除了内侵的邪气，气血就不会发生逆乱。

黄帝问：如果针刺违反四时，从而导致气血逆乱，会怎么样？

岐伯说：春季刺络脉，会使血气向外散溢，使人少气无力；春季刺肌肉，就会使血气循环逆乱，使人上气咳喘；春季刺筋骨，就会使血气留滞于内，使人腹胀。

夏季刺经脉，就会使血气衰败，使人疲倦懈怠；夏季刺肌肉，就会使血气衰弱于内，使人易惊恐；夏季刺筋骨，会使血气上逆，使人易怒。

秋季刺经脉，就会使血气上逆，人则表现为使人健忘；秋季刺络脉，虽然人体气血正直内敛，但是却能向外运行，使人阳气不足，好卧慵懒；秋季刺筋骨，会使人体血气耗散于内，使人战栗。

冬季刺经脉，就会使血气衰竭，视物不清；冬季刺络脉，就会使内敛真气向外散泄，人体内血行涩滞而形成“大痹”；冬季刺肌肉，就会使在外的阳气竭绝，使人健忘。

上述这几种刺法，都是因为严重违背了四时的变化规律，而导致疾病发生。所以刺时，须遵循四时的变化，否则就会使血气逆乱，造成人体生理功能紊乱，发生疾病。因此，针刺不懂得四时经气的虚实盛衰和发病原理，违背四时变化，就会导致正气在体内逆乱，邪气和精气集结聚合。因此在诊断时，必须认真审察三部九候之脉，这样进行针刺，正气就不会逆乱，真气也不会受邪气的搏击。

黄帝说：说得太好了！

针刺误刺了五脏的情况是：误刺心脏，一天后就会死亡，症状为多叹气；误刺肝脏时，五天后就会死亡，症状为话多；误刺肺脏时，三天后就会死亡，症状为咳嗽；误刺肾脏时，六天后就会死亡，症状为打喷嚏和哈欠；误刺脾脏时，十天后就会死亡，症状为频繁吞咽。总，刺伤了人的五脏，必然会致人死亡，其症状因其所刺伤的脏器不同而有所不同。因此可以预测死亡的时间。

标本病传论篇第六十五

黄帝问：疾病有标、本之分，刺法有逆、从之别，是什么意思？

岐伯说：一切针刺都必须遵循这样的准则，必须辨别疾病的阴阳属性，联系并分析疾病的前后发展变化，然后恰当地选择逆法、从法，并根据病情灵活地处理治标治本的先后顺序。所以说，病在标时就治标，病在本时就治本，有的病在本却治标，有的病在标却治本。在疗效上，有的治标能见效，有的治本能见效，有的逆治能成功，有的从治能成功。因此，只有掌握了逆治和从治的原则，才能进行正确的治疗，而不会困惑；掌握了疾病的标和本的主次先后、轻重缓急，治疗时就能万举万当；如果不能掌握疾病的标本关系，就是随意行事。

阴阳、逆从、标本作为一种原则，可以使人们对疾病的认识由小到大，从某一点出发，就可以了解各种疾病的利害处；由少推多，由浅到博，从一种疾病推知各种疾病。从浅便能知深，察近便能知远。但是，标本的道理讲起来容易，用起来难。

对于病邪，迎其势而泻的方法是“逆”，顺其势而补得方法是“从”。先得病，后出现气血逆乱的，先治本；先气血逆乱，后生发病的，先治本。先受寒邪，后生病的，先治本；先有病，后生寒的，先治本。先发热，后生病的，先治本；先发热，后生脘腹胀满的，先治标。先有病，后发生泄泻的，先治本；先有泄泻，后发病的，先治本。必须先把泄泻调治好，才能再治别的病。先得病，后生脘腹胀满的，先治标；先患脘腹胀满，后出现心中烦闷症状的，先治本。自然界的邪气伤及人体时，与人体六经之气相合，就是同气；与六经之气不相合，就是客气。如果出现大小便不利的情况，应先通利大小便，治其标病；然后再治其本病。

疾病发作，表现为正气有余的，就用“本而标之”的原则治疗，即先祛邪气，治疗本病，然后调理气血，使其恢复生理功能后，再治疗标病；疾病发作，表现为正气不足的，就用“标而本之”的原则治疗，即先守护正气，防止正气虚竭，治疗标病，然后再祛除邪气治疗本病。

总之，一定要审慎地观察疾病的轻重缓急情况，以及在疾病缓解期和发作期中标本的变化情况，用心调理；病情较轻的，处于缓解期的，可以标本同治；病情较重的，或正发作的，应当采用单一治本或单一治标的方法治疗。另外，如果先有大小便不利，后发生其他疾病的，应当先治疗本病。

关于疾病的转移、演变：心病最先出现的症状是心痛，一天后，疾病就会传到肺，引发咳嗽；再过三天，疾病就会传到肝，引发胁肋部胀痛；再过五天，疾病就会传入脾，出现大便不通，身体疼痛沉重的症状；再过三天还没有痊愈，就要死亡。如果在冬季，会在半夜死亡；如果在夏季，会在中午死亡。

肺病最先出现的症状是咳喘，三天后，疾病就会传于肝，出现胁肋部胀满疼痛；再过一天病邪传于脾，就会出现身体沉重疼痛的症状；再过五天，病邪就会传于胃，引发腹部胀满；再过十天疾病还未痊愈，病人就会死亡。如果在冬季，会在日落时死亡；如果在夏季，会在日出时死亡。

肝病最先出现的症状是头晕目眩、胁肋胀满，三天后，病邪就会传于脾，出现身体沉重疼痛的症状；再过五天，病邪就会传于胃，引发腹胀；再过三天，病邪就会传于肾，产生腰脊、少腹胀痛、腿胫酸软的症状；如果再过三天疾病还未痊愈，就会死亡。如果在冬季，会在日落时死亡；如果在夏季，会在早饭时死亡。

脾病最先出现的症状是身体疼痛沉重；一天后，病邪就会传于胃，引发腹胀；再过两天，病邪就会传于肾，发生少腹腰脊疼痛、腿胫酸软；再过三天，病邪就会传入膀胱，引发背脊筋骨疼痛、小便不通的症状；再过十天疾病还未痊愈，就会死亡。如果在冬季，会在申时之后死亡；如果在夏季，会在寅时之后死亡。

肾病最先出现的症状是少腹腰脊疼痛、腿胫酸软，三天后，病邪就会传于膀胱，出现背脊筋骨疼痛、小便不通；再过三天就会传入胃，引发腹胀；再过三天，病邪就会传于肝，引发两胁疼痛；再过三天疾病还未痊愈，就会死亡。如果在冬季，会在天亮时死亡；如果在夏季，会在傍晚时死亡。

胃病最先出现的症状是心腹部胀满，五天后，病邪就会传于肾，引发少腹腰脊疼痛、腿胫酸软；再过三天，病就会传于膀胱，出现背脊筋骨疼痛、小便不通；再过五天，病邪就会传于脾，出现身体沉重的现象；再过六天疾病还未痊愈，就会死亡。如果在冬季，会在半夜以后死亡；如果在夏季，会在午后死亡。

膀胱最先出现的症状是小便不通，五天后病邪就会传于肾，引发少腹胀满、腰脊疼痛、腿胫酸软；再过一天，病邪就会传入胃，引发腹胀；再过一天，病邪就会传于脾，出现身体疼痛的状况；再过两天疾病还未痊愈，就会死亡。如果在冬季，会在半夜以后死亡；如果在夏季，会在下午死亡。

各类疾病就是这样按次序转移、演变的。像上述次序相传的，就都有一定的死期，不可以用针刺治疗。但如果疾病是间脏相传的，就不会继续转移，即使已经转移了三脏、四脏，还是可以用针刺治疗。

天元纪大论篇第六十六

黄帝问：天有木、火、土、金、水五行统御东、西、南、北、中五个地理方位，从而产生寒、暑、燥、湿、风五种气候变化；人有肝、心、脾、肺、肾五藏，因此产生了喜、怒、思、忧、恐五种情志变化。经论所谓五运递相沿袭，各有其主治的季节时令，到了一年终结之时，又重新开始新一轮的沿袭，这些我都已经了解了。希望听您说说五运和三阴三阳这六气是如何结合的？

鬼臾区俯首拜了拜，回答说：您的提问很高明啊！五运和三阴三阳都是自然界变化的规律，是万事万物的总纲，是事物发展变化的基础和生长毁灭的根本，也是宇宙间奥妙无穷变化的根源，难道可以不通晓它们吗？事物的开始发生叫“化”，发展到极致叫“变”，玄妙莫测的阴阳变化叫“神”，能掌握和运用这种无穷变化原则的人，就是“圣”。

阴阳变化的作用体现在宇宙空间，就是深远玄妙；在人，就是对自然规律的认识；在地，就是万物的生长变化。万物能生长变化，就能产生五味，人能了解自然规律，就会产生智慧；而在深远的宇宙空间，这种规律能产生无穷无尽的变化。神化的作用表现在，在天成为风，在地成为木；在天成为热，在地成为火；在天成为湿，在地成为土；在天成为燥，在地成为金；在天成为寒，在地成为水。所以在天表现为无形的风、热、湿、燥、寒五气，在地表现为有形的木、火、土、金、水五行，形和气相互感应，就能产生变化，化生出万事万物。

天覆盖在上面，地承载在下面，所以天和地分别置于万物的上和下；阳气升于左，阴气降于右，所以左右为阴阳升降的路径；水属阴，火属阳，水火是阴阳的象征；万物发生于春属木，成熟于秋属金，所以金木是生长和成熟的起点和终点。阴阳之气不是固定不变的，它有多少的变化，有形质的物体在发展过程中也有旺盛和衰老的区别，在上的气和在下的形质互相感应，所以事物太过和不足的情况就能显露出来。

黄帝说：我想听您说说五运分主四时的情况是怎样的？

鬼臾区说：五运各主一年，不是仅仅主四时。

黄帝说：我想听您说说其中的道理。

鬼臾区说：我考查《太始天元册》很久了，其中说：广阔无垠的天空，是宇宙升化孕育万物的根本，是万物生长的开始，五运行于天道，周而复始，布施天地间的真元之气，是统率万物生长的本源。九星悬挂在天空，七曜按周天的度数环周旋转，所以万物有阴阳的不断变化，有刚柔的不同性质，幽暗和显明按一定的位次出现，气候的寒冷和暑热也能按一定的次序往来，这些生化不息的机理，变化无穷的道理，宇宙万物的不同形象，都会显现出来。臣自祖传习至今，研究这些理论已有十代了。

黄帝说：说得好。气有多少、形有盛衰是指什么？

鬼臾区说：阴气和阳气各有多少的区别，厥阴为一阴，少阴为二阴，太阴为三阴，少阳为一阳，阳明为二阳，太阳为三阳，所以叫做三阴三阳。形有盛衰是指五行所主的运气，各有太过和不及的区别。比如太过的阳年过后，随之而来的是不及的阴年，这是有余往而不足来；不及的阴年过后，随之而来的就是太过的阳年，这就是不足往而有余来。只要明白了迎之而来的是什么气，紧随而来的是什么气，就可以预测出一年中运气的盛衰情况。如果岁运之气和司天之气五行属相相符合，就是“天符”之年，如果岁运之气和岁支之气的五行属性相同，就是“岁直”之年；如果岁运之气和司天之气以及岁支之气的五行属性都相符合，就是“三合”之年。

黄帝说：天气和地气互相感应是怎么回事？

鬼臾区说：寒、暑、燥、湿、风、火是天的阴阳，三阴三阳在上与之相应。木、火、土、金、水是地的阴阳，生长化收藏在下与之相应。上半年由天气主管，春和夏是天之阴阳，分别主管生和长；下半年由地气主管，秋和冬是地之阴阳，分别主管肃杀和收藏。天气有阴阳，地气也有阴阳。因此说：阳中有阴，阴中有阳。所以要想了解天地阴阳的变化，就要了解五行应于天干而成为五运，运动不息，五年是一个周期，自东向西，运转一次；六气应于地支，分为三阴三阳，它们的运行较慢，各守其位，六年循环一周。因为动和静互相感应，天气和地气互相作用，阴气和阳气互相交错，运气的变化就由此发生了。

黄帝说：天干地支上下相合，形成周和纪，有没有定数？

鬼臾区说：六气是司天之气，以六为节；五运是司地之气，以五为周期。六气六年循环一周，谓之一备；五运五年循环一周，谓之一周。君火主宰神明，只有相火主运，所以运只有五，气有六。六气和五运互相结合，七百二十气，谓之一纪，共三十年；一千四百四十气，共六十年，为一周。在这六十年中，六气和五运的太过和不及都会显现出来。

黄帝说：您所讲的上终尽天气，下穷究地理，已经很详尽了。我想把这些内容保存下来，上用来治疗百姓的疾苦，下用来调养自己的身体，并且使百姓知晓这些道理，从而使上下和睦，德泽广为传播，还能流传给子孙后世，使他们无忧无虑，并且永远流传，没有终止，您还能再讲讲吗？

鬼臾区说：气运结合的道理，可以说是很微妙的。它的变化，其未来是可察见的，其以往是可寻求的。重视这些规律，就能繁荣昌盛；忽视这些规律，就要受到损伤或者死亡。违背了这些规律，只按个人的意志去行事，必然要遭受天灾。现在请让我根据自然规律讲述一下其中的要旨吧。

黄帝说：凡是善于谈论事情的起因，也一定能领会事情的结果；善于谈论近的，也必然能知道远的。这样，极尽五运六气的理论而不被迷惑，就是所谓的明达了。请您把这些道理进一步演绎，使其更具条理，简明而不缺略，并能久传不绝，容易掌握而不能忘记，而且要有纲目。我希望您能详细地讲一讲。

鬼臾区说：您说的道理很明了，提的问题也很高明！这就如同鼓槌敲击在鼓上有声相应，又好像发出声音立即听到回音一样。我听说凡是甲年和己年都由土运主管，乙年和庚年都由金运主管，丙年和辛年都由水运主管，丁年和壬年都由木运主管，戊年和癸年都由火运主管。

黄帝说：六气是怎么和三阴三阳相合的呢？

鬼臾区说：子年和午年是少阴司天，丑年和未年是太阴司天，寅年和申年是少阳司天，卯年和酉年是阳明司天，辰年和酉是太阴司天，巳年和亥年是厥阴司天。地支十二，子时开始，亥是中终结，子是少阴司天，亥是厥阴司天，所以按此顺序，少阴是开端，厥阴是终结。厥阴司天时，风气主令；少阴司天时，热气主令；太阴司天时，湿气主令；少阳司天时，相火主令；阳明司天时，燥气主令；太阳司天时，寒气主令。这就是三阴三阳的本元，所以称为六元。

黄帝说：您的论述博大精深，很高明啊！我要把它刻在玉版上，藏在金匮里，命名为《天元纪》。

五运行大论篇第六十七

黄帝坐在明堂里，开始订正自然规律，观察八方的地理形势，考校五行之气运行的道理，于是向天师岐伯问道：从前的医学论著中曾经说过，天地的动静变化，是以自然界规律为纲纪的；阴阳的升降，是以寒暑的更迭来显现出征兆的。我也听您讲过五运变化的规律，您所讲的仅是五运之气分别主岁。关于六十甲子，从甲年开始定运的问题，我又与鬼叟区进行了一番讨论，鬼臾区说土运统管甲已年，金运统管已庚年，水运统管丙辛年，木运统管丁壬年，火运统管戊癸年。子午年是少阴司天，丑未年是太阴司天，申寅年是少阳司天，卯酉年是阳明司天，辰戌年是太阳司天，巳亥年是厥阴司天，这些内容跟从前所说的阴阳之例不相符合，是什么原因呢？

岐伯说：这个道理是很明显的，这里指的是天地间五运六气的阴阳变化规律。

关于阴阳之数，能数得清的，就是人体的阴阳之数，所以人体与天地相合的阴阳之数，也可以通过计算得知。人体的阴阳之数，可以用类推的方法，从十推算到百，从千推算到万，但是天地的阴阳之数，则不能用计数的方法类推，只能通过观察自然现象及其变化来推知。

黄帝说：我想听您说说运气的理论是如何创立的。

岐伯说：您的提问很高明啊！我曾阅读过《太始天元册》，据记载，古人测天时，看见赤色的天气横亘在牛、女二宿和西北方的戊分之间；黄色的天气横亘在经过心、尾二宿和东南方的己分之间；青色的天气横亘在危、室二宿和柳、鬼二宿之间；白色的天气横亘在张、翼二宿和娄、胃二宿之间。所谓戊分，是指奎、壁二宿所在的方位；己分，是指角、轸二宿所在的方位。奎、壁正当秋分时，日渐短，气渐寒；角、轸正当春分时，日渐长，气渐暖，所以是天地阴阳变化的门户。

这是推演时令的第一步，也是自然规律的所在，不可不知。

黄帝说：好。《天元纪大论》中曾论述道：天地是万物的上下，左右是阴阳的道路。我不明白这是什么意思？

岐伯说：上下，指的是该年的司天、在泉位置上的阴阳。左右，指的是司天之气的左右间气。如果厥阴司天，左间为少阴，右间是太阳；如果少阴司天，左间是太阴，右间是厥阴；如果太阴司天，左间是少阳，右间是少阴；如果少阳司天，左间是阳明，右间是太阴；如果阳明司天之年，左间是太阳，右间是少阳；如果太阳司天，左间是厥阴，右间是阳明。所谓面向北方来确定阴阳的位置，说的就是阴阳在司天位置上的各种显现。

黄帝问：什么是在泉?

岐伯回答说，厥阴司天，少阳在泉，左间气为阳明，右间气为太阴；少阴司天，阳明在泉，左间气为太阳，右间气为少阳；太阴司天，太阳在泉，左间气为厥阴，右间气为阳明；少阳司天，厥阴在泉，左间气为少阴，右间气为太阳；阳明司天，少阴在泉，左间气为太阴，左间气为厥阴；太阳司天，太阴在泉，左间气为少阳，右间气为少阴。这就是所说的面对南方而确定在泉之气及左右间气的位置。

上下之气相交，客气主气相加临，如果客气、主气相生就和平无病，如果客气、主气相克，就会产生疾病。

黄帝问：如果客气、主气相得时，人生了病，是什么缘故?

岐伯说：气相得指的是客气生主气，如果主气生客气，那么上下颠倒，下位加临于上位，是不当其位，所以会生病。

黄帝问：司天、在泉运转的动静状态如何？。

岐伯说：司天之气在上，自东向西，向右运行；在泉之气在下，自东向西，向左运行。左行和右行一周就是一年，经过周天三百六十五度余四分之一度后，又回归到原来的位置。

黄帝说：我听鬼臾区说与地相应的气是静止不动的，现在您却说与地相应的气向左运行，这是为什么呢？我不明白其中的道理，希望听您讲解一下。

岐伯说：天地动静变化，五行的递迁和往复是很复杂的，即虽然鬼臾区达到了上等的境界，也不能完全阐明。

关于天地变化的作用，在天显示为日月二十八宿等星象，在地显示为万物的形态。日月五星循行在太空之中，五行附着在大地上。所以说大地承载着各种有形的物质，天空分布着凝聚天之精气的星象。大地上有形的物质与天上精气的关系，犹如植物的根与枝叶的关系，虽然距离很遥远，但通过观察物象，还是可以认识的。

黄帝问：大地是在下面吗？

岐伯说：大地在人的下面，太虚的中间。

黄帝说：它是凭借什么力量存在于太空中间的呢？

岐伯说：其太虚的大气托浮着它（大气中包含风、寒、暑、湿、燥、火六气）。燥气使它干燥，暑气使它蒸发，风气使它动荡运动，湿气使它润泽，寒气使它坚实，火气使它温暖。所以风寒在下，燥热在上，湿气在中，火气游行在中间，一年之内，六气下临于大地，正是因为大地受到六气的影响才能化生万物。所以燥气太时，大地就干燥；暑气太过，大地就炙热；风气太过，大地就动荡；湿气太过，大地就泥泞；寒气太过，大地就开裂；火气太过，大地就坚固。

黄帝问：司天、在泉之气对人的影响，如何从脉象上诊察呢？

岐伯说：司天、在泉之气，胜气和复气的发生，都不会在脉象上面表现。《脉法》上说：司天、在泉之气的变化，无法从脉象上诊察出来，说的就是这个道理。

黄帝问：左右间气，如何从脉搏上诊察？

岐伯说：可以根据每年间气应于左右手的脉象测知。

黄帝问：怎样测知呢？

岐伯说：脉气与岁气相应，体气就平和；脉气与岁气相背，就会生病，脉象不在其相应的部位，而见于其他部位，就要生病；左右手脉气互移其位的，也要生病；在相应之脉的位置反见于其相克的脉象时，病情严重；两手尺脉和寸脉都相反的，就要死亡；左右手脉交替出现的，也是死脉。一定要先确定当年的司天和在泉，以便推算其岁气和左右间气应出现的位置，然后才能测知人的生死预后和疾病的逆顺情况。

黄帝说：寒、暑、燥、湿、风、火六气，是怎样与人体相应和的？对于万物的生化，有什么作用？

岐伯说：六气的变化，在天为玄冥之象，在儿女为适应变化之道，在地为生养之化。地有生化，能化生五味；人掌握了事物的变化规律，就能产生智慧；宇宙玄妙深远，能生成变化莫测的神，变化生成万物的气机。

东方应春而生风，春风能使木类生发，木类产生酸味，酸味能够充养肝脏，肝能营养筋膜，而由于筋生于肝，肝属木，木能生火，所以筋又能养心。

玄妙莫测的神的具体表现为：在天为风，在地为木，在人体为筋，在气为柔和，在五脏为肝。

它的性质为温暖，德行为平和，功用为运动，其色为青，变化时荣美，在动物中属于兽类，作用是发散，气候特点为宣布阳和，异常变动为易被摧折，危害为陨坠，在五味为酸，在五志为怒。怒能伤肝，悲哀可克制怒气；风气能损害肝，燥气能克制风气；酸味能伤筋，辛味能克制酸味。

南方应于长夏而炎热，热气旺盛则生火，火能生苦味，苦味能养心，心能生血，心血和调则能充养脾脏。

玄妙莫测的神的具体表现是：在天为热，在地为火，在人体为脉，在气为氧气生长，在五脏为心。

它的性质是暑热，德行时显明，功用是躁动，颜色是赤，生物特点是繁荣，在动物表中为鸟类，作用是显明，气候特点是热盛，异常变动为炎热烧灼，危害表现为燔灼焚烧，在五味为苦，在情志为喜。喜能伤心，恐惧克制喜气；热能伤人，寒能克制热气；苦味伤气，咸味克制苦味。

中央应长夏而化生湿气，湿能生土，土产生甘味，甘味入脾，能充养脾脏，脾长养肌肉，长养肌肉的精气能营养肺脏。

玄妙莫测的神的具体表现是：在天为湿，在地为土，在人体为肌肉，在气为物体充盈，在五脏为脾。

它的性质是安静，德性濡养润泽，功用为化生万物，颜色是黄，化生为万物充盛丰满，在动物中为倮虫一类，特性为安静，气候特点是布化云雨，异常变动是长久下雨，危害是湿雨土崩，在五味为甘，在情志为思。思能伤脾，怒能克制思虑；湿能伤害肌肉，风能克制湿气；甘味能伤脾，酸味能克制甘味。

西方应秋而产生燥气，燥能生金，金能生辛味，辛入肺而能充养肺脏，肺能营养皮毛，营养皮毛的精气又能充养肾脏。

玄妙莫测的神的具体表现是：在天为燥气，在地为金，在人体为皮毛，在气是促使万物成熟，在五脏为肺。

它的性质是清凉，德行是洁净，功能是固密，颜色是白，生化为收敛，在动物中属于介虫一类，其作用为肃杀坚劲，气候特点为雾露下降，异常变动为严酷摧折，危害为青干而凋谢，在五味为辛，在情志为忧。忧能伤肺，喜能克制忧；热能伤害皮毛，寒能克制热；辛味伤皮毛，苦味能克制辛味。

北方应冬而产生寒气，寒能生水，水能产生咸味味，咸味入肾营养肾脏，肾精能滋生骨髓，营养骨髓的精气能充养肝脏。

玄妙莫测的神的具体表现为：在天为寒气，在地为水，在人体为应骨，在气为使物体坚实，在五脏为肾。

它的性质是严寒凛冽，德行是寒冷，功能为贮藏，颜色是黑，生化为整肃，在动物中属于鳞虫一类，特点为平静，气候为霰雪，异常变动为结冻气寒，危害为降下冰雹，在五味为咸，在情志为恐。恐能伤肾，思虑克制恐惧；寒能伤害血，燥能克制寒气；咸味能损伤血，甘味能克制咸味。

五方之气是更替着主宰时令的，各有先后次序，不在其相应的季节主宰时令，就是邪气；在其相应的季节主宰时令，就是正气。

黄帝说：邪气致病会发生什么变化？

岐伯说：气与主时的方位相合，病情就轻微；气与主时的方位不相合，病情就严重。

黄帝说：五气是如何主岁的？

岐伯说：气有余，就能克制它所能克制的气，反侮克制它的气；气不足，克制它的气就会趁机欺侮它，本来受它克制的气也会侵犯反侮。但是再本气有余而进行欺侮，或乘别气之不足而进行欺侮的，都经常会受到邪气的侵袭，因为它在无所顾忌地欺凌别气时，会使自身空虚，缺少防御能力。

黄帝说：说得好！

六微旨大论篇第六十八

黄帝问：天地间的变化规律非常深远啊！犹如仰望空中的浮云，又好像俯视深渊。但是深渊虽深，也能推测其深度，仰望浮云却不能知道它的边际。先生多次谈到，要小心严格遵守气象变化的规律，我听到以后都记住了，但是心里还是充满疑惑，不懂什么意思。请先生详尽地讲述其中的道理，使其永不泯灭，长久流传，可以吗？

岐伯俯首拜了拜，回答说：您的提问题很高明！天之道就是运气秩序的变更，而表现出来自然气象时序的盛衰。

黄帝说：我想听您讲讲天道的六气六步，它们的盛衰情况如何？

岐伯说：六气司天、在泉有一定的位置，左右间气的上升和下降有一定的次序，比如少阳的右间，是阳明主治；阳明的右间，是太阳主治；太阳的右间，是厥阴主治；厥阴的右间，是少阴主治；少阴的右间，是太阴主治；太阴的右间，是少阳主治。这就是六气之标，是面向南方而确定的位置。所以说，自然气象变化的顺序和时令盛衰的不同，可以通过观察日影移动的刻度来测定，说的就是这个道理，

少阳的上面由火气主治，中气是厥阴；阳明的上面由燥气主治，中气是太阴；太阳的上面由寒气主治，中气是少阴；厥阴的上面由风气主治，中气是少阳；少阴的上面由热气主治，中气是太阳；太阴的上面由湿气主治，中气是阳明。这就是所谓的本元之气，本气之下是中见之气，中见之下是气的标象。因为本和标不同，应之于脉上就有差异，病症也不一样。

黄帝问：就时与六气的关系来说，六气有按时而至的，有时至而六气不至的，这是什么原因呢？

岐伯说：时至而气也至的，是和平之气；时至而气不至的，是气之不及；时未至而气先至的，是气之有余。

黄帝问：时至而气不至，时未至而气先至，会怎么样？

岐伯说：时令与气相应，就是顺；时令与气不相应，就是逆。逆就会异常，导致疾病。

黄帝说：很好。请您再谈谈相应的情况。

岐伯说：万物对六气的感应，会反映在它们的生长上；六气对人体的影响，会反映在人的脉象上。

黄帝问：很好。我想听您讲讲六气与大地的物生是怎样相应的？

岐伯说：显明正当春分时，它的右边是君火主治的位置；君火的右边，再后退一步，是相火主治的位置；再后退一步，是土气主治的位置；再后退一步，是金气主治的位置；再后退一步，是水气主治的位置；再后退一步，是木气主治的位置；再后退一步，是君火主治的位置。

六气各有其相克之气，承袭其下，产生约束作用。相火之下，有水气承袭而制约它；水位之下，有土气承袭而制约它；土位之下，有风气承袭而制约它；风位之下，有金气承袭而制约它；金位之下，有火气承袭而制约它；君火之下，有阴精承袭而制约它。

黄帝问：这是为什么呢？

岐伯说：六气过于亢盛就产生危害，要有相承之气制约它，只有加以制约才能维持生化。在四时气候中有偏盛的，就有偏衰的。若亢盛之气为害，使生化之机毁坏紊乱，就会生病。

黄帝问：气的盛衰情况如何？

岐伯说：不当其位的是邪气，正当其位的是正气，邪气致病变化多，正气致病是轻微的。

黄帝问：什么叫当位？

岐伯说：木运遇到卯年，火运遇到午年，土运遇到辰、戌、丑、未年，金运遇到酉年，水运遇到子年。这是中运之气和岁支方位的五行之气相同，所以叫“岁会”，属运气和平之年。

黄帝问：什么叫不当位？

岐伯说：就是中运之气和岁支方位的五行之气不相会。

黄帝问：土运之年，遇到太阴湿土司天；火运之年，遇到少阳相火、少阴君火司天；金运之年，遇到阳明燥金司天；木运之年，遇到厥阴风木司天；水运之年，遇到太阳寒水司天，这叫什么年？

岐伯说：这是中运之气与司天之气的五行属性相合，所以《天元册》中将其称为“天符”。

黄帝问：如果既是“天符”，又是“岁会”，会怎么样呢？

岐伯说：这叫“太一天符”。

黄帝问：它们有贵贱之别吗？

岐伯说：天符好比执法，岁会犹如行令，太一天符好似贵人。

黄帝问：人感受邪气而生病，三者有何不同？

岐伯说：感受执法之邪时，疾病发得疾速而且严重；感受行令之邪时，疾病发得徐缓而且病程持久；感受贵人之邪时，病势就急剧而且容易死亡。

黄帝问：主气、客气位置互易时会怎样？

岐伯说：君位的客气加临于臣位的主气之上，就是顺；臣位的客气加临于君位的主气之上，就是逆。逆则发病快且病情紧急，顺则发病徐缓且病情轻微。这是指君火和相火来说的。

黄帝问：很好。六步的情况是怎样的呢？我想听您讲讲。

岐伯说：一步就是周天六十度多一点的时间，每年六步，所以二十四步后，每年的余数可积累到一百刻，就成为一日。

黄帝说：六气与五行相应的变化怎样？

岐伯说：主时之六气的每一气位都有始有终，一气又分为初气和中气，由于天气和地气不同，所以推求起来也不一样。

黄帝说：怎样推求？

岐伯说：天气从甲开始，地气从子开始，天干和地支配合起来，就叫“岁立”，认真地注意气交的时间，就可以推求六气的变化。

黄帝说：每年六气始终的早晚情况是怎样的？我想听您说说。

岐伯说：您的提问很高明啊！甲子之年，初气开始于水下一刻，终止于八十七刻五分；第二气，开始于八十七刻六分，终止于七十五刻；第三气，开始于七十六刻，终止于六十二刻五分；第四气，开始于六十二刻六分，终止于五十刻；第五气，开始于五十一刻，终止于三十七刻五分；第六气，开始于三十七刻六分，终止于二十五刻。这就是第一个六步天时，各气开始和终止的刻分数。

乙丑之年，初气开始于二十六刻，终止于十二刻五分；第二气，开始于十二刻六分，终止于水下百刻；第三气，开始于一刻，终止于八十七刻五分；第四气，开始于八十七刻六分，终止于七十五刻；第五气，开始于七十六刻，终止于六十二刻五分；第六气，开始于六十二刻六分，终止于五十刻。这就是第二个六步天时，各气开始和终止的刻数。

丙寅之年，初之气，天时的刻数开始于五十一刻，终止于三十七刻五分；第二气，开始于三十七刻六分，终止于二十五刻；第三气，开始于二十六刻，终止于十二刻五分；第四气，开始于十二刻六分，终止于水下百刻；第五气，开始于一刻，终止于八十七刻五分；第六气，开始于八十七刻六分，终止于七十五刻。这就是第三个六步天时，各气开始和终止的刻分数。

丁卯之年，初之气，天时的刻数开始于七十六刻，终止于六十二刻五分；第二气，开始于六十二刻六分，终止于五十刻；第三气，开始于五十一刻，终止于三十七刻五分；第四气，开始于三十七刻六分，终止于二十五刻；第五气，开始于二十六刻，终止于十二刻五分；第六气，开始于十二刻六分，终止于水下百刻。这就是第四个六步天时，各气开始和终止的刻分数。以此相推便是戊辰年，初气又开始于水下一刻。各气按照上述的顺序，周而复始德循环下去，永无终结。

黄帝问：我想听您讲讲每年的计算方法是怎样的？

岐伯说：您问的真详细啊！太阳运行第一周时，天时开始于水下一刻；太阳运行第二周时，天时开始于水下二十六刻；太阳运行于第三周时，天时开始于水下五十一刻；太阳运行于第四周时，天时开始于水下七十六刻；太阳运行于第五周时，天时又重新从水下一刻开始，太阳运行四周，就是一纪。所以寅、午、戌年，六气始终的时刻相同；卯、未、亥年，六气始终的时刻相同；辰、申、子年，六气始终的时刻相同；巳、酉、亥年，六气始终的时刻相同，周而复始循环不息。

黄帝说：我想听听六步的作用是怎样的。

岐伯说：谈论天气的变化，应当推求六气这个根本；谈论地气的变化，要推求六气应于五时之位；谈论人体的变化，要推求于天地气交。

黄帝问：那么什么叫气交？

岐伯说：天气在上，地气在下，天气下降，地气上升，天气、地气交互处，就是人类得生存之处。所以说，天地之气的交点是天枢。天枢之上属天气所主；天枢之下属地气所主；气交之处，是人气顺应天地之气，也是万物由此而生正常生化的地方。就是这个意思。

黄帝问：什么是初气和中气？

岐伯说：初气占每一气的三十度多一点，中气也是如此。

黄帝问：为什么要区分初气、中气呢？

岐伯说：这是为了区别天气和地气。

黄帝说：我希望您能详细地说一说。

岐伯说：初气代表地气，中气代表天气。

黄帝问：气的升降是怎样的呢？

岐伯说：气的升降是天气、地气相互作用的结果。

黄帝问：天气、地气是怎样相互作用的？我想听您说说。

岐伯说：地气上升到极点就会下降，下降是天气的作用；天气下降到极点就会上升，上升是地气的作用。天气下降，气就游荡于地；地气上升，气就蒸腾于天。因为天气、地气相互感应，上升和下降互为因果，所以天地之气才能不断地运动变化。

黄帝说：说得好。寒气与湿气相逢，燥气与热气相接，风气与火气相遇，都有什么变化？

岐伯说：六气都有太过的胜气和胜极而复的复气。胜气和复气不断发作，使气有正常的功用，有生化，有作用，也有异常变化，就会产生邪气。

黄帝说：什么是邪气？

岐伯说：万物的新生，是由化而来，发展到极致是由变而成。变与化的相互斗争与转化，是事物生长和衰败的根本原因。所以气有往有返，作用有慢有快，从往返快慢里，就产生了化和变，这就是风气的由来。

黄帝说：快慢往返，是风气产生的原因；由化至变，是随着盛衰的变化进行的。但是无论成败，其潜伏的因素都是从变化中来，这是为什么呢？

岐伯说：成败因素相互潜伏，是由于六气的运动，运动不止，就会发生变化。

黄帝说：运动有停止的时候吗？

岐伯说：没有生、化，就是停止的时候。

黄帝说：事物有不生不化的吗？

岐伯说：物体内部的生生不息的机理，叫“神机”，物体的形态依靠气化的作用而存在，叫“气立”。若出入运动废止了，那么“神机”就会毁灭；如果升降运动停止了，“气立”就会灭亡。因此，没有出入，就没有万物生、长、壮、老、已的生命过程；没有升降，就没有万物生、长、化、收、藏的生化过程。所以有形之物，都具有升降出入之气。因而有形之物是生化之所在，如果形体不存在了，生命就会毁灭，气化就会止息。因此说，任何有形的物体，没有不存在出入升降之机的。只是变化有大小之别，时间有远近之异。升降出入四者的存在，最重要的是保持正常，否则就会发生灾害。所以没有物体的形体，也就没有灾害。就是这个意思。

黄帝说：很对。那有没有不生不化的事物存在呢？

岐伯说：您问得很具体啊！能够结合自然规律并适应其变化的，只有“真人”能做到。

黄帝说：说得好。

气交变大论篇第六十九

黄帝问：五运交替，与在天之六气相应；阴阳往来，与寒暑变化相随；真气与邪气相争，使人体内外不得统一，六经的血气动荡不安，五藏的气血也失去平衡而相互转移，由此出现了太过与不及，专胜以及互相兼并的现象。我想知道它的基本原理和反映于人体的病症，您能讲一讲吗？

岐伯俯首拜了拜，回答说：您的提问真高明啊！这是很高深的道理，是历代帝王十分重视的问题，也是我的医师传授给我的。虽然我才疏学浅，但过去也曾听到过其中的道理。

黄帝说：我听说，如果遇到可以传授的人而不传授，就会导致学术思想失传，这是失道；如果传授给不该传授的人，就是轻视学术，同样会使宝贵的学术失传。虽然我道德修养不高，不一定适合这些珍贵的理论，然而我对百姓不得终寿的情况非常同情，希望您能为了保护人们的生命，为了使宝贵的学术思想永葆不尽，长久流传，而将这些知识传授出来，由我来主管其事，并遵照规矩来办，您认为如何？

岐伯说：请让我详细地说说吧！《上经》说：研究医道的人，懂得天文、地理、人事，才能使这些理论长存不亡，就是这个道理。

黄帝问：这是什么意思？

岐伯说：这是为了研究推求天气、地气、人气的位置。位天，就是研究日月五星等天文理论；位地，就是要研究四时方位等地理情况；人事，就是要通晓人体生理病理的情况。所以气候变化太过，就是时未至而气候先至；气候变化不及，就是时已至而气候变化推迟到来。因此岁运的变化有常有变，而人体也随之而起变化。

黄帝问：五运的气化太过会怎样？

岐伯说：在木运太过的年份，风气流行，木胜克土，脾土受邪发病。人们多患飧泄、食欲不振、肢体沉重、烦闷抑郁、肠中鸣响、腹部胀满等病。由于木气太过，上应木星，就显得光明。若风气过于旺盛，会导致善怒、头目眩晕等头部疾病。这是土衰，化气不能布政于万物，木气独盛的现象。所以风气猖獗，使得云物飞扬，草木被风吹拂摇摆不定，甚至折落。此时人们会出现胁部疼痛、呕吐不止等症。如果阳明的冲阳脉断绝，就是脾胃败绝的征象，病人大多会死亡，无法治疗。在天上应太白金星。

在火运太过的年份，炎暑流行，火胜克金，肺金受邪发病。人们很容易患上疟疾、呼吸气短、吐血、衄血、便血、泄泻、咽干、耳聋、胸中发热、肩背发热等病。由于火气太过，上应天的火星，就显得光明。如果火气过于旺盛，病人则会感到胸中疼痛、胁部胀满、胁痛、胸背肩胛间以及两臂内侧疼痛、身热、肤痛而产生浸淫疮。这是金气不振，火气独盛，火气过旺就会出现雨冰霜寒等气候。上应水星，就显得光明。要是遇到少阴君火、少阳相火司天的年份，火气更盛，犹如火烧一样，以致水泉干涸，植物焦枯。在人体多发为谵语妄言、狂乱奔越、咳嗽喘促、痰鸣等病，火盛下迫大肠，会导致血溢、泄泻不止的病症。一旦太阴的太渊脉断绝，病人大多会死亡，无法治疗。在天上应火星光明。

在土运太过的年份，雨湿流行，土胜克水，肾脏容易受邪发病。人们容易患腹痛、四肢寒冷、精神烦闷、身体沉重、内心烦闷等病。由于土气太过，所以上应土星，就显得光明。要是土气过于旺盛，就会导致肌肉萎缩、两足痿弱不能行动、抽搐挛痛、食欲减退、腹中胀满、四肢痿软不能举动的症状。这是土气得位，水气无权，土气独旺的现象。因此会出现泉水喷涌，河水高涨，甚至干涸的池泽也能滋生出鱼类。如果木气来复，会使风雨暴至，堤岸崩溃，河水泛滥，陆地上出现鱼类。此时人们则容易患上肚腹胀满、大便稀溏、肠中鸣响、泄泻不止等症。如果太溪脉断绝，病人大多会死亡，无法治疗。在天上应木星光明。

在金运太过的年份，燥气流行，金胜克木，肝脏容易受邪发病。人们容易患上两胁下及少腹疼痛、目红疼痛、眼梢溃烂、耳聋等病症。燥金之气过盛，就会使身体沉重、心中烦闷、胸部疼痛并牵引到背部、两胁下胀满疼痛并牵引少腹部。由于金气太过，上应金星，就显得光明。如果金气过于旺盛，就会引起喘促、咳嗽、呼吸困难、肩背疼痛，尻、阴、股、膝、足等处疼痛。由于火气来复，上应天的火星，就显得光明。如果金气突然亢盛，水气下降，草木就会生气收敛，青干凋落。而人们多病胁肋剧痛、不能翻身、咳嗽气逆，甚或吐血衄血。一旦太脉断绝，病人大多会死亡，无法治疗。在天上应金星光明。

在水运太过的年份，寒气流行，水胜克火，邪气损伤心火。人们容易患身热、烦躁、心悸、四肢逆冷、全身发冷、谵语妄言、心痛等病，寒气提前到来。由于水气太过，上应水星，就显得光明。如果水气过盛，就会出现腹部胀满、足胫浮肿、气喘咳嗽、盗汗、怕风等病。土之湿气来复，所以时有大雨下降、尘埃云雾朦胧郁结。上应天的土星，就显得明亮。要是遇上太阳寒水司天之年，则寒气更胜，雨雪冰霜不时下降，而湿气太盛，会使万物受湿霉烂变质。此时人们多出现腹部胀满、肠中鸣响、大便溏泄、饮食不化、口渴、神志失常、昏冒等病。一旦手少阴的神门脉断绝，病人大多会死亡，无法治疗。在天上应火星、水星光明。

黄帝说：说得好。五运不足会怎样？

岐伯说：您问得真详细啊！在木运不足之年，金之燥气就会旺盛，木的生气不能相适应于时令，草木萌芽生长迟缓，金气肃杀作用过强，会使坚硬的树木受刑碎裂，柔弱的草木枯萎青干。因为燥金之气盛，所以在天上应金星明亮。人们容易患上腹中清冷、胠胁及少腹疼痛、肠中鸣响、大便溏泄等病症。冷雨时至，上应金星。在五谷，应于谷物不能成熟，呈现青苍色。如果遇上阳明燥金司天之年，燥金之气亢盛，木之生气得不到发挥，草木晚时繁荣，土气旺盛。因为燥土二气俱盛，所以在天上应金星、土星俱明，使万物尚未成熟就过早凋落。金气抑木，木衰金亢，则木气的子气火气来复，炎热如火，湿润变为干燥，柔弱的草木枝叶也都枯焦，枝叶从根部重新生长，以致同时出现开花与结果。人们容易患上寒热、疮疡、痱疹、痈痤等病，上应在天的火星、金星俱明。在五谷中因火气制金，不能成熟。金气过盛，白露提早下降，收敛肃杀之气流行，寒凉雨水损伤万物，甘黄的谷物为虫所食。在人则脾土受邪，火气后起，心气虽然旺起较迟，但等到火能胜金的时候，金气就会受到抑制，谷物不能正常成熟。人们容易患上咳嗽、鼻塞的病。在天上应火星、金星俱明。

在火运不及的年份，水寒之气旺盛，火运的长气不能发挥作用，植物没有繁荣向上的生机。严寒之气过盛，导致阳气不能温化，就会伤害生物繁荣的生机，与此相应，天上的水星明亮。人们容易患上胸中疼痛、胁下胀满、两胁疼痛、上胸背肩胛间及两臂内侧疼痛、抑郁、眩晕、头目不清、心痛、突然喑哑、胸腹肿大、两胁下与腰背相互牵引疼痛，以至于四肢屈曲不能伸展，髋和髀如同分开而不能自如活动等病。上应火星失色、水星明亮。在五谷中，谷类不能成熟而颜色红。水气克火，则火的子气土气来复，于是土湿之气上蒸结聚为云，大雨时降，水气受抑。人们容易患上大便溏泄、腹部胀满、饮食不下、腹中寒冷、肠中鸣响、泄下如注、腹部疼痛、突然四肢拘挛萎软麻痹、两足不能站立行走等病。与此相应，天上土星明亮、水星失色，黑色的谷类不能成熟。

在土运不及的年份，木之风气流行，土运的化气得不到发挥，草木生长茂盛，但因风吹飘动猛烈，茂盛却不能结实，与此相应，天上的木星明亮。人们容易患上飧泄、霍乱、身体沉重、腹中疼痛、筋骨动摇、肌肉抽缩跳动、易怒等病症。土运不足则水气不受制，因此水之藏气作用得以发挥，使蛰虫过早藏于土中，人们都患中寒。上应木星明亮、土星失色。在五谷中，黄色的谷类不能成熟。木克土，木气太盛，土气的子气金气来复，秋收之气主时，显现处肃杀峻烈之气，因此高大树木枝叶尚青却开始凋落，人们容易患上胸胁急剧疼痛并牵引少腹部、时常叹气等病。虫类多吃味甜色黄之物。邪气侵犯脾土，黄色的谷物果实会衰减。人们则易得食欲减退、口淡无味等病。金克木，青色的谷类会遭受损害。与此相应，天上的金星、木星俱明。如果遇到厥阴风木司天的年份，因为相火在泉，所以流水不结冰，应蛰伏的虫类依然在外活动，水之藏气不能施用，火气主令，则金气不得来复。与此相应，天上的木星明亮，人们也就健康了。

在金运不及的年份，火炎之气流行，金气衰败，木不受制，木之生气得以发挥作用，火之长气独盛，会出现万物繁茂，烧烁之火气流行，上应火星明亮。人们容易患上肩背闷重、鼻流清涕、打喷嚏、大便下血、泄泻如注等病症。火克金，金气受制，所以金之收敛之气迟缓到来，上应金星失色，谷类难以成熟而呈现白色。金气受制，它的子气水气来复，则寒雨突至，降落冰雹霜雪伤害万物。人会为寒逆所扰，使阳气反而上逆，造成后头枕部疼痛，连及头顶发热，上应水星明亮，红色的谷类不能成熟。人们易得口疮、心痛。

在水运不及的年份，水所不胜的土湿气大盛，水不制火，火气旺盛。土之化气迅速施用，暑热，大雨频降，上应土星明亮。人们易得腹胀、身体困重、濡泄、阴性疮疡并流清稀脓水、腰股部疼痛，胭、腨、股、膝等处活动不利，心中烦闷、两足痿软厥冷、脚底疼痛，甚至于足背部浮肿等病症。水之藏气不能发挥作用，肾气不得平衡之故，上应水星失色，黑色谷类难以成熟。如果遇上太阴湿土司天之年，太寒水在泉，那么严寒之气时时侵犯，蛰虫提早归藏于土中，大地积水结成坚冰，天上的阳光也发挥不了温暖的作用，人们易患下半身寒性疾病，以至于腹满浮肿，上应土星明亮，黄色谷物成熟。水克土，则土气的子气木气来复，于是大风暴发，草木倒伏，万物生长不显著。人们易患面色多变，筋骨拘挛，肌肉跳动抽掣，两目昏花、视物如破裂状，肌肉发出缝针的疾病。邪气侵入膈中，则心腹疼痛。土气受损，黄色的谷物不能成熟，上应土星明亮。

黄帝说：说得好。我想再听您说说五气和四时的相应关系。

岐伯说：您问得真详细啊！在木运不及的年份，如果春天有风吹拂枝条鸣响的正常气候，秋天就会出现雾露润泽而凉爽的正常气候；如果春天燥金乘袭，产生寒冷凄惨霜冻残害的异常气候，夏天就会出现酷暑炎灼的复气。灾害往往发生于东方，在人体则易生肝病，此病内在胁肋，外在关节处。

在火运不及的年份，如果夏天出现阳热明显的正常气候，冬天就会相应地出现严寒霜雪的正常气候；如果夏天水寒之气相乘，出现凄惨寒凉的胜气，就可能有尘埃昏蒙和大雨的气候、灾害多发生在南方，在人体会表现为易患心病，此病内在胸胁，外在经络。

在土运不及的年份，如果三、六、九、十二月有埃尘云物润泽的正常气候，春天就会出现风和日丽、万物萌发的正常气候；如果有狂风怒吼、毁树折枝的现象，秋天就会有肃杀、大雨不止的气候，灾害多发生在东南、东北、西南、西北四个方向，应于人体则易生脾病，此病内在心腹，外在肌肉四肢。

在金运不及的年份，如果夏天有荣显雨湿云气蒸腾的正常气候，冬天就会有冰冻寒冷的正常气候；如果夏天火热乘袭，出现炎热酷暑的气候，秋冬就会有冰雹霜雪的水寒之气来复，灾害多发生在西方，应于人体就易生肺病。此病内在胸胁肩背，外在皮毛。

在水运不及的年份，如果三、六、九、十二月有湿润埃云的正常气候，就会时常有和风发生的感应；如果有湿土之气乘袭，产生了飞沙走石暴雨倾泻的胜气，那么水寒之气就会来复，因而出现风吹树木折断飘荡的现象。灾害多发生在北方，应于人体就易生肾病，此病内在腰脊骨髓，外在肌肉踹膝。

五运之气的变化，就像权衡之器一样，可以自行调节平衡，太过的就要进行抑制；不及的就要扶持；生化正常，那么后来之气就应之以正常节令；生化反常，有胜气乘袭，那么后来之气必发生报复之气。这就是万物生、长、化、收、藏的道理，也是四时气候变化的正常规律。失去这些规律。气交失常，万物的运动变化就会闭阻不通。所以说，五运六气的正常与异常，是以自然万物的变化为标志的；阴阳之间的往来出入变化，可以从寒暑的更替上显示出征兆。就是这个道理。

黄帝说：您对于五气的变化及其与四时气候的相应，已经论述得很详尽了。可是五运之气的动乱，有所触犯就随时发生，并没有固定的时间，往往突然遇到触犯就出现灾害，应当如何预先知道呢？

岐伯说：五气的变动，虽然没有一定的常规，但是五气的本性特征、生化作用、主事的方法与外在的表现，以及损害作用和异常变动，都是各不相同的。

黄帝说：这是为什么呢？

岐伯说：风生于东方，风能使木气旺盛，风木之气能滋养木类，其特性是柔和地散发，有滋生荣盛的生化功能，作用是舒展阳气，气候特点为风，异常变化是振撼摇动，灾害是飘零散落。

热生于南方，热能使火气旺盛，火热之气能温养火类物质，特性是光明照耀，有繁荣茂盛生化的功能，作用是明亮光耀，气候特点是热，异常变化是煎熬蒸灼，灾害是焚烧。

湿生于中央，湿能使土气旺盛，湿土之气能滋养滋润土类物质，特性是湿热滋润，生化功能是充实丰满，作用是安定宁静，气候特点是湿，异常变动是暴雨倾注，灾害是淫雨溃坏。

燥生于西方，燥能使金气旺盛，燥金之气能滋养金类物质，特性是清爽洁净，能产生紧缩收敛的上画功能，作用是强劲急切，气候特点是干燥，异常变动是肃杀，灾害是青干凋落。

寒生于北方，寒能使水气旺盛，水寒之气能滋养水类物质，特性是凄凉清冷，生化作用是清净安谧，作用是严寒凝滞，气候特点是寒冷，异常变动是严寒冷冻，灾害是冰雪霜雹。要知道五运之气的变化，就要了解它的德、化、政、令、灾、变的情况，万物会因此而发生相应的变化，人体也会产生相应的反应。

黄帝说：您论述了每年的气候变化，五运的太过与不及，都能与天上的五星相应，而五运之气的德、化、政、令、灾、变，并不是按常规出现，而是突然变化的，那么天上的五星会不会也随之变化呢？

岐伯说：五星是随着天运的运动而运动的，所以不会妄动自行，也不会出现不相应的情况。突然的变化，是五运之气相交而发生的突然变化，与天运的正常规律无关，五星不受影响，所以不与之相应。因此说，五星应于正常规律而不应于突然变化，就是这个意思。

黄帝问：五星是如何应于常规的呢？

岐伯说：五星各随其每年中运之气的变化而变化。

黄帝问：五星运行的徐缓、迅速、顺行和逆行是怎样的？

岐伯说：五星在各自的轨道上运行，有时会出现稽留延久的现象，如果逆行时出现这种现象，它的光芒就会变小，这是在观察下方的情况。如果五星在其轨道上已经运行过去，却又迅速折转回来，屈曲而行，这是在审察其运行后的所遗过失；如果五星在某处久留，围绕其位回环旋转，不向前运行，时而离开原位，时而又靠近原位，这是在审察其下方的灾害和功德。五运之气发生灾变时，五星较近，其光芒小亮度弱；相应五星较远，光芒亮度就大。如果五星的光芒亮度比正常大一倍，说明五运之气的气化作用增大；比正常大二倍的，则说明灾害即将发生。如果五星的光芒亮度比正常小一倍的，则说明五运之气的气化作用减退；比正常小二倍的，就是在俯视下方的过失与功德。有德的人会得到福，有过失的会遭受灾难。所以，运星位置高、离地远，光芒就小；位置低、离地近，光芒就大。光芒大，说明喜怒之事近；光芒小，说明祸福之事相距遥远。岁运太过，主岁的运星就向北越出正常轨道；岁运与岁气相和，五星就各自运行在正常的轨道上。所以，岁运太过时，运星被制就会暗淡无光，兼见其母星的颜色；岁运不及时，运星就兼有其所不胜之星的颜色。能取法天地气象的人，勤勤恳恳地探讨研究，也很难完全明白其中的奥妙，行正通晓其中的有益道理。而那些不能通晓其中道理的人，毫无验证地妄加猜测，不过是为了使侯王畏惧罢了。

黄帝问：它在灾害方面的征验怎样？

岐伯说：五星各随其岁运的变化而变化。因此岁时的更至有盛有衰，运星的侵犯有逆有顺，星的留守时间有长有短，星的呈象有好有坏，星宿所属有胜有负，征验的反应有吉有凶。

黄帝问：星象的善恶是怎样的？

岐伯说：根据亮度光芒，可以测知喜、怒、忧、丧、润、燥，这是星象变化所常见，必须仔细观察。

黄帝问：这六种不同的星象，与五星位置的高低有关系吗？

岐伯说：五星的位置虽然有高低之别，但其应于万物和人体是一致的。

黄帝说：说得好。五运之气的德、化、政、令的变化与太过、不及的情况是怎样的？

岐伯说：五气的德、化、政、令、灾、变都是有一定规律的，不能彼此相加。胜负盛衰不能随便增多。往来大小不能随便超越。升降作用不会互不存在。这都是从运动中产生的。

黄帝道：它们与疾病发生的关系是怎样的？

岐伯说：德化是五气正常的吉祥之兆，政令是五气的功能和特征，变易是五气产生胜气与复气的纲纪，灾害是万物受伤的原因。五气能相互克制就平和协调，不能相互克制，就会引起灾害，人体就会生病，重复感受邪气，病情就会加重。

黄帝说：讲得太好了！这就是精深高明的理论，伟大神圣的事业，揭示发扬它的道理，达到了无穷无尽的境界。我听说：善于谈论自然规律的人，必定能应验于人；善于谈论古事的人，必定能以当今之事相应；善于谈论气化的人，必定能通晓万物的变化之道；善于谈论应变的，就会采取天地的变化之理；善于谈论化与变的人，就会通达自然界变幻莫测的道理；除了您，还有谁能够把这些至深的道理讲明白呢？于是，黄帝挑选了一个良辰吉日把这些至理要道珍藏在了灵兰室，每天早晨取出来攻读，这篇文章称为《气交变》，不斋戒就不能随便阅览，谨慎地传教给他人。

五常政大论篇第七十

黄帝说：宇宙深远辽阔，五运循环不息。其中有盛衰变化，有损益的差别，请您告诉我，五运中的平气，是怎样命名，怎样识别的?

岐伯说：您的提问太高明了！木的平气称为“敷和”，布散温和之气，使万物繁荣光华；火的平气称为“升明”，明耀而有上升之气，使万物繁茂；土的平气称为“备化”，具备使万物生化之气，使万物具备形体；金的平气称为“审平”，发布宁静和平之气，使万物结果；水的平气称为“静顺”，有安静平顺之气，使万物归藏。

黄帝说：五运之气不及是怎样呢?

岐伯说：假如五运不及，木称为“委和”，没有温和之气，万物缺失生机；火称为“伏明”，没有温暖之气，万物阴晦，无光；土称为“卑监”，没有生化之气，万物萎软无力称为“从革”，没有刚硬之气，万物疏松无弹性；水称为“涸流”，没有伏藏之气，万物枯萎。

黄帝说：五运太过又是怎样呢?

岐伯说：假如五运太过，木称为“发生”，会提早散布温和之气，万物提前生长；火称为“赫曦”，有猛烈的火气，万物光明炎盛；土称为“敦阜”，有浓烈的坚实之气，万物不能具备形体；金称为“坚成”，有刚硬之气，万物刚直；水称为“流行”，有满溢之气，万物漂泊不定，不能归藏。

黄帝说：请告诉我五运之平气、太过和补给所标志的年份各有何不同。

岐伯说：您问得真详尽啊！敷和年份，木不能通达于四方，阳气舒布，阴气布散，五行的气化都能发挥正常的作用。其气刚直，其特性是顺从万物，功能像树木枝干一样曲直自如，生化是使万物繁茂，属类是草木，权力是发散，其气候温和，权力表现为风，应在人体为肝。金克木，肝畏清凉的金气，肝开窍于目，因此主管眼睛，五谷应于麻，果类应于李，果实应于核，四时应于春，虫类应于毛虫，畜类应于犬，颜色应于苍，精气充养于筋，疾病表现为腹内拘急、胁部撑胀满闷，五味应于酸，五音应于角，在物应于中坚，五行成数是八。

升明的年份，南方的火运正常发挥作用，其德行惠于四方上下，能使五行气化平衡发展，其气上升，其性迅速，功能是燃烧，生化为繁茂，属类为火，权力是光明显耀，其气候特点为暑热，权力表现为热，在人体应于心脏。水克火，心畏寒冷的水气，心开窍于舌，所以主管舌，五谷应于麦，果类应于杏，果实应于络，时令应于夏，虫类应于羽虫，畜类应于马，颜色应于赤，精气充养血液，疾病表现为身体抽搐，五味应于苦，五音应于徵，在物应于脉络，五行成数是七。

备化的年份，天地气化协调和平，德行布及四方上下，五行气化都能充分发挥作用。其气平和，其性随顺，其作用是有高有下，其生化是使万物丰浓满溢，属类为土，权力是安静，气候是湿热熏蒸，权力表现为湿，在脏应于脾。木克土，脾怕风，脾开窍于口，所以主管口，五谷应于稷，果类应于枣，果实应于果肉，时令应于长夏，虫类应于倮虫，畜类应于牛，颜色为黄，其精气充养肌肉，疾病表现为痞塞不通，五味应于甘，五音应于宫，在物应于表肌肤，五行成数是五。

审平的年份，金的所化主收藏，但没有剥夺之象，主肃杀但没有摧残之象，五行的气化都得到宣畅清明。其气清洁，其性刚强，作用是成熟散落，其生化是使万物为结实收敛，属类为金，权力为强劲严肃，气候是清凉，权力表现为干燥，在五藏应于肺。火克金，肺畏火热，开窍于鼻，主管鼻，五谷应于稻，果类应于桃，果实应于壳，时令应于秋，虫类应于介虫，畜类应于鸡，颜色应于白，精气充养于皮毛，疾病表现为咳嗽，五味应于辛，五音应于商，在物应于外壳坚硬的部分，五行成数是九。

静顺的年份，藏气能收藏而无害于万物，德行是平顺下行，五行的气化得以完整发挥。其气明净，特性是向下，作用是灌溉，生化是使万物凝固坚硬，属类为水，权力是长流不息，气候是凝冽严厉，权力表现为寒，在五藏应于肾。土克水，肾畏湿土之气，肾开窍于前后二阴，主管二阴，五谷应于豆，果类应于栗，果实应于汁液，时令应于冬，虫类应于鳞虫，畜类应于猪，颜色应于黑，精气充养骨髓，疾病表现为厥逆。五味应于咸，五音应于羽，在物应于液体，五行成数是六。

因此，不破坏生长化收藏的规律，万物生时不损害、长时不削罚、化时不阻止、收时不摧残、藏时不约制，就是平气。

委和的年份，叫做胜生。生之气不能完好地行使职责，所以化之气得以发扬，长之子自然平和，收气提前来临，冷雨时常降下，风云并起，草木不能及时繁荣，易于枯燥凋零，有的成熟较快，皮肉充实。其气收敛，其作用为约束，不能曲直伸展，在人体的变动是筋络拘挛无力、易于惊恐，在五藏应于肝，果类应于枣桃，果实应于核壳，谷类应于稷稻，五味应干酸辛，颜色应于白苍，畜类应于犬鸡，虫类应于毛虫介虫，对应的气候为雾露凄凉，五音应于角商，发病表现为动摇惊恐，这是因为木运不及而顺从金化的缘故，因而少角与判商相同。如果遇到厥阴风木司天，不及的木运得到司天的帮助，也能成为平气，所以委和遇上角，其气和正角相同。如果遇到到阳明燥金司天，则木气更加衰败，顺从金气，成为金之平气，因此遇上商，其气就与正商相同。其发病表现为四肢痿废不用，臃肿疮疡，甘味之物易于生虫，这是因为邪气伤肝之故。如果遇到太阴湿土司天，土气主事，遇上宫其气就与正宫相同。因此委和的年份，开始是肃杀之象，其后就是炽热升腾之象，其灾害应于东方。这就是所谓的火气来复，主多飞虫、蛆虫和雉木郁火复，发生雷霆。

伏明的年份，叫做胜长。由于火不及，长气得不到升发，藏气却开始布散，收气独自行使权力，化气平稳而不能发展，寒冷之气常常出现，暑热之气衰败薄弱。万物承土的化气而生，但因为火运不及，即使能生也不能长，即使结果实也很小，到了土的化气主令之时就已衰老。阳气屈服，因此蛰虫早藏。因为火气郁结，所以发作时，一定会横暴，在人体的变动是隐现而多变，在脏应于心，果类应于栗桃，果实应于络和汁，谷类应于豆稻，五味为苦咸，颜色为黑赤，畜类应于马、猪，虫类应于羽虫鳞虫，主时之气可有冰雪霜寒，五音应于徵羽，发病表现为神昏、迷惑、悲哀、善忘，这是由于火运不及而顺从水化的缘故，因此少徵同与少羽。如果遇到阳明燥金司天，金气主事，就会成为金之平气，伏明遇上商就正商相同。与疾病的发生是邪害于心的缘故。火运衰败，有阴凝惨淡、寒风凛冽之象，接着就有暴雨倾注，灾害应于南方。土气来复，主暴雨倾泻、雷霆震惊、阴云不散、阴雨连绵。

卑监的年份，叫做减化。土的化气不得其令，木之生气偏盛，长气不受影响而完整，雨水至期不降，收气平稳，风寒并起，草木虽然繁荣华美，却不能长成果实，即便长成子实也不饱满。其气散发，其作用不及，过于安静平定，在人体的变动是疮疡臃肿、溃烂等，其发病为水气不行五藏应于脾，果类应于李栗，果实应于果肉果核，谷类应于豆麻，五味应于酸甘，颜色应于苍黄，畜类应于牛犬，虫类应于倮虫毛虫，对应的气候为大风飘荡振发，五音应于宫角，疾病表现为滞留胀满、痞塞不通。土这是运不足顺从木化的缘故，因此少宫与少角相同。如果遇到太阴湿土司天，土运不足但得到司天的帮助，也嫩更成为平气，所以逢上宫就与正宫相同。如果遇上厥阴风木司天，土运更加衰败，而顺从木气主事，成为木之平气，所以遇上角则同于正角。发病表现为食谷不化的飧泄，这是邪气伤脾的缘故。土气衰败木气胜，因此风势猛烈、摇动拔折的景象后，就会出现早木干枯凋零之象，气灾害应于中宫，通达于四方上下。这是金气来复的缘故，主损害毁伤，好像虎狼之势，清气发挥作用，木之生气就受到制约不能行使权力。

从革的年份，叫做折收。收气不能及时到来，生气得以发扬，火气与土气相合为用，因此火施行权力，万物繁茂。其气为发扬，作用为躁急，在人体的表现是咳嗽、胸闷、厥逆、喘促，在五藏应于肺，果类应于李杏，果实应干果壳与果络，谷类应于麻麦，五味应于苦辛，颜色应于白赤，畜类应于鸡羊，虫类应于介虫羽虫，在火气主时，对应的气候是晴朗炎热，五音应于商与角。疾病表现为喷嚏、咳嗽、鼻塞、鼻衄，这是由于金运不足而顺从火化的缘故，所以少商与少徵相同。如果遇到阳明燥金司天之年，金运不足但得到帮助，也能变为平气，因此从革遇上商就同于正商。如果遇到厥阴风木司天，金克木，因为金运不足，木不畏金，木气也能主事，成为木之平气，遇上角则和正角相同。所发生的病症是由于邪气伤害了肺脏的缘故。因为金衰败，火旺盛，所以火势炎热，然随后就一定会有冰雪霖雹的天气，其灾害应于西方。水气来复，主鳞虫伏藏，猪、鼠阴沉，寒气早至，导致发生大寒。

涸流的年份，叫做反阳。藏气衰败，封藏的功能得不到发挥，阳气偏盛，长气宣行通达于四方上下，蛰虫在外不伏藏，土层滋润，水泉减少，草木繁茂，万物荣华秀美，丰其气郁滞不畅，作用为暗中渗透泄，在人体的变动为症结不行，干燥枯槁，五藏应于肾，果类应于枣杏，果实应于果汁果肉，谷类应于麦稷，五味应于甘咸味，颜色应于黄黑，畜类应于猪牛，虫类应于鳞虫倮虫，对应的气候为尘埃郁寒，昏暗蔽日，五音应于羽宫，疾病表现为痿软厥逆、大便坚硬，这是水运不足而顺从土化的缘故，所以少羽同少宫。如果遇到太阴湿土司天之年，水气更衰，土气主事，所以涸流遇上宫与正宫相同。其病变是大小便不利或闭塞不通，这是由于邪气损伤肾脏的缘故。因为水运不足，所以尘埃昏暗、骤雨降下但随之就会出现大风骤起，摧残折损拔倒之象，其灾害应于北方。木气来复，所以又见毛虫，变动而不封藏。

所以在运气不足的年份，所胜与所不胜之气，就乘其衰败而主令，像不速之客一样，不请自来，残暴而没有德行，反倒使自己受损，这是子来报复的缘故。施暴比较轻微的，遭受的报复也比较轻；施暴比较严重的，遭受的报复也严重。这种有胜就一定有复的情况，是运气中的一种常见现象。

发生的年份，叫做启陈。土气稀松虚弱，草木茂盛，阳气温和，通达于四方上下，阴气随着阳气而动，生气浓厚，化生万物，万物得以欣欣向荣。变动是生发，权力是散布，权力表现是条达顺畅，在人体的变动是眩晕头痛，正常功能是风和日丽，使万物奢华，吐故纳新，异常变动是狂风大作，出现摧残折损拔倒的景象，谷类应于麻稻，畜类应于鸡犬，果类应于李桃，颜色应于青黄白，五味为酸甘辛，季节应于春，在人之经脉，应足厥阴肝经、足少阳胆经，在脏应于肝脾，虫类应于毛虫介虫，物体应于内和外层坚实的部分，疾病表现为善忿怒。这是木运太盛，是太角，木亢盛等同于金气司天，所以太角与上商相同。如果遇上上徵，火气司天，木运太过也能生火，火性向上逆行，木克土，因此发生的疾病是气逆、吐泻。木气强盛，正常功能丧失，金之收气就会来复，秋季劲急之象出现，甚至有肃杀之气，气候清冷，草木凋谢飘零，如果人体发病，则是邪气损伤肝脏造成的。

赫曦的年份，叫做蕃茂。阴气化生于内，阳气在外发扬，炎热酷暑的气候流行，万物繁盛，其生化之气是成长，特性是上升，权力是闪耀活动，权力表现是显露声色，在人体的变动是灼灼烧发热，并因过热而烦乱扰害，正常功能是暑热熏蒸，变化是热度猛增宛如烈焰，谷类应于麦豆，畜类应于羊猪，果类应于杏栗，五色为赤白黑，五味为苦辛咸，应时于夏，在人体经络，应于手少阴心经、手太阳小肠经、手少阳三焦经，在脏应于心肺，虫类应于羽虫鳞虫，植物应于脉络和汁液，在人体出现的疾病是妄笑、疟疾、疮疡、失血、狂妄、目赤。如果遇到太阳寒水司天之年，水能胜火，水运平，所以赫曦逢上羽就和正徵相同。水运平，金不受制，收令能达到正常发挥，因为水气司天，水受火的制约，所以在人体则发病为痓。如果火运太过，又逢火气司天，二火相合，金气就会受损，所以逢上徵，收气就不能及时主令。因为火运主令，过于暴虐，水之藏气来复，导致阴凝惨淡之象出现，甚至出现雨水霜雹，并转为严寒，如果发生疾病，则是心脏为邪气损伤造成的。

敦阜的年份，叫做广化。德行厚重而清静，能使万物顺其自然生长，直至充实，土的至阴之气充盈，万物就能生化并成形，土运太过，就会出现烟尘迷蒙郁结，笼罩在山丘之上的景象，时时有大雨，湿气主事，燥气退避。其生化圆满，其气丰硕，其权力是静，权力表现是周密完备，在人体的变动是湿气凝结，性能是柔和润泽，不断滋润万物，其变化是雷霆风雨骤至，山土崩塌，谷类应于稷麻，畜类应于牛犬，果类应于枣李，颜色应于黄黑青，五味应于甘咸酸，其时应于长夏，在人体经脉，应于足太阴脾经、足阳明胃经，在脏应于脾肾，虫类应于倮虫毛虫，物体则应于肉和内核，疾病表现为腹满、四肢不能举动。因为土气太过，木气来复，所以大风迅速而至，其疾病多是因为邪气损伤脾脏而造成的。

坚成的年份，叫做收引。天气清静，地气明朗，阳气随着阴气的权力而生化，因为阳明燥金之气当令，于是万物成熟，但因为金运太过，所以秋收之气充盛并布散四方，导致长夏的化气尚未退尽而顺从秋收之气主令。其生化是提前成熟，其气是剥削，权力是严厉肃杀，权力表现是急切，在人体的变动是折伤严重以及疮疡、皮肤病，正常的功能是散布雾露小萧瑟之象，其变化是肃杀凋零，谷类应于稻黍，畜类应于鸡马，果类应于桃杏，颜色应于白、青、丹，五味为辛酸苦，应时于秋，在人体经脉，应于手太阴肺经、手阳明大肠经，在脏应于肺肝，虫类应于介虫羽虫，物体应于外壳和络，喘息有音、挺胸仰面呼吸为其多发病。如果金运太过，火气司天之年，火克金，得其平气相同，所以上徵和正商相同。金气受制，木气不受制，生气就能正常主令，所应的病变是咳嗽。金运太过的年份，剧变残暴，各种树木都会受到影响，不能生长茂盛，草类柔弱枯焦，火气会紧随其后来复，好像夏季的时令前来救济，所以炎热流行，蔓草枯槁，人所发的疾病，多因邪气损伤肺脏所致。

流衍的年份，叫做封藏。万物的变化由寒气主宰，天地之间严寒凝聚，闭藏之气发挥权力，火的生长之气不能发扬。其化凛冽，其气坚硬凝固，权力是静谧，其权力的表现是流动灌注，在人体的变动为痛泄、灌溉或向外流溢，其特性是阴凝凄惨、霜雪很盛，其气候变化时冰雪霜雹，谷类应于豆稷，畜类应于猪牛，果类应于栗枣，颜色为黑赤黄，五味为咸苦甘，应时于冬，人体经脉，应于足少阴肾经、足太阳膀胱经，在脏应于肾心，虫类应于鳞虫倮虫，物体应于液汁，胀满为其多发病。如果遇到水气司天之年，水气更甚，二水相合，火气会愈加衰败，所以流衍遇上羽，火的生长之气更不能发挥。假如水行太过，土气就会来复，化气发动，导致地气上升，时时有大雨降下，人们所患疾病是由邪气损伤肾脏所致。

所以说太过之年，其权力的行使，丧失了正常功能，蛮横残暴，欺凌被自己所胜者，结果一定是有克己者报复，如果权力行使和缓，符合正常规律，所胜也能同化。就是这个道理。

黄帝说：如果天气不足于西北，北方寒冷，西方寒凉；地气不满于东南，南方炎热，东方温热，这是为什么呢？

岐伯说：天气有阴阳，地势有高低，它们都有太过与不及之别。东南方属阳，阳气有余，阳气的精华从上降于下，因此南方炎热，东方温热。西北方属阴，阴气有余，阴气的精华自下奉于上，所以北方寒冷，西方寒凉。地势高低有区别，气候也有温凉的不同。地势高峻，气候就寒冷，人们易感寒邪而生胀满病；地势低洼，气候就温热，人们易感热邪而生疮疡。用泄下法可以治疗胀病，用发汗法可以治疗疮疡。上述就是气候和地理环境对人体腠理开闭的影响情况，区别就在于是太过还是不及。

黄帝说：气候寒热和地势高低对人的寿命有什么影响呢？

岐伯说：阴气上承之处，阳气固密，所以人能长寿；阳气下降之处，阳气衰败，所以人多夭折。

黄帝说：说得好。如果发病，应该怎样治疗呢？

岐伯说：西北方气候寒冷，人们多患外寒里热的病，应该疏散外寒，清除里热；东南方气候温热，人们多生内寒，应该收敛其外泄阳气，温其内寒。这就是“同病异治”，即病情相同而治法不同的道理。所以说气候寒凉的地方，多发内热病，当用寒凉之法治疗，并用热汤浸渍；气候温热的地方，多发内寒病，当用温热之法治疗，以使内部阳气固守。治疗方法一定要跟当地的气候一致，才能缓和病情。但一定要注意识辨相反的情况，比如西北地区的人有假热的寒病，东南地区的人有假寒的热病，都要用相反的方法治疗。

黄帝说：说得好。但生活在一州之内，人们的生化寿夭也有差异，这是为什么呢？

岐伯说：生活在同一州，但地势高低不同，所以生化寿夭也不同。地高之处多寒，属阴气统治；地低之处多热，属阳气统治。阳气旺盛则气候温热，万物生化常常先于四时而早成；阴气旺盛则气候寒冷，万物生化常常后于四时而晚成，这是地理对生化影响的一般规律。

黄帝说：有寿和夭的区别吗？

岐伯说：地势高的区域，属阴气所治，人易长寿；地势低的区域，阳气多泄，人易夭折；地势的高低差别有大有小，差别小的，人的寿夭差别也小；差别大的，人的寿夭差别也大。所以治病时必须先掌握天道和地理、阴阳的相胜、气候的迟早、人的寿夭、生化的日期，才能知道人体的内外形气的病变。

黄帝说：说得好！一年中，有应病而不病的，脏气应相应而不相应，应发生作用而没发生作用的，这是为什么？

岐伯说：这是因为人受天气制约，脏气顺从天气的缘故。

黄帝说：我想听您详细地说说。

岐伯说：少阳相火司天之年，火气降临地面，肺气向上顺从司天之气，燥金之气兴起并主事，草木受到损伤，火热的好像灼烧一般，金气被克制变质，并且消耗，火气太过，炎暑流行，人们易发咳嗽、喷嚏、鼻塞、鼻衄、鼻窒、疮疡、寒热、浮肿等病症；少阳司天而厥阴在泉，风气流行，尘土飞扬，人就容易患上心痛、胃脘痛、厥逆、胸膈不通等病症，且病情急速变化。

阳明燥金司天之年，燥气降临地面，肝气向上顺应天气，风木之气兴起并主事，脾土受到损害，凄怆寒冷之气出现，草木被克伐凋零，人们易发胁痛、目赤、眩晕、摇动战栗、筋痿不能久立等病症；阳明司天则少阴在泉，所以发生暴热，地气变为暑热蒸腾，应于人体，阳气郁结于内而引发的疾病是小便失常、寒热如疟，甚至心痛等病症。火气流行，导致天气不冷，水不结冰，草木枯槁，蛰虫仍在外活动而不伏藏。

太阳司天之年，寒气降临地面，心气向上顺应天气，火气明耀显著，火热之气兴起并主事，所以肺金必定受到损害，寒冷之气不该出现而出现，导致流水结冰。人们易患心中烦热、咽干口渴、鼻塞、喷嚏、悲伤、哈欠等病症，热气妄行过甚，寒气从下部来复，寒霜不时降下，健忘，寒气来复则神气受伤，易发善忘、心痛等症；太阳司天则太阴湿土在泉，土克水，所以土气润泽，水流充盛，太阳司天，则寒水之客加临于第三气，太阴在泉，湿土之气加临于第六气，水湿相合而顺从阴化，万物因寒湿而改变，人就容易患上水饮内积、腹中胀满、饮食不进、皮肤麻痹、肌肉不仁、筋脉不利，甚至浮肿、背部生痈。

厥阴司天之年，风气降临地面，脾气向上顺应天气，水气受灾，土气兴起而昌盛，湿土之气兴起并主事，所以水气必定受到损害，土顺从木化，并被木克，其功能也发生改变，人就容易患上体重、肌肉萎缩、饮食减少、丧失味觉等病症，风气流行于宇宙，云物飘动，人们易发目转、耳鸣等病症；厥阴司天则少阳相火在泉，风火相扇所以火气妄行，地气变为暑热蒸腾，应于人体，所发的疾病是大热而身体瘦削、利下有赤色黏沫。因为气候温热，所以蛰虫不藏，仍在外活动，流水不结冰，病人病势演化急剧。

少阴司天之年，热气降临地面，肺气向上顺应天气，燥金之气兴起并主事，所以草木必定受到损伤，人就容易患上喘促、呕吐、喷嚏、鼻塞、衄血、鼻塞不通等病症，暑热盛行，甚至会引发疮疡、高热等病，暑热好像烈焰，有熔化金石之势；少阴司天则阳明燥气在泉，所以地气干燥而清洁，寒凉之气常见，应于人体，多发生的疾病是胁痛、善太息。肃杀之气主令，草木也因之而发生变化。

太阴司天之年，湿气降临地面，肾气向上顺应天气，寒水之气兴起并主事，所以火气必定受到损害，人就容易患上胸中闷痛、阳痿、阳气大衰、不能振奋而丧失作用，土气旺盛时，易发腰臀部疼痛、不能侧转或者发生厥逆；太阴司天则太阳寒水在泉，地之阴气闭藏，大寒到来，蛰虫早藏，人患心下闭塞疼痛，如果寒气过盛，就会把大地冻得开裂，冰冻坚硬，长出现少腹疼痛的症状，妨碍饮食。水气上乘肺金，则寒水外化，少腹疼痛停止，水气增多，口味变咸，使水气通行外泄，才能使疼痛消退。

黄帝说：在痛一年中，有的动物能生育，有的却不能生育，这是什么气作用的结果？

岐伯说：六气与五类动物，有相胜或制约的关系。如果动物与六气的五行属性相同，其生育能力就强盛；属性不同，生育能力就衰减。这是自然规律，也是万物生化的普遍规律。厥阴风木司天，毛虫五行属性与其气相同，因此毛虫不能生育，也不遭受损耗；厥阴司天则少阳相火在泉，羽虫五行属性与地气相同，因此能生育；因为火克金，所以介虫不能生育；如果厥阴在泉，毛虫五行属性与其气相同，因此能生育；因为木克土，所以倮虫遭受损耗，羽虫不能生育。

少阴君火司天，羽虫五行属性与其气相同，因此不能生育，也不遭受损耗；少阴司天则阳明燥金在泉，介虫的五行属性与地气相同，因此能生育；因为金克木，所以毛虫不能生成。如果少阴在泉，羽虫的五行属性与其气相同，因此能生育；因为火克金，所以介虫遭受损耗，不能生育。

太阴湿土司天，倮虫五行属性与其气相同，因此不能生育，也不遭受损耗；太阴司天则太阳寒水在泉，鳞虫的五行属性与地气相同，因此能生育；因为水克火，所以羽虫不能生成。如果太阴在泉，倮虫的五行属性与其气相同，因此能生育；因为土克水，所以介虫遭受损耗，不能生育。

少阳相火司天，羽虫五行属性与其气相同，因此不能生育，也不遭受损耗；少阳司天则厥阴风木在泉，毛虫的五行属性与地气相同，因此能生育；因为土克木，所以鳞虫不能生成。如果少阳在泉，羽虫的五行属性与其气相同，因此能生育；因为火克金，所以介虫遭受损耗，毛虫不能生育。

阳明燥金司天，介虫五行属性与其气相同，因此不能生育，也不遭受损耗；阳明司天则少阴君火在泉，羽虫的五行属性与地气相同，因此能生育；因为火克金，所以介虫不能生育。如果阳明在泉，介虫的五行属性与其气相同，因此能生育；因为金克木，所以毛虫遭受损耗，羽虫不能生育。

太阳寒水司天，鳞虫五行属性与其气相同，因此不能生育，也不遭受损耗；太阳司天则太阴湿土在泉，倮虫的五行属性与地气相同，因此能生育；如果太阳在泉，鳞虫的五行属性与其气相同，因此能生育；因为水克火，所以羽虫遭受损耗，倮虫不能生育。

要是六气与五运所乘时，与被克之年所应的虫类就不能生育。因此六气所主的司天、在泉，都能相互制约；子甲相合，岁运在中，秉承五行而立，万物都有生化，在泉之气能制约己所胜的气，司天之气可制约胜己之气，司天能制约五色，在泉可制约形态，五类动物的繁盛和衰败，各随天地六气的不同而分别与之相应。所以动物有生育和不生育的区别，生化情况也不完全相同，这是运气的固定法度，叫做中根。中根以外的六气，也是依据五行而施行生化的，所以万物的生化有五气、五味、五色、五类之别，各随五运六气而得到适当的安置。

黄帝道：这是为什么呢？

岐伯说：生物的生命，根源藏于内的叫做神机，主宰生化作用，如果神机不在，则生化机能就会停止；根源藏于外的叫做气立，如果六气歇止，那么生化也随之而断绝。因此五运各有制约相胜，各有生和成。因此假如不了解当年的岁运和六气加临，以及六气和岁运的异同，就不能谈论生化。就是这个意思。

黄帝道：气形成就能生化，气流动就能造成物体的形象，气布散就能繁殖，气终了时，物体的形象便发生改变，万物虽然各不相同，但这种情况却是一致的。然而五味所禀受之气，在生化有厚有薄，在成熟上有少有多，开始和结果也有不同，这是为什么呢？

岐伯说：这是因为受在泉之气控制的缘故，所以生化有厚薄多少的差异，并不是天不生，地不长啊。

黄帝说：请给我讲解一下其中的道理。

岐伯说：寒、热、燥、湿等气，其气化作用各有不同。所以少阳相火在泉，则寒毒之物不生，火能克金，味辛的东西被克而不能生长，其所主之味是苦和酸，在谷类是属青色和火红色之类。

阳明燥金在泉，则湿毒之物不生，金克木，所以味酸及气湿之物都不能生长，其所主之味是辛、苦、甘，在谷类是属于火红和素色之类。

太阳寒水在泉，则热毒之物不生，水克火，所以苦味的东西都不生，其所主之味是淡和咸，在谷类属黄色和黑色之类。

厥阴风木在泉，则清毒之物不生，木克土，所以甘味的东西都不生，其所主之味是酸、苦，在谷类是属于青和红色之类。厥阴在泉，则少阳司天，上阳下阴，木火相生，故其气化专一，其味纯正。

少阴君火在泉，则寒毒之物不生，火克金，所以味辛的东西不生，其所主之味是辛、苦、甘，在谷类是属于白色和火红之类。

太阴湿土在泉，燥毒之物不生，所有咸味及气热的东西都不生，其所主之味是甘和咸，在谷类是属于黄色和黑色之类。太阴在泉，是土居地位，所以其气化淳厚而制约水，故咸味得以内守，其气专精而能生金，金生辛，故辛味也得以生化，而于湿土同治。

所以说，对于由司在天泉之气不及而病不足的，用补法当顺其气；太过而病有余的，治疗时当逆其气，并根据其寒热盛衰进行调治。所以不论是从上、下、内、外取治，都是要探求气不及与太过的原因。若病人体强能受药的，就给予性味厚的药物，病人体弱不能受药的，就给以性味薄的药物，就是这个道理。若病气反其常候，如病邪在上的，就要治其下；病邪在下的，就要治其上；病邪在中的，就要治其左右。治热病用寒药，并用温服法；治寒病用热药，并用凉服法；治温病用凉药，并用冷服法；治清冷的病用温药，并用热服的方法。病人的身体虚实不同，其制方也不同，所以或用消法消散积滞，或用削法攻治坚积，或用吐法治上部之实，或用下法治下部之实，或用补法治虚证，或用泻法治实证。总之无论旧病新病，都可根据这些原则治疗。

黄帝说：若病在体内，不实也不坚硬，时而聚集有形，时而散乱无形，那如何治疗呢？

岐伯说：您问的真详细！如果这种病没有积滞的，就应从内脏里去探求病因，虚的就用补法，有邪气的可先用药驱其邪，再用饮食调理，并用热汤浴渍肌表，内外调和病即可痊愈。

黄帝说：有毒药和无毒药在服用时是否有一定的规则？

岐伯说：疾病有新旧之分，处方有大小之别，药物有有毒和无毒的不同，服用时当然有一定的原则。剧毒之药，病去十分之六时，不可再服；普通的毒药，病去十分之七时，不可再服；微毒的药物，病去十分之八时，不可再服；即使没有毒之药，病去十分之九时，也不可再服。以后采取谷类、肉类、果类、蔬菜等饮食调养，就可以除尽邪气，使疾病痊愈，但不要饮食过度，否则会使正气耗损。如果邪气还没有去尽，再用药时仍要依照上述原则。而且，服药前要知道该年的气候情况，不可违背天人相应的规律。对邪气亢盛的实证不能用补法，以免加重病情；对血气不足、机能衰退的虚证不能用泻法，以免使虚者更虚，给人的生命带来祸患。总之，不要误用补法使邪气更盛，也不要误用泻法损害人体正气，断送了人的性命！

黄帝说：有患病久的人，气机虽已调顺但身体不得迅速恢复，疾病虽然已去但形体依然瘦削，这该怎么办呢？

岐伯说：您问的太高明了！天地之气化是不可用人力来代行的，四时运行的规律是不可以违反的。若经络已经畅通，血气已经和顺，要使病人正气恢复，与平常人一样，必须注意保养，协调阴阳，耐心等待天时，小心守护真气，以免耗损，这样病人的形体就可以壮实，生气就能长养，这是圣王的法度。所以《大要》上说：不要以人力来代替天地之气化，不要违反四时的运行规律，必须善于调养，协调阴阳，等待真气的恢复。就是这个意思。

黄帝说：讲得太好了。

六元正纪大论篇第七十一

黄帝问：六气生化的正常与异常，胜气、复气淫盛致病，以及疾病的治疗，甘苦辛咸酸淡诸气味化生的先后，我已经熟知。但五运主岁的气化，或顺从司天之气，或违逆司天之气，或顺从司天之气而违逆在泉之气，或顺从在泉之气而违逆司天之气，或与岁运司天相制，或与岁运之气相生，这些道理我还不清楚。想掌握司天之气变化的原则，了解在泉之气变化的道理，协调岁运，使上下相应，不致破坏正常的秩序，天地的升降，不丧失规律，五运之气的布行，不违反时令，根据运气的顺逆而调之以五味，什么是顺从和违逆？

岐伯再次跪拜说：您的提问太高明了！这是宇宙的总纲，万物变化的本源，若不是圣明之帝，谁能穷究这些至精至重的理论呢？虽然我对这个问题知道的不多，但我愿意讲述其中的道理，使其永不灭绝，长久流传下去。

黄帝说：希望您能把这些道理进一步推演，使之条理清楚，根据干支的属类和一般的顺序来分析六气运行的主客气之间的主宰、从属关系，分别五气运行的位置，阐述司天岁运所述的气与数，以及正化邪化的变化情况等，您能进一步讲解吗？

岐伯说：首先确立纪年的干支，才能明白主岁之气与金木水火土五运的值年之数，以及寒暑燥湿风火六气司天在泉的气化，这样就可以发现自然界的变化规律，调和人们的气机，认识阴阳胜负的道理。这是气运之数可以计算的，请让我讲给您听。

黄帝问：太阳寒水司天的情况如何？

岐伯说：每逢辰年、戌年都是太阳司天，运气情况如下：

壬辰、壬戌年，太阳寒水司天，寒水用事，太阴湿土在。丁壬年属木运，壬为阳年，所以运为太角。运之气为风，正常气化为风声紊乱，物体裂纹，反常变化为狂风大作，摧毁折损拔倒树木，人们多头晕目眩，视物不清。客运五步为，初运太角，二运少徵，三运太宫，四运少商，终运太羽。主运与客运相同，始自太角，终于太羽。

戊辰、戊戌年，太阳寒水司天，太阴湿土在泉，戊癸年属火运，戊为阳年，所以运为太徵。火运主热，其正常气化为温暑熏蒸，反常变化为火炎蒸腾，人们多病热邪郁积阻滞。客运五步为：初运太徵，二运少宫，三运太商，四运少羽，终运太角。客运五步为：初运少角，二运太徵，三运少宫，四运太商，终运少羽。

甲辰、甲戌年，既是岁会，又是同天符，太阳司天，寒水用事，太阴湿土在泉。甲已年属土运，甲为阳年，所以运为太宫。土运之气为阴雨，正常气化为柔软厚重润泽，反常变化为风飘雨骤震撼惊骇，人们多湿邪下重。客运五步是：初运太宫，二运少商，三运太羽，四运少角，终运太徵。主运五步为：初运太角，二运少徵，三运太宫，四运少商，终运太羽。

庚辰、庚戌年，太阳司天，寒水用事，太阴湿土在泉。己庚年属金运，庚为阳年，所以运为太商。金运气凉，正常气化为雾露凉风，反常变化为肃杀凋零，人们多干燥少津，胸满背胀。客运五步为：初运太商，二运少羽，三运太角，四运少徵，终运太宫。主运五步是：初运少角，二运太徵，三运少宫，四运太商，终运少羽。丙辰、丙戌年，均为天符，太阳司天，寒水用事，太阴湿土在泉。

丙辛属水运，丙为阳年，所以运为太羽。水气寒冰肃杀，正常气化为寒风凛冽，凝敛凄惨，反常变化为冰雪霜雹，人们多寒邪留滞于筋肉关节空隙处。客运五步是：初运太羽，二运少角，三运太徵，四运少宫，终运太商。主运五步为，初运太角，二运少徵，三运太宫，四运少商，终运太羽。

凡是辰年、戌年，太阳司天施政，其气太过，先天时而到来。太阳寒水司天，天之气肃厉，太阴湿土在泉，地之气沉静，阳气不能施令，寒水之气加临于天空，水土二气结合，以为功德，上应水星、土星。谷类应于黑色黄色，其司天之政严肃，在泉之令徐缓。寒水大起，阳气不得伸展，所以湖泊中不见阳热之气升腾，火气要在其所应的时令，才能舒展。三之气居中的为少阳，因为火气亢盛，应时雨水时降，四之气，在泉用事，雨水止极而云散，气回复到太阴主令之时，云层会聚于北极，敷布湿气，润泽万物，寒气布于高空，少阴雷火动于下，寒湿之气持续于气交之中。人们容易患上寒湿病，肌肉萎缩，两足痿软不收，大便泻泄，血液溢出等病症。

初之气，厥阴风木为主气，少阳相火为客气，上年在泉之气迁移退位，气候温暖，草木较早的繁荣，人们容易患上疫病，发为温热病，出现身热、头痛、呕吐、肌肤疮疡等病。

二之气，少阴君火为主气，阳明燥金为客气，气候寒凉，阳气不得舒展，人们心怀凄惨，草木受寒不易生长，火气受到抑制，人们易感到气郁不舒、腹中胀满等病，太阳寒气发生。

三之气，主气为少阳相火，客气为太阳寒水，司天之气行使权力，寒气昌盛，雨水降临。人们易患外寒内热、痈疽、下利如注、心热烦闷等，热邪郁积在内，会损耗心神，若不迅速治疗，就会死亡。

四之气，主气为太阴湿土为，客气为厥阴风木，风湿交争于气交，湿得风气就化为雨，万物得以成长、生化、成熟，人们容易患上大热少气、肌肉萎弱、两足痿软、下利赤白等病。

五之气，阳明燥金为主气，少阴君火为客气，阳气重新生化，草木得以生长、发育、成熟，人们舒适无病。

终之气，太阳寒水为主气，太阴湿土为客气，在泉之气得其政令，湿气流行，寒气凝聚太空，尘埃弥漫，笼罩四野，人们感到哀伤，寒风骤至，土气不胜，脾脏得不到滋养，孕妇易受损而死亡。

所以在太阳寒水司天的年份，宜用苦味食物泻除火气，用燥治湿，用温治寒，折减郁蒸的胜气，帮助不胜之气，不要使运气太过而发生疾。应当食用得岁气的谷类来保全真气，避免虚邪贼风，以安定正气。根据中运与司天在泉的阴阳五行之气的异同，确定药物和食物的性质以及多少，运与气寒湿相同，其气微弱的，要少用克制其气的药物食物。凡用寒性药物时，要避开寒气主令之时；用热性药物时，避开热气主令之时；用凉性药物时，要避开凉气主令之时；用温性药物，要避开温气主令之时。饮食调治时，也要遵循这个原则，这是一般情况。如果气候反常，就不必拘泥于此了，如果违反这些原则，就会引发疾病。也就是说，根据时令气候变化，决定治疗方法。

黄帝说：很好。阳明燥金司天的情况是什么样的呢？

岐伯说：每逢卯年、酉年，都是阳明燥金司天。具体情况是：

丁卯年、丁酉年，阳明燥金司天，少阴君火在泉。丁壬属木运，丁是阴年，所以运为少角。木运不足，金克木，金之清气成为胜气，木生火，胜气之后，热气来复，此二年胜复之气相同。因为木运不足，司天之燥金胜，金兼木化，反得其政，故与金运平气相同。凡此二年，运气为风，胜气为清，复气为热。客运五步为：初运少角，二运太徵，三运少宫，四运太商，终运少羽。主运与客运同，始于少角，终于少羽。

癸卯年、癸酉年，都为岁会，阳明燥金司天，少阴君火在泉。戊癸属火运，癸是阴年，所以运为少徵。火运不足，水克火，水之寒气成为胜气，火生土，胜气之后，雨气来复，这二年的胜气复气相同。因为火运不足，不能克制金，司天的金气行使职权，所以与金运平气相同。凡此二年，运气为热，胜气为寒，复气为雨。客运五步：初运少徵，二运太宫，三运少商，四运太羽，终运少角。主运五步为：初运太角，二运少徵，三运太宫，四运少商，终运太羽。

己卯年、己酉年，阳明燥金司天，少阴君火在泉。甲巳属火运，巳是阴年，所以运为少宫。土运不足，木之风气成为胜气，土生金，金之凉气来复，这二年的胜气复气相同。凡此二年，运气为雨，胜气为风，复气为凉。客运五步：初运少宫，二运太商，三运少羽，四运太角，终运少徵。主运五步为：初运少角，二运太徵，三运少宫，四运太商，终运少羽。

己卯年、己酉年，阳明燥金司天，少阴君火在泉。已庚属金运，已是阴年，所以运为少商。金运不足，火克金，火之热气成为胜气，金生水，水之寒气来复，这二年的胜气复气相同。金运虽然不足，但得到金气资助，所以与金运平气相同。凡此二年，运气为凉，胜气为热，复气为寒。客运五步：初运少商、二运太羽、三运少角，四运太徵，终运少宫。主运五步为：初运太角、二运少徵、三运太宫，四运少商，终运太羽。

辛卯年、辛酉年，阳明燥金司天，少阴君火在泉。丙辛属水运，辛是阴年，所以运为少羽。水运不足，土克水，土之雨气成为胜气，水生木，木之风气来复，这二年的胜气复相同。凡此二年，运气为寒，胜气为雨，复气为风。客运五步：初运少羽，二运太角，三运少徵，四运太宫，终运少商。主运五步为：初运少角，二运太徵，三运太宫，四运太商，终运少羽少商。

凡此卯年、酉年，阳明司天施政，其气不及，后天时而到来。阳明燥金司天，天之气急切，少阴君火在泉，地之气盛明，金气不及，火气大盛，阳气专胜而行其令，炎暑之气大行，万物干燥而坚硬，金气不及，木不受制，木之风气主治，风气燥气相合而流行于气交之中，导致其阳多而阴气少，阳气过盛泽必定衰败，阳气衰败则阴气来复，当四之气的主客二气，也就是太阴和太阳主令的时候，云气归于雨府，敷布湿气，干燥之气变为润泽。谷类应于白色和赤色，间谷则借太过之间气而成熟，金气不足，火气乘之，白色甲虫羽虫伤耗受损，金气火气结合，以为功德，上应金星、火星。司天之燥气急切，在泉之令暴虐，蛰虫不归藏，流水不冻结。人们容易患上咳嗽、咽喉梗塞、寒热发作暴急、恶寒战栗、小便癃闭等病。如果燥金的清凉之气提前到来，并且急暴，属木的毛虫类就会受损死亡，如果在泉之热气推迟到来并且急切，属金的介虫就会遭受路灾患。胜气和复气发作急速，正常的气候被扰乱而不安定，司天之清气和在泉之热气，持续于气交之内。

初之气，厥阴风木为主气，太阴湿土为客气，上年的在泉之气迁移退位，阳明司天燥金用事，阴气凝集，天气肃厉，水就结冰，寒气之气化。内热胀满、面目浮肿、多眠、鼻塞衄血、喷嚏、呵欠、呕吐、尿黄赤，甚至淋痛为其多发病。

二之气，少阴君火为主气，少阳相火为客气，二火用事，阳气散布，人们感到舒适，万物开始生长繁茂。一旦有疫病流行，人们容易暴病死亡。

三之气，少阳相火为主气，阳明燥金为客气，司天之政布散，气候寒凉，客气之燥气与主气之热气相合，燥气急切，湿气来复而润泽，人们容易患上寒热病。

四之气，太阴湿土为主气，太阳寒水为客气，水土气化，寒雨降下。猝然昏倒、振动颤傈、谵言妄语、少气、咽干多饮、心痛、臃肿疮疡、寒疟、骨痿、便血等为其多发病。

五之气，阳明燥金为主气，厥阴风木为客气，秋行春令，草木又得生长繁茂，人们也安然无恙。

终之气，太阳寒水为主气，少阴君火为客气，在泉之气用事，阳气敷布，气候温暖，蛰虫不藏反见于外，流水不结冰，人们健康平安，一旦阳气亢盛，就容易患温病。

所以，在阳明燥金司天的年份，应当食用得岁气的谷类来安定正气，食用得间气的谷类来祛邪气，该年应该用咸味、苦味、辛味的药物，用汗之、清之、散之的方法治疗，来安定不胜之气的生化本源。以寒热的轻重为根据决定制方药物的多少。若中运与在泉之热气相同时，就多用与司天凉气相同的药物。若中运与司天凉气相同时，就要多用与在泉热气相同的药物。用凉药时，要避开凉气主令的季节；用温药时，要避开温气主令的季节；饮食调治时，也要遵循这个原则，这是一般情况。如果气候反常，就不必拘泥于此了，如果违反这些原则，就会引发疾病。也就是说，根据时令气候变化，决定治疗方法。

黄帝说：很好。少阳相火司天是什么样的呢？

岐伯说：每逢寅年、申年，就是少阳相火司天。

壬寅年、壬申年，都属同天符，少阳相火司天，厥阴风木在泉。丁壬属木运，壬是阳年，所以运为太角。木运之气为风气鼓动，正常的气化为风声紊乱，物体启开；异常变化是大风振撼摧毁折拔为反常变化，头晕目眩、两胁支满、惊骇为多发病。客运五步：初运太角，二运少徵，三运太宫，四运少商，终运太羽。主运与客运之气相同，也是始于太角，终于太羽。

戊寅年、戊申年，均为天符年，少阳相火司天，厥阴风木在泉，戊癸属火运，戊为阳年，所以运为太徵。火运之气为暑热，正常的气化为火盛热郁灼烁，异常变化为烈焰沸腾，热郁于上、血溢血泄、心痛为多发病。客运五步：初运太徵，二运少宫，三运太商，四运少羽，终运太角。主运五步为：初运少角，二运太徵，三运少宫，四运太商，终运少羽。

甲寅年、甲申年，少阳相火司天，厥阴风木在泉。甲巳属土运，甲为阳年，所以岁运太宫。土运之气为阴雨，正常的气化为柔软厚重润泽，异常的变化为风飘雨骤震撼惊骇，身重浮肿，水饮痞满为多发病。客运五步：初运太宫，二运少商，三运太羽，四运少角，终运太徵。主运五步为：初运太角，二运少徵，三运太宫，四运少商，终运太羽。

庚寅年、庚申年，少阳相火司天，厥阴风木在泉。己庚属金运，庚为阳年，所以运为太商。金运虽然太过，但受克于司天相火，所以与金运平气相同。金运之气寒凉，正常的气化为雾露清冷急切，异常的变化为肃杀凋零，在肩背、胸中出现多发病。客运五步：初运太商，二运少羽，三运太角，四运少徵，终运太宫。

主运五步为：初运少角，二运太徵，三运少宫，四运太商，终运少羽。

丙寅年、丙申年，少阳相火司天，厥阴风木在泉。丙辛属水运，丙是阳年，因此运为太羽。水运之气为寒，正常的气化为凝敛凄惨，寒风凛冽，异常的变化时冰雪霜雹，寒、浮肿为多发病。客运五步：初运太羽，二运少角，三运太徵，四运少官，终运太商。

主运五步为：初运太角，二运少徵，三运太官，四运少商，终运太羽。

凡此寅年、申年，少阳司天施政，其气太过，早于天时到来。司天之气得其正化之位，厥阴风木在泉，地气扰动，大风暴起，飞沙走石，草木倒伏，少阳相火之气流行。阳气敷布，阴气流行，雨应时而降，少阳司天为火，厥阴在泉为木，木火相生，以为功德，上应于火星、木星。应于赤色、青色谷类，其司天之政严厉，其在泉之令扰动。因此司天之热与在泉之风相和敷布，云物沸腾，阴气流行。寒气时至，凉雨并起。人们易患疟疾、泻泄、胀满。所以遇到这种情况时，圣明的人就调节自身而顺应之，不与之抗逆。寒热之气，交替发作，人们就易患疟疾、泄泻、耳聋、目瞑、呕吐病、气郁于上、肿胀色变。

初之气，厥阴风木为主气，少阴君火为客气，上年的在泉之气迁移退位，风气大盛时则摇动不止，主客二气木火相生，寒气散去气候温热，草木提早荣茂。寒气虽然到来，但不能行使肃杀、削伐的职权，这时温热病开始发生，多发病为气郁于上、血溢、目赤、咳逆、头痛、血崩、胁肋胀满、肤腠生疮。

二之气，少阴君火为主气，太阴湿土为客气，火气被郁滞不发，白色云埃四起，云气奔于雨府，风气如果不能胜湿土之气，就会降下雨水，人们身体健康。如有疾病，多为热邪郁积于上、咳逆、呕吐、体内生疮疡、胸咽不通利、头痛、身热、神志昏愦、脓疡等病易出现。

三之气，少阳相火为主气，客气也是少阳相火，主气客气相同，司天之气施行政令，炎暑流行，少阳相火加临，火气过盛，雨水穷尽不降。人们易患热病、耳聋、目瞑、血溢、脓疮、咳嗽、呕吐、鼻塞、衄血、口渴、喷嚏、呵欠、喉痹、目赤等病，常常会突然死亡。

四之气，太阴湿土为主气，阳明燥金为客气，阳明主令，于是凉气到来，清凉之气与湿热之气相间运化，白露下降，此时人们安然无恙。如有疾病，多为胀满。身体沉重等病。

五之气，主气是阳明燥金，客气是太阳寒水，阳气散去，寒气应时到来，因为阳气收敛伏藏，气门闭合，坚硬的树木过早凋零，此时人们应该躲避寒邪，懂得养生的人，会居住在周密的地方，以避开寒气。

终之气，主气是太阳寒水，客气是厥阴风木，在泉之气得其正化之位，风气到来，万物出现生发之势，雾气流行。因为气机外泄，所以此时人们多出现关闭不禁之症、心痛，以及阳气不得收敛而引发的咳嗽。

凡此少阳司天的年份，必须抑制中运与司天的太过之气，资助所不胜之气，折减郁蒸的胜气，资助不及之气的生化之源，使肆虐太过之气不见，就可以不患重病。所以该年应该用咸味辛味酸味药物，用渗法、泄法、渍法、发散方法治疗，观察气候的寒热变化，来调治太过的邪气，若中运逢太角、太征与岁气风热不同，多用寒化药物；中运逢太宫、太商。太羽与岁气风热不同，少用寒化药物。用热性药物时，要避开热气主令的季节；用温性药物时，要避开温气主令的季节；用寒性药物时，要避开寒气主令的季节；用凉性药物时，要避开凉气主令的季节；饮食调治时，也要遵循这个原则，这是一般情况。如果气候反常，就不必拘泥于此了，违反这些原则，就会引发疾病。也就是说，根据时令气候变化，决定治疗方法。

黄帝说：很好。太阴湿土司天是什么样的呢？

岐伯说：每逢丑年、未年，就是太阴湿土司天。具体情况如下：

丁丑年、丁未年，太阴湿土司天，太阳寒水在泉。丁壬属木运，丁是阴年，所以运为少角。木运不足，金克木，金之清气成为胜气，木生火，火之热气来复，这二年的胜气复相同。木运不及，土不受克，司天之气行使职权，所以与土运平气相同。凡此二年，运气为风，胜气为清，复气为热。客运五步：初运少角，二运太徵，三运少宫，四运太商，终运少羽。主运五步与客运相同，始于少角，终于少羽。

癸丑年、癸未年，太阴湿土司天，太阳寒水在泉。戊癸属火运，癸是阴年，所以运为少徵。火运不足，水克火，水之寒气成为胜气，火生土，土之雨气来复，这二年的胜气复相同。凡此二年，运气为热，胜气为寒，复气为雨。客运五步：初运少徵，二运太宫，三运少商，四运太羽，终运少角。主运五步为：初运太角，二运少徵，三运太宫，四运少商，终运太羽。

己丑年、己未年，都是太一天符，太阴湿土司天，太阳寒水在泉。甲巳属木运，巳是阴年，所以运为少宫。土运不足，木克土，木之气成为胜气，土生金，金之清气来复，这二年的胜气复相同。土运不及，但得到司天湿土的资助，所以与土运平气相同。凡此二年，运气为雨，胜气为风，复气为清。客运五步：初运少宫，二运太商，三运少羽，四运太角，终运少徵。主运五步为：初运少角，二运太徵，三运少宫，四运太商，终运少羽。

乙丑年、乙未年，太阴湿土司天，太阳寒水在泉。己庚属金运，巳是阴年，所以运为少商。金运不足，火克金，火之热气成为胜气，金生水，水之寒气来复，这二年的胜气复相同。凡此二年，运气为凉，胜气为热，复气为寒。客运五步：初运少商，二运太羽，三运少角，四运太徵，终运少宫。主运五步为：初运太角，二运少徵，三运太宫，四运少商，终运太羽。

辛丑年、辛未年，均为同岁会，太阴湿土司天，太阳寒水在泉。丙辛属水运，辛是阴年，所以运为少羽。水运不足，土克水，土之雨气成为胜气，水生木，木之风气来复，这二年的胜气复相同。水运不及，全年的湿土之气偏胜，得以施政，所以与土运平气相同。凡此二年，运气为寒，胜气为雨，复气为风。客运五步：初运少羽，二运太角，三运少徵，四运太宫，终运少商。主运五步为：初运少角，二运太徵，三运少宫，四运太商，终运少羽。

凡此丑年、未年，太阴司天施政。其气不及，晚于天时而到来。太阴司天，太阳在泉，其气属阴，所以阴行其令，阳气退避，阴气专政，司天之气下降，在泉之气升腾，原野雾气昏暗，白色尘埃四起，云奔向南极雨府，寒雨频降，万物成熟于夏末秋初。人们容易患上寒湿病、腹部胀满、全身肿胀、浮肿、痞满气逆、肢体厥冷、筋脉拘急等病，湿气与寒气相互交合，以为功德，昏暗的黄色黑色尘埃流行于气交之中，上应土星水星。司天湿土之政严肃，在泉之令宁静，应于黄色黑色谷类。寒气积聚于下，阴气凝于上，寒水之气胜于火，则为冰雹，阳光不得发挥作用，肃杀之寒气旺盛。所以在太过之年谷种高地，不及之年谷种低处，太过之年晚种，不及之年早种，这是取决于地土条件和气化条件的。这种情况也应适应人们养生，得间气的谷物就是借助间气太过而成熟的。

初之气，厥阴风木为主气，同样也是客气，上年的在泉之气迁移退位，春得气化之正，风气至，生发之气敷布，万物能够繁荣，人们感到舒畅，湿气为风气所迫，所以降雨延迟。血溢、筋络拘急强直、关节不利、身重、筋痿等病容易出现。

二之气，少阴君火为主气，同样也是客气，火得气化之正，万物因而生化，人们感到平和，多发生温热、疫病，远近患者发病的情况都相同。湿热相搏，雨水应时而降。

三之气，少阳相火为主气，太阴湿土为客气，司天之气敷布，地气上升，湿气下降，常有雨水降下，寒气随之而来。

四之气，太阴湿土为主气，少阳相火为客气，相火加临于主气之上，湿热相合，地气升腾，天气隔塞不通，早晚都有寒风吹拂，热气和寒气相迫，草木为烟雾凝集笼罩，湿化之气不能流行，白露阴布，标志着秋天到来。

五之气，阳明燥金为主气，同样也是客气，凄惨寒凉之气施行，寒露降下，霜雪提前下降，寒气侵及人体，居住周密，草木枯黄凋落，如发病，多在皮肤和腠理之间。

终之气，太阳寒水为主气，同样也是客气，寒气大行，湿气大化，霜乃积结，阴气凝聚，水结坚冰，阳光不得施治。人们若感受寒邪，则易患关节强急、不灵活，腰椎疼痛等病，这是寒湿之气相持于气交之中的缘故。

凡此太阴司天的年份，必须折服致郁的邪气，取不胜之气的生化本源，补益不及的岁气，避免邪气过胜，食用得岁气的谷类来保全真气，食用得间气的谷类来保养精气。所以当年应进食苦味以燥湿，用温药散其寒，也可以用发泄的方法以去湿邪。如果不用发泄方法祛除湿邪，湿气向外溢出，就会肌肉溃烂，皮肤裂开，血水相交流。应根据中运与岁气异同，确定用药的多少，气运同属于寒者，用热药以化之；气运同为湿者，用燥药化之。气运相同者多用，气运不同者要少用。用凉性药物时，要避开凉气主令之时；用寒性药物时，要避开寒气主令之时；用温性药物时，要避开温气主令之时。用热性药物时，要避开热气主令之时；饮食调治时，也要遵循这个原则，这是一般情况。如果气候反常，就不必拘泥于此了，如果违反这些原则，就会引发疾病。也就是说，根据时令气候变化，决定治疗方法。

黄帝说：很好。少阴君火司天是什么样的呢？

岐伯说：每逢子年、午年，就是少阴君火司天。具体情况如下：

壬子年、壬午年，少阴君火司天，阳明燥金在泉。丁壬属木运，壬是阳年，所以运为主角。木运之气为风气鼓动，正常的气化特点为风声紊乱，物体启开，反常的变化是大风振拉摧拔，胁下支撑胀满为其病症。客运五步：初运太角，二运少徵，三运太宫，四运少商，终运太羽。主运五步与客运五步相同，始于太角，终于太羽。

戊子年、戊午年分别为天符年、太一天符年，少阴君火司天，阳明燥金在泉。戊癸属火运，戊为阳年，所以运为太徵。火运之气为火炎暑热，正常的气化是温暖光耀郁热，反常的变化是火炎沸腾，热在上部、血溢为其病症。客运五步：初运太徵，二运少宫，三运太商，四运少羽，终运太角。主运五步是：初运少角，二运太徵，三运少宫，四运太商，终运少羽。

甲子年、甲午年，少阴君火司天，阳明燥金在泉。甲巳属土运，甲是阳年，所以运为太宫。土运之气为阴雨，正常的气化是柔软厚重润泽，反常的变化是震惊飘骤，中满、身重为其病症。客运五步：初运太宫，二运少商，三运太羽，四运少角，终运太徵。主运五步为：初运太角，二运少徵，三运太宫，四运少商，终运太羽。

庚子年、庚午年，少阴君火司天，阳明燥金在泉。己庚属金运，庚为阳年，所以运为太商。金运虽然太过，但受司天相火克制，所以与金运平气相同。金运之气为，正常的气化特点为雾露萧瑟，反常的变化是肃杀凋零，清气在下为其病症。客运五步：初运太商，二运少羽，三运太角，四运少徵，终运太宫。主运五步为：初运少角，二运太徵，三运少宫，四运太商，终运少羽。

丙子年、丙午年，少阴君火司天，阳明燥金在泉。丙辛属水运，丙为阳年，所以运为太羽。水运之气寒冷，正常的气化特点为凝敛凄惨，寒风凛冽，反常的变化是冰雪霜雹，寒气在下为多发病。客运五步：初运太羽，二运少角，三运太徵，四运少宫，终运太商。主运五步为：初运太角，二运少徵，三运太宫，四运少商，终运太羽。

凡此子年、午年，少阴司天施政，其气太过，先天时到来。少阴司天，阳明在泉，在泉之气肃杀，司天之气光明，在初之气，寒为客气，相交合于上一年终气少阳之暑，司天之热气与在泉之燥气加临，云气归于雨府，湿化之气流行，应时的雨水降下，燥金之气与君火热气相合，则火不克金，上应火星、金星。在泉燥金之气急切，司天君火之气光明，应于赤色与白色谷类，水寒之气与火热之气相持于气交之中，导致了疾病的发生，热性疾病发生于上部，凉性疾病发生于下部，寒气与热气交争于中部，人们容易咳嗽、气喘、血液上溢或下泄、鼻塞、打喷嚏、目赤、眼角疮疡、寒邪侵犯胃、心痛、腰痛、腹胀大、喉干肿胀等病症。

初之气，厥阴风木为主气，太阳寒水为客气，上年的在泉之气迁移，少阳暑气退位离去，寒冷之气开始到来，水冻结冰，霜又降，主气之风受客气影响，凛冽寒冷，蛰虫重新归藏，阳热之气受郁制，人们反而深居周密，易感到关节强直，腰臀疼痛病。在炎暑即将到来时，容易导致内部外部生疮疡。

二之气，少阴君火为主气，厥阴风木为客气，阳气得以敷布，风气流行，春气属于正化之令，万物繁荣，即使寒气有时到来，人们仍感平和。小便淋沥、两眼红赤、气郁于上部而引发的热病为多发病。

三之气，少阳相火为主气，少阴君火为客气，司天之气宣化，主气客气属火，大火流行，万物茂盛鲜明，寒气时而出现。人们易患气厥心痛、寒热交替、咳嗽气喘、两眼红赤等病。

四之气，太阴湿土为主气，同时也是客气，暑湿之气同时发生，大雨时时降下，寒热交替出现，寒热病、喉咙干燥、黄疸、鼻塞、鼻衄、水饮等病易出现。

五之气，阳明燥金为主气，少阳相火为客气，少阳的烈火下降，暑热又重新来到，阳热之气生化，于是万物就再次生长繁荣，人们感觉舒适，身体健康，如发病，多为温病。

终之气，太阳寒水为主气，阳明燥金为客气，燥气流行，五之气的余火隔拒于体内，人们易生上部肿、咳嗽、气喘、甚至出血。如果有寒气到来，雾气弥漫，疾病易发生于皮肤，内传于胁肋，向下牵连少腹而引发内部寒冷的疾病。终气之末，在阳泉之气将会改变。

凡此少阴君火司天的年份，必须要遏制太过的运气，赞助岁气所胜之气，折服郁结的胜气，资助不胜之气的生化之源。食用得岁气的谷类以保全真气，食用得间气的谷类就可以防避邪气。本年宜用用咸味以软之，调治上部；用苦味泄之；也可以用苦味药物发散。根据岁运与岁气的异同，确定用药的多少。中运与司天之气相同，用寒凉药化之；中运与在泉之气相同，用温热药化之。用温性药物时，要避开温气主令的季节；用热性药物时，要避开热气主令的季节；用寒性药物时，要避开寒气主令的季节；用凉性药物时，要避开凉气主令的季节；饮食调治时，也要遵循这个原则，这是一般情况。如果气候反常，就不必拘泥于此了，如果违反这些原则，就会引发疾病。也就是说，根据时令气候变化，决定治疗方法。

黄帝说：很好。厥阴风木司天是什么样的呢？

岐伯说：，每逢巳年、亥年，就是厥阴风木司天。具体情况如下：

丁巳年、丁亥年，都是天符年，厥阴风木司天，少阳相火在泉。丁壬属木运，丁是阴年，所以运为少角。木运不足，金克木，金之清气成为胜气，木生火，火之热气来复，这二年的胜气复相同。凡此二年，运气为风，胜气为清，复气为热。客运五步：初运少角，二运太徵，三运少宫，四运太商，终运少羽。主运与客运相同，起自少角，终于少羽。

癸巳年、癸亥年，都是同岁会，厥阴风木司天，少阳相火在泉。戊癸属火运，癸是阴年，所以运为少徵。火运不足，水克火，水之寒气成为胜气，火生土，土之雨气来复，这二年的胜气复相同。凡此二年，运气为热，胜气为寒，复气为雨。客运五步：初运少徵，二运太宫，三运少商，四运太羽，终运太角。主运五步为：初运太角，二运太=少徵，三运太宫，四运太少商，终运太羽。

己巳年、己亥年，厥阴风木司天，少阳相火在泉。甲巳属土运，巳是阴年，所以运为少宫。土运不足，土克木，木之风气成为胜气，土生金，金之凉气来复，这二年的胜气复相同。土运不及，司天的木气胜反而得以施政，所以与土运平气相同。凡此二年，运气为雨，胜气为风，复气为清。客运五步：初运少宫，二运太商，三运少羽，四运少角，终运太徵。主运五步为：初运少角，二运太徵，三运少宫，四运太商，终运少羽。

乙巳年、乙亥年，厥阴风木司天，少阳相火在泉。乙庚属金运，乙是阴年，所以运为少商。金运不足，火克金，火之热气成为胜气，金生水，水之寒气来复，这二年的胜气复相同。金运不及，木不受克制，司天的木气胜反而得以施政，所以与土运平气相同。凡此二年，运气为凉，胜气为热，复气为寒。客运五步：初运少商，二运太羽，三运太角，四运少徵，终运太宫。主运五步为：初运太角，二运少徵，三运太宫，四运少商，终运太羽。

辛巳年、辛亥年，厥阴风木司天，少阳相火在泉。丙辛属水运，辛是阴年，所以运为少羽。水运不足，土克水，土之雨气成为胜气，水生木，木之风气来复，这二年的胜气复相同。凡此二年，运气为寒，胜气为雨，复气为风。客运五步：初运少羽，二运太角，三运少徵，四运太官，终运少商。主运五步为：初运少角，二运太徵，三运少宫，四运太商，终运少羽。

凡此巳年、亥年，厥阴司天施政，其气不及，晚于天时而到来。上述同正角的各年，其中运与司天之气相同，气化与木运平气之年相同。厥阴司天，少阳在泉，天风气扰动，在泉火气正化，司风气生于高运处，炎热之气顺从，云气归于雨府，湿气流行。司天之风气与在泉之火气相互交合，上应木星、火星。风气扰动，火气迅速，于青色与赤色谷类相应，借助太过的间气作用，间谷成熟，有纹有角的虫及羽虫易耗损，风气燥气火气热气互为胜复，流水不结冰，蛰虫出现，人体上部多生风病，下部多生热病，风气燥气互为胜复而见于人体中部。

初之气，厥阴风木为主气，阳明燥金为客气，寒气开始肃杀，杀伐之气始至，人们易生右下侧寒病。

二之气，少阴君火为主气，太阳寒水为客气，寒冷之气不去．雪花降落，水结成冰，杀伐之气施化，霜降下，草木顶部干枯，寒冷的雨水时时降落，如果阳热之气来复，人们易患内部郁热之病。

三之气，少阳相火为主气，厥阴风木为客气，司天之气施政，大风时起，人们易出现流泪、耳鸣、头晕目眩病。

四之气，太阴湿土为主气，少阴君火为客气，暑湿湿热相互争夺于司天的左间，黄疸、浮肿病容易出现。

五之气，阳明燥金为主气，太阴湿土为客气，燥气湿气互有胜负，阴寒沉降之气得以施化，风雨流行，寒冷之气侵及人体。

终之气，太阳寒水为主气，少阳相火为客气，少阳相火亢烈主令，阳气大化，蛰虫出现，水不结冰，地中阳气发散，草类生长，人们感到温暖舒服，温病、疫病为多发病。

凡此厥阴司天的年份，必须折损郁蒸的胜气，赞助不胜之气的生化之源，资助其不及的运气，以免邪气太胜。该年份宜用咸味调治在泉之气，用辛味调和司天之气，不要轻易触犯。用温性药物时，要避开温气主令的季节。饮食调养也应遵循这一原则；用热性药物时，要避开热气主令的季节；用凉性药物时，要避开凉气主令的季节；用寒性药物时，要避开寒气主令的季节；饮食调治时，也要遵循这个原则，这是一般情况。如果气候反常，就不必拘泥于此了，如果违反这些原则，就会引发疾病。也就是说，根据时令气候变化，决定治疗方法。黄帝说：说得好。您讲述的已经很详细了，然而如何知道其气的应与不应呢？

岐伯说：您问得太高明啊了！六气的运行有一定的次序，终止有一定方位，因此通常在正月初一黎明时分进行观察，根据六气主时的方位，就可以知道应或不应。中运太过的，其气提前到来；中运不及的年份，其气推迟到来；这是六气的正常情况。如果中运既不是太过，也不是不及的平气，就是“正岁”，其气恰逢天使而到达。

黄帝说：胜气和复气经常出现，而灾害也会时常到来，怎样测知呢？

岐伯说：不属当位的气化，就可称为灾害了。

黄帝说：司天在泉之气的开始和终止情况是怎样的？

岐伯说：您的提问真详尽啊！这是关于气象变化规律的问题。司天在泉之数，开始于司天，终止于在泉，上半年是司天主气，下半年是在泉主气。为气交所主，一年的气数变化规律尽在其中。所以说知道了司天在泉所主的方位，就能知道六气应于十二月的情况了。这就是六气分主六步的气数。

黄帝说：我掌管这件事情，遵照这些原则去运用这些原则，可有时与实际的气数不相符合，这是怎么回事呢？

岐伯说：六气的作用有有余和不足，与五运的相合之化又有盛有衰。由于存在多少和盛衰的不同，所以就有了同化问题。

黄帝说：我希望听您将讲讲同化的情况是怎样的？

岐伯说：风温之气与春令木气同，炎热之气与夏令火气同，胜气与复气也有同化，燥清烟露与秋令金气同，寒气霜雪与冬令水气同化。这就是天地五运六气盛衰互用的情况。

黄帝说：五化与司天之气的五行同化的年份叫“天符”，这个我已经了解了，我还想听您讲讲五运与在泉之气同化又是什么情况呢？

岐伯说：太过的岁运与司天之气同化的有三，不及的岁运与司天之气同化的也有三，太过的岁运与在泉之气同化的有三，不及的岁运与在泉之气同化的也有三，属于这类情况的年份共有二十四年。

黄帝说：希望听您详细地讲解一下一上所说的情况。

岐伯说：甲辰年、甲戌年，中运太宫，土运太过，下加太阴湿土在泉；壬寅年、壬申年，中运太角，木运太过，下加厥阴风木在泉；庚子年、庚午，中运太商，金运太过，下加阳明燥金在泉，相似的年份有三类。

癸巳年、癸亥年，中运少徵，火运不及，下加少阳相火在泉；辛丑年、辛未年，中运少羽，水运不及，下加太阳寒水在泉；癸卯年、癸酉年，中运少徵，火运太过，下加少阴君火在泉，相似的年份有三类。

戊子年、戊午年，中运太徵，火运太过，上临少阴君火司天；戊寅年、戊申年，中运太徵，火运太过，上临少阳相火司天；丙辰年、丙戌年，中运太羽，水运太过，上临太阳寒水司天，相似的年份有三类。

丁巳年、丁亥年，中运少角，木运不及，上临厥阴风木司天；乙卯年、乙酉年，中运少商，金运不及，上临阳明燥金司天；乙丑年、乙未年中运少宫，土运不及，上临太阴湿土司天，相似的年份有三类。

在这二十四年之外的年份，都是岁运与司天之气在泉之气不相加临的年份。

黄帝问：相加指的是什么呢？

岐伯说：岁运太过而与客气在泉之气相加的就是“同天符”，岁运不及而与客气在泉之气相加的就是“同岁会”。

黄帝说：相临指的是什么呢？

岐伯说：岁运太过或不及与司天相临的就是“天符”。因为运气的变化有太过和不及的分别，所以疾病的变化有轻重的差异，人的生死也有早晚的区别。

黄帝说：我不明白您说的“用寒远寒，用热远热”，希望听您讲一讲，什么是“远”呢？

岐伯说：用热性药物不要触犯主时的热气，遵循这一原则就平和；用寒性药物不要触犯主时的寒气。遵守这个原则，人就平和；违背这一原则，人就会发病。所以对待主时之气，不可不谨慎地避免它，这就是应时而起的六步气位。

黄帝问：温凉之气主时的时候会怎样？

岐伯说：热气主令时，用热性药物时不要触犯；寒气主令时，用寒性药物时不要触犯；凉气主令时，用凉性的药物时不要触犯；温气主令时，用温性的药物时不要触犯；间气与主气不同的季节，可以轻微触犯；间气与主气相同的季节，不能轻易触犯。必须仔细观察。

黄帝说：说得好。那么触犯的会怎样呢？

岐伯说：天气与主气相反时，要以主时为依据；客气胜于主气的，就可以触犯，以达到平衡为准，但切忌过度，这就是就邪气胜过主气来说的。所以说不违反气候时令，部违逆六气所宜，也不能助长复气，这才是最好的调治原则。

黄帝说：说得好。五运之气运行和主岁之年，有固定规律吗？

岐伯说：请让我把它们加以排此讲给您听。

甲子年、甲午年：上为少阴君火司天，中为太宫土运太过，下为阳明燥金在泉。司天之气数为热化二，中为之气数为雨化五，在泉之气数为燥化四，没有胜复气发生，就是正化日。气化所致疾病，为司天热化所致的，药食咸寒；为中运雨化所致的，药食苦热；在泉燥化所致的，药食酸热。这就是与之相适应的药食性味。

乙丑年、乙未年：上为太阴湿土司天，中为少商金运不及，下为太阳寒水在泉。金运不及，就会出现胜气热化、复气寒化，因非本年正常之气，所以叫做邪化日。所致灾患发生在西方七宫多。司天之气数为湿化五，中运之气数为清化四，在泉之气数为寒化六，这是正气所化，所以叫做正化日。气化所指的疾病，司天湿化所致的，药食苦温；中运清化所致的，药食酸和；在泉寒化所致的，药食甘热。这就是与之相适应的药食性味。

丙寅年、丙申年：上为少阳相火司天，中为太羽水运太过，下为厥阴风木在泉。司天之气数为火化二，中运之气数为寒化六，在泉之气数为风化三，胜气复气不出现，就是正化日。气化所致的疾病，司天热化所致的，药食咸寒；中运寒化所致的，药食咸温；在泉风化所致的，药食辛温。这就是与之相适应的药食性味。

丁卯年属岁会年，它和丁酉年：上为阳明燥金司天，中为少角木运不及，下为少阴君火在泉。木运不及，就会出现胜气为清，复气为热，因非本年正常之气，所以叫做邪化日。所致灾患发生在东方三宫。司天之气数为燥化九，中运之气数为风化三，在泉之气数为热化七。如果胜气复气不出现，就是正化日。气化所致的疾病，司天燥化所致的，药食苦小温。中运风化所致的，药食辛和；在泉热化所致的，药食咸寒。这就是与之相适应的药食性味。

戊辰年、戊戌年：上为太阳寒水司天，中为太徵火运太过，下为太阴湿土在泉。司天之气数为寒化六，中运之气数为热化七，在泉之气数为湿化五。如果胜气复气不出现，就是正化日。气化所致的疾病，司天寒化所致的，药食苦热；中运热化所致的，药食甘和；在泉湿化所致的，药食甘温。这就是与之相适应的药食性味。

己巳年、己亥年：上为厥阴风木司天，中为少宫土运不及，下为少阳相火在泉。土运不及，就会出现胜气为风化，复气为清化，因非本年正常之气，所以叫做邪化日。所致灾患发生在中央五宫。司天之气数为风化三，中运之气数为湿化五，在泉之气数为火化七。这是真气所化，所以叫做正化日。气化所致的疾病，司天风化所致的，药食辛凉；中运湿化所致的，药食甘和；在泉火化所致的，药食咸寒。这就是与之相适应的药食性味。

庚午年、庚子年，都是同天符年：上为少阴君火司天，中为太商金运太过，下为阳明燥金在泉。司天之气数为热化七，中运之气数为清化九，在泉之气数为燥化九，如果胜气复气不出现，就是正化日。气化所致的疾病，司天热化所致的，药食咸寒；中运清化所致的，药食辛温；在泉燥化所致的，药食酸温。这就是与之相适应的药食性味。

辛未年、辛丑年，都是同岁会年：上为太阴湿土司天，中为少羽水运不及，下为太阳寒水在泉。水运不及，就会出现胜气为雨化，复气为风化，因非本年正常之气，所以叫做邪化日。所致灾患发生在北方一宫。司天之气数为雨化五，中运之气数为寒化一，在泉之气数为寒化一，这是正气所化，所以叫做正化日。气化所致的疾病，司天热化所致的，药食苦热；中运寒化所致的，药食苦和，在泉寒化所致的，药食苦热。这就是与之相适应的药食性味。

壬申年、壬寅年，都为同天符年：上为少阳相火司天，中为太角木运太过，下为厥阴风木在泉。司天之气数为火化二，中运之气数为风化八，在泉之气数为风化八，如果胜气复气不出现，就是正化日。气化所致的疾病，司天火化所致的，药食咸寒：中运风化所致的，药食酸和；在泉风化所致的，药食辛凉。这就是与之相适应的药食性味。

癸酉年、癸卯年，都是同岁会年：上为阳明燥金司天，中为少徵火运不及，下为少阴君火在泉，火运不及，就会出现胜气为寒，复气为雨，因非本年正常之气，所以叫做邪化日。所致灾患发生在南方九宫。司天之气数为燥化九，中运之气数为热气化二，在泉之气数为热化二，如果胜气复气不出现，就是正化日。气化所致的疾病，司天燥化所致的，药食苦小温；中运热化所致的，药食咸温；在泉热化所致的，药食咸寒。这就是与之相适应的药食性味。甲戌年、甲辰年，二者既是岁会年，又是同天符年：上为太阳寒水司天，中为太宫土运太过，下为太阴湿土在泉。司天之气数为寒化六，中运之气数为湿化五，在泉之气数为湿化五，如果胜气复气不出现，就是正化日。气化所致的疾病，司天寒化所致的，药食苦热；

中运湿化所致的，药食苦温；在泉湿化所致的，药食苦温。这就是与之相适应的药食性味。

乙亥年、乙巳年：上为厥阴风木司天，中运少商金运不及，下为少阳相火在泉，金运不及，就会出现胜气为热，复气为寒，因非本年正常之气，所以叫做邪化日。所致灾患发生在西方金位七宫。司天之气数为风化八，中运之气数为清化四，在泉之气数为火化二，如果胜气复气不出现，就是正化日。气化所致的疾病，司天热化所致的，药食辛凉；中运清化所致的，药食酸和；在泉火化所致的，药食咸寒。这就是与之相适应的药食性味。

丙子年属岁会年，它和丙午年：上为少阴君火司天，中为太羽水运太过，下为阳明燥金在泉。司天之气数为热化二，中运之气数为寒化六，在泉之气数为清化四，如果胜气复气不出现，就是正化日。气化所致的疾病，司天热化所致的，药食咸寒；中运寒化所致的，药食咸热；在泉清化所致的，药食酸温。这就是与之相适应的药食性味。

丁丑年、丁未年：上为太阴湿土司天，中为少角木运不及，下为太阳寒水在泉，木运不及，就会出现清化为胜气，热化为复气，因非本年正常之气，所以叫做邪化日，所致灾患发生在东方三宫。司天之气数为雨化五，中运之气数为风化三，在泉之气数为寒化一。如果胜气复气不出现，就是正化日。气化所致的疾病，司天雨化所致的，药食苦温；中运风化所致的，药食辛和；在泉寒化所致的，药食甘热。这就是与之相适应的药食性味。

戊寅年、戊申年，都为天符年：上为少阳相火司天，中为太徵火运太过，下为厥阴风木在泉。司天之气数为火化七，中运之气数为气化七，在泉之气数为风气化三，如果胜气复气不出现，就是正化日。气化所致的疾病，司天火化所致的，药食咸寒；中运火化所致的，药食甘和；在泉风化所致的，药食辛凉。这就是与之相适应的药食性味。

己卯年、己酉年：上为阳明燥金司天，中为少宫土运不及，下为少阴君火在泉，土运不及，就会出现胜气为风化，复气为清化，因非本年正常之气，所以叫做邪化日，所致灾患发生在中央五宫。司天之气数为清化九，中运之气数为雨化五，在泉之气数为热气化七，如果胜气复气不出现，就是正化日。气化所致的疾病，司天清化所致的，药食苦小温；中运雨化所致的，药食甘和；在泉热化所致的，药食咸寒。这就是与之相适应的药食性味。

庚辰年、庚戌年：上为太阳寒水司天，中为太商金运太过，下为太阴湿土在泉。司天之气数为寒化一，中运之气数为清化九，在泉之气数为雨为五，如果胜气复气不出现，就是正化日。气化所致的疾病，司天寒化所致的，药食苦热；中运清化所致的，药食辛温；在泉雨化所致的，药食甘热。这就是与之相适应的药食性味。

辛巳年、辛亥年：上为厥阴风木司天，中为少羽水运不及，下为少阳相火在泉。水运不及，就会出现雨化为胜气，风化为复气，因非本年正常之气，所以叫做邪化日，所致灾患发生在北方一宫。司天之气数为风化三，中运之气数为寒化一，在泉之气数为火化七，如果胜气复气不出现，就是正化日。气化所致的疾病，司天风化所致的，药食辛凉，中运寒化所致的，药食苦和；在泉火化所致的，药食咸寒。这就是与之相适应的药食性味。

壬午辛、壬子年：上为少阴君火司天，中为太角木运太过，下为阳明燥金在泉。司天之气数为热化二，中运之气数为风化八，在泉之气数为清化四，如果胜气复气不出现，就是正化日。气化所致的疾病，司天热化所致的，药食咸寒；中运风化所致的，药食酸凉，在泉清化所致的，药食酸温。这就是与之相适应的药食性味。

癸未年、癸丑年：上为太阴湿土司天，中为少徵火运不及，下为太阳寒水在泉。火运不及，就会出现寒化为胜气，雨化为复气，这两年的胜气复气相同。如果胜气复气出现，就是因非本年正常之气，所以叫做邪化日，所致灾患发生在北方九宫。司天之气数为雨化五，中运之气数为火化二，在泉之气数为寒气一，如果胜气复气不出现，就是正化日。气化所致的疾病，司天雨化所致的，药食苦温；中运火化所致的，药食咸温；在泉寒化所致的，药食甘热。这就是与之相适应的药食性味。

甲申年、甲寅年：上为少阳相火司天，中为太宫土运太过，下为厥阴风木在泉，司天之气数为火化二，中运之气数为雨化五，在泉之气数为风化八，如果胜气复气不出现，就是正化日。气化所指的疾病，司天火化所致的，药食咸寒；中运雨化所致的，药食咸和；在泉风化所致的，药食辛凉。这就是与之相适应的药食性味。

乙酉年属太一天符年，乙卯年属天符年：上为阳明燥金司天，中为少商金运不及，下为少阴君火在泉。金运不及，就会出现热化为胜气，寒化为复气，因非本年正常之气，所以叫做邪化日。所致灾患发生在西方七宫。司天之气数为燥化四，中运之气数为清化四，在泉之气数为热化二。如果胜气复气不出现，就是正化日。气化所致的疾病，司天燥化所致的，药食苦小温；中运清化所致的，药食苦和；在泉热化所致的，药食咸寒。这就是与之相适应的药食性味。

丙戌年、丙辰年都为天符年：上为太阳寒水司天，中为太羽水运太过，下为太阴湿土在泉。司天之气数为寒化六，中运之气数为寒化六，在泉之气数为雨化五，如果胜气复气不出现，就是正化日。气化所致的疾病，司天寒化所致的，药食苦热；中运寒化所致的，药食咸温；在泉雨化所致的，药食甘热。这就是与之相适应的药食性味。

丁亥年、丁巳年都为天符年：上为厥阴风木司天，中为少角木运不及，下为少阳相火在泉。木运不及，就会出现清化为胜气，热化为复气，因非本年正常之气，所以叫做邪化日。所致灾患发生在东方三宫。司天之气数为风化三，中运之气数为风化三，在泉之气数为火化七。如若胜气复气不出现，就是正化日。气化所致的疾病，司天风化所致的，药食辛凉；中运风化所致的，药食辛和；在泉火化所致的，咸寒。这就是与之相适应的药食性味。

戊子年属天符年，戊午年属太一天符年：上为少阴君火司天，中为太徵火运太过，下为阳明燥金在泉。司天之气数为热气七，中运之气数为热化七，在泉之气数为清化九。如果胜气复气不出现，就是正化日。气化所致的疾病，司天热化所致的，药食咸寒；中运热化所致的，药食甘寒；在泉清化所致的，药食酸温。这就是与之相适应的药食性味。

己丑年、己未年，都是太一天符年：上为太阴湿土司天，中为少宫土运不及，下为太阳寒水在泉。土运不及，就会出现风化为胜气，清化为复气，因非本年正常之气，所以叫做邪化日。所致灾患发生在中央五宫。司天之气数为雨化五，中运之气数为雨化五，在泉之气数为寒化一，如果胜气复气不出现，就是正化日。气化所致的疾病，司天雨化所致的，药食苦热；中运雨化所致的，药食甘和；在泉寒化所致的，药食甘热。这就是与之相适应的药食性味。

庚寅年、庚申年：上为少阳相火司天，中为太商金运太过，下为厥阴风木在泉。司天之气数为火化七，中运之气数为清化九，在泉之气数为风化三，如果胜气复气不出现，就是正化日。气化所致的疾病，司天火化所致的，药食咸寒；中运清化所致的，药食辛温；在泉风化所致的，药食辛凉。这就是与之相适应的药食性味。

辛卯年、辛酉年：上为阳明燥金司天，中为少羽水运不及，下为少阴君火在泉。水运不及，就会出现雨化为胜气，风化为复气，因非本年正常之气，所以叫做邪化日。所致灾患发生在北方一宫。司天之气数为清化九，中运之气数为寒化一，在泉之气数为热化七。如果胜气复气不出现，就是正化日。气化所致的疾病，司天清化所致的，药食苦小温；中运寒化所致的，药食苦和；在泉热化所致的，药食咸寒。这就是与之相适应的药食性味。

壬辰年、壬戌年：上为太阳寒水司天，中为太角木运太过，下为太阴湿土在泉。司天之气数为寒化六，中运之气数为风化八，在泉之气数为雨化五。如果胜气复气不出现，就是正化日。气化所致的疾病，司天寒化所致的，药食苦温；中运风化所致的，药食酸和；在泉雨化所致的，药食甘温。这就是与之相适应的药食性味。

癸巳年、癸亥年，都为同岁会年：上为厥阴风木司天，中为少徵火运不及，下为少阳相火在泉。火运不及，就会出现寒化为胜气，雨化为复气，因非本年正常之气，所以叫做邪化日。所致灾患发生在南方九宫。司天之气数为风化八，中运之气数为火化二，在泉之气数为火化二。如果胜气复气不出现，就是正化日。气化所致的疾病，司天风化所致的，药食辛凉；中运火化所致的，药食咸温；在泉火所致的，药食咸寒。这就是与之相适应的药食性味。

凡此五运六气之定期值年，胜气复气及正化邪化的不同变化，都有一定的规律可循，不能不仔细察辨。因此，只要掌握了其中的变化规律，一句话就能概括：若不能掌握其中的变化规律，就会散乱而没有边际，指的就是这个道理。

黄帝说：说得好。五运之气也有复气之年吗？

岐伯说：若被克制太过，抑郁到极点，就会发生复气，到了一定的时机就会发作。

黄帝说：请问这其中有什么道理呢？

岐伯说：五运之气在太过和不及之年的复气发作是有区别的。

黄帝说：我想听您详细地说一说。

岐伯说：太过之年，发作急躁；不及之年，发作迟缓。发作急躁的，致病严重；发作迟缓的，致病长久。

黄帝问：太过不及的气化之数如何？

岐伯说：太过之气，气化之数为五行的成数；不及之气，气化之数为五行的生数；而土运不论太过还是不及，气化之数都是生数。

黄帝问：五运之气郁而发作的情况是什么样子的呢？

岐伯说：如果土气郁发：山谷震惊，雷声震于气交，尘埃昏暗黑黄，湿气蒸发化为白雾，急风骤雨降于高山深谷，冲击在岩石上飞溅苍空，山洪暴发，河流泛滥蔓延，水去后田园可以放牧。化气得以敷布，成为应时之雨，万物开始生长化成。湿气过胜，就会影响人体水湿的运化，所以人们易患心腹胀满，肠鸣，大便频数，心痛，胁胀满，呕吐霍乱，水饮，泻下如注，浮肿，身重等病。土气郁发即将开始的景象是浓云飞奔，霞拥朝阳，山泽尘埃昏暗，发作的时间多在四时左右。征兆是出现云雾横贯于天空山谷，或浮、或游、或生、或灭。

如果金气郁发：天气清爽，地气明净，风清凉，气急切，凉气大起草木上浮烟云，燥气流行，时时有雾气弥漫，肃杀之气到来，草木枯萎凋落，发为秋声。因燥气过盛，人们易患咳嗽气逆、心胁胀满抽引少腹、易暴痛、不能转侧、咽干、面色如烟尘一样难看等病症。金郁开始发作的景象是山泽干枯，地表凝白，卤结为霜，发作的时间多在五气之时。征兆是出现夜间降白露，丛林有凄凉风声。

如果水气郁发：阳气退去，阴气骤起，大寒出现，河流冻结，寒冷的雾气结成霜雪，甚至黑黄昏暗遮蔽，流行于气交，成为霜雪萧条之气，预先发现水的某些征兆。人们易患因寒气侵犯所致的心痛、腰臀部痛、大关节活动不灵、屈伸不利、易厥逆、腹部痞满坚硬等病。水郁开始发作的景象是阳气不能主治，阴气聚积于天空，白色尘埃昏暗，发作的时间多在君火与相火主时的前后。征兆是出现天空云气散乱如麻，深远昏暗，隐约可见，色黑微黄。

如果木气郁发：太空尘埃昏暗，云气扰动，狂风大作，屋被刮坏，树木折断，草木发生变化，人们易患风邪所致的心痛、向上支撑两胁、咽喉梗塞不通、饮食不下，甚则耳鸣、头晕目眩、难以看清人影、多突然僵仆昏倒等病。木郁开始发作的景象是太空尘埃苍茫，天空和山峦同样颜色，或呈混浊之色，黄黑郁滞，云横空中不降雨，发作的时间不固定。征兆是出现平川的草木倒伏，柔软的叶子背面向外，高山之松涛声响起，山岩有老虎叫声。

如果火气郁发：天空有黄赤之气遮蔽，太阳光亮不强，火炎流行，大暑到来，如像火烧火燎一样，树木流出汁液，大厦的烟气升腾，地面有霜卤样物质，井水减少，蔓草焦枯干黄，风热炽盛导致人言语惑乱，湿化气推迟到来。人们易患多病少气、疮疡臃肿、胸胁、腹背、头面、四肢胀满不适、疮疡痱子、呕逆、瘛疭、骨痛、骨节抽动、泻泄、温疟、腹中急剧疼痛、出血、精少、目赤、心热、昏冒烦闷，容易突然死亡等病症。火郁发作的表现是每日百刻终尽之后，阳气来复，出汗，发作时间多在四气之时。征兆是动极则静，阳极反阴，热极之后，湿气随之化成，花开时又见结冰，山川出现冰雪，午时在湖泽之中有焰阳之气发生。

五气之郁，事先都有征兆，而后又发生报复之气，都是发作在郁极时。木郁的发作时间不固定，水郁则在君火相火主时前后。只要细心观察时令，就可以预测疾病的发生。如果不知时令。违反岁气，就是五行之气失其运行，生长化收藏的政，也令就不正常了。

黄帝说：水气郁而发为冰雪霜雹，土气郁而发为暴风骤雨，木气郁而发为毁损断折，金气郁而发为清爽明净，火气郁而发为昏暗，是什么气使它们这样呢？

岐伯说：五运之气有太过不及之分，发作时有轻重的差别。发作轻微的，只限于本气；发作严重的，就兼其下承之气。只要观察下承之气的变化，就可以知道郁发的轻重了。

黄帝说：说得好。五气的郁发，有不应其时的，这是为什么呢？

岐伯说：因为气有盛衰，发作的时间久有先有后，所以有差数。

黄帝问：这种差异有一定的日数吗？

岐伯说：先后的差数都是三十多天。

黄帝问：气的到来有先后的差别，这是为什么？

岐伯说：岁运太过，则气先于时令而来；岁运不及，则气晚于时令而来。

黄帝问：岁运之气在应至之时而来的，属于什么？

岐伯说：如果岁运没有太过和不及，气就正当其时而来，否则就有灾祸发生。

黄帝说：说得很好。气有不在其时而有其化的，又是为什么呢？

岐伯说：气化太过，则正当其时而气化；气化不及，就归于胜己者所

化，

黄帝问：四时之气来时有早晚、高低、左右的差别，如何预测呢？

岐伯说：气的运行有逆有顺，来时有快有慢。因此气太过的，气化先于天时；气不及的，气化迟于天时。

黄帝说：我想听您讲讲气的运行情况是怎样的呢？

岐伯说：春主东，其气由东向西运行；夏主南，其气由南向北运行；秋主西，其气由西而向东运行；冬主北，其气由北向南运行。因此春气从下向上运行，始于下；秋气从上向下运行，始于上；夏气布化于中；冬气严于外表，始于末。春气在东，始于左；秋气在西，始于右；冬气在北，始于后；夏气在南，始于前。所以高原气候寒冷，冬气常在；低洼地区气候温暖，春气常在。一定要根据不同的时间和地点，慎重考察。

黄帝说：说得太好了。

黄帝问：五运六气的变化相应与所见的物象，那么正常气化与反常变化是什么样的呢？

岐伯说：关于六气的正常和反常变化，有气化有变化，有胜气有复气，有作用有病气，您想了解哪个方面呢？

黄帝说：我想听您详细地讲一讲。

岐伯说：请允许我详细地讲给您听。六气之至，厥阴风木之气到来的时候，平和；少阴君火之气到来的时候，温暖；太阴湿土之气到来的时候，尘埃湿润；少阳相火之气到来的时候，火热炎暑；阳明燥金之气到来的时候，清凉刚劲；太阳寒水之气到来的时候，气候寒冷。这是四时正常气化的一般情况。

六气司化的一般情况：厥阴之气至，为风化之府，物体破裂而开发；少阴之气至，为火化之府，万物舒展繁茂；太阴之气至，为雨化之府，物体充盈圆满；少阳之气至，为热化之府，气化尽而外达；阳明之气至，为肃杀之府，生发之气变更；太阳之气至，为寒化之府，阳气收敛而归藏。

六气所化的一般情况：厥阴之气至，万物生发，和风摇动；少阴之气至，万物荣美，形象毕现；太阴之气至，万物化生，湿云化雨；少阳之气至，万物生长，繁茂鲜艳；阳明之气至，阳气收敛，气凝结为雾露；太阳之气至，万物闭藏，生机固密。

六气德化的一般规律：厥阴之气到来，风气发生，厥阴之下，金气承之，因此气终则为肃杀；少阴之气到来，热气发生，少阴之中见太阳，因此中为寒化；太阴之气到来，湿气发生，太阴之下，风气承之，风来湿化，因此气终为大雨如注；少阳之气到来，火气发生，相火之下，水气承之，因此气终时为湿热熏蒸；阳明之气到来，燥气发生，阳明之下，火气承之，因此气终为凉；太阳之气到来，寒气发生，太阳之中见少阴，因此中为温化。

气化功德的一般规律：厥阴之气至，多毛类动物化育；少阴之气至，翅膀类动物类化育；太阴之气至，无羽毛鳞甲类动物化育；少阳之气至，薄明羽翼虫类化育；阳明之气至，甲壳虫类化育；太阳之气至，有鳞类动物化育。

六气施政的一般规律：厥阴之气来到至则万物生发；少阴之气至则物繁荣故为荣化；太阴之气至则万物湿润，故为濡化；少阳之气至则万物生长茂盛，故为茂化；阳明之气至则万物坚实，故为坚化；太阳之气至则万物闭藏，故为藏化。

六气异常变化的一般规律：厥阴风木之气来到时，大风怒狂，风木亢盛则金承之，其气大凉；少阴君火之气来到时，气温暖，火盛则阴精承而制之，气候寒凉；太阴湿土之气来到时，雷雨倾注，湿土盛则木承而制之，时有狂风；少阳相火之气来到时，旋风兴起、酷热如焚，火盛则水承而制之，气为霜凝；阳明燥金之气来到时，草木散落，金盛则火承而制之，气候温暖；太阳寒水之气来到时，寒雪冰雹，水盛则土承而制之，其气变化。

六气行令的一般情况：厥阴之气至，物体摇动，随风往来；少阴之气至，火焰高明，天空呈现黄赤色；太阴之气至，阴气沉郁，白色尘埃；少阳之气至，电光闪显，为赤云，空中呈黄赤色；阳明之气至，为烟尘，为霜冻，西风劲切，秋虫惨鸣；太阳之气至，冰坚固，风刺骨，为物成熟。

六气致病的一般规律：厥阴之气至，多发腹中拘急；少阴之气至，多发病为疮疡、皮疹、身热；太阴之气至，多发饮邪留蓄不散、隔绝不同；少阳之气来至，多发打喷嚏、呕吐、疮疡；阳明之气至，多发皮肤浮肿；太阳之气至，多发关节屈伸不利。

六气致病的一般规律：

厥阴之气至，多发胁肋支撑疼痛；少阴之气至，多发心神不宁，易惊惑乱，恶寒战栗，谵言狂妄；太阴之气至，多发蓄积胀满；少阳之气至，多发易惊，躁动，昏昧；阳明之气至，多发鼻塞流涕，尻阴股膝胫足等处患病；太阳之气至，多发腰痛。

六气致病的一般规律：厥阴之气至，多发筋脉拘挛；少阴之气至，多发悲哀、狂妄、衄血；太阴之气至，多发腹胀满、霍乱吐泻；少阳之气至，多发喉痹、耳鸣、呕吐；阳明之气至，多发皮肤皴裂；太阳之气至，多发盗汗、痉病。

六气致病的一般规律：厥阴之气至，多发胁痛、呕吐、泻泄；少阴之气至，多发多言善笑；太阴之气至，多发身重、浮肿；少阳之气至，多发急剧泻泄、肌肉蠕动、肢体抽搐，常突然死亡；阳明之气至，多发鼻塞、喷嚏；太阳之气至，多发泻泄，或窍闭不通。

从这十二种变化可以看出，六气作用为德，万物就以德相应；六气作用为政，万物就以政相应；六气作用为化，万物就以化相应；六气作用为令，万物就以令相应。气在上的病位就高；气在下的病位在下；气在前的病位在前；气在后的病位在后；气在中的病位在中；气在外的病位在外。这就是的六气致病部位的一般情况。因此风气偏盛则扰动不宁；热气偏盛则肿胀；燥气偏盛则干燥；寒气偏盛则浮肿胀；湿气偏盛则泄泻，甚至小便不通而发为浮肿。总之要根据病气的所在来研究它的变化。

黄帝说：我想听您讲一讲六气的作用是怎样的。

岐伯说：六气的作用，分别归于被我克之气而以为气化。太阴的雨化，作用于太阳；太阳的寒化，作用于少阴；少阴的热化，作用于阳明；阳明的燥化，作用于厥阴；厥阴的风化，作用于太阴。它们各随其所在的位置而彰显作用。

黄帝说：六气自得其本位的情况至怎样的？

岐伯说：六气自得其本位，属正常气化。

黄帝说：我想听您讲讲六气所居的位置。

岐伯说：确立了六气本位的所在，就可以推知它所主的方位和时间了。

黄帝说：六气的部位，太过和不及的情况如何？

岐伯说：太过和不及情况是不一样的。太过之气，来时燥急而容易消失；不及之气，来时缓慢而时间持续较长。

黄帝说：司天与在泉之气的太过和不及情况如何？

岐伯说：司天之气不足时，在泉之气随之上升；在泉之气不足时，司天之气随之下降，岁运之气居于气交中间，若在泉之气上迁则运气先上迁，司天之气下降则运气先下降，所以岁运之气的迁降，常先于天地之气。岁运不胜天地之气时，则相互排斥；岁运与司天在泉之气相和时，则同归其化，随着岁运与天地之气的归从变化，会引发相应的病变。因此司天之气太过时，则天气下降，在泉之气太过时，则地气上升。上升下降的多少是与天地之气胜之多少相适应的，存在着一定的差异，气微则差异小，气甚则差异大，有时可以改变气交的时间和方位，气交的时间和方位改变，就要发生疾病。

《大要》上说：差异大的有五分，差异小的有七分，可知天地阴阳过差。就是这个意思。

黄帝说：说得好。在前面讲过，用热药时，不要触犯主时之热；用寒药时，不要触犯主寒之寒。如果不想避开寒热，应该怎样做呢？

岐伯说：您问的真详细啊！时令当热，寒邪在表，用辛热药物发之，就是发表不避热；时令当寒，热邪在里，用寒性药物发攻逐，就是攻里不避寒。

黄帝说：不发表、不攻里而触犯了寒热，会发生什么呢？

岐伯说：寒热之气损伤于内，病人的病就更加严重了。

黄帝说：如果是无病的人会怎样呢？

岐伯说：无病的人触犯了寒热就会生病，有病的人触犯了寒热就会使病情加重。

黄帝说：生病的具体情况是什么样的呢？

岐伯说：不避热时则生热病，不避寒时则生寒病。寒病有：胸部坚痞、腹部胀满，剧烈疼痛、泄痢等。热病有：身热、呕吐下泻、霍乱、痈疽疮疡、昏昧郁闷、泄泻如注、肌肉抽动抽搐、肿胀呕吐、鼻塞流血、头痛、骨节改变、肌肉疼痛、吐血便血、小便不畅或癃闭等。

黄帝说：应当如何治疗呢？

岐伯说：必须顺从主时之气，若是违背了主时之气，可用与相胜之气适应的药品治疗。

黄帝问：妇女怀孕时，如果用触犯寒热的毒药攻伐，会怎么样？

岐伯说：如果有寒热之病而用寒热之毒攻伐，母体不会受到损伤，胎儿也不会受到伤害。

黄帝说：我想听您讲讲这其中的道理。

岐伯说：大积大聚的病，用毒药，因为主要是为去病，但是在病邪已消减大半时，就要停药，否则攻伐太过就会致人死亡。

黄帝说：所得好。五气易于过甚，应当怎样治疗？

岐伯说：木气抑郁的，应当舒畅条达之；火气抑郁的，应当发散之；土气抑郁的，应当袪除之；金气抑郁的，应当宣通之；水气抑郁的，应当调节之。按照这样的方法调和其气，气太过的，就要折服其气，因为太过则畏泻，所以以泻为畏。

黄帝说：假借之气致病，应当怎样治疗？

岐伯说：主气不足而有假借之气致病的，就不必禁锢于“用寒远寒，用热远热”的原则了。主气不足，客气胜之而有非时之气出现，指的就是这个意思。

黄帝说：圣人的要道太伟大了！关于天地的变化，运行的节律，运用的纲领，阴阳的治化，寒暑的号令，除了您还有谁能通晓呢？我想把它珍藏在灵兰之室，命名为《六元正纪》，不经过斋戒的人，绝不随便向其展示，不是诚心实意的人，绝不轻易传授给他。

刺法论篇第七十二（遗篇）

黄帝问：我已经知道了，岁气的左右间气，不能升降，气交反常，就会形成暴烈的致病之邪。怎样预防以使人类免遭疾病之苦，可以得到一种退却郁气的办法吗？

岐伯俯首拜了拜，说：您的提问题很高明啊！我听老师说，掌握了天地六气的变化，还必须深知刺法，这样既能折减郁气、扶助运气，还能补助虚弱、保全真气、泻除盛气、祛除余邪，从而消除各种疾病。

黄帝说：我想听您详尽地讲一讲。

岐伯说：气应升而不升时，说明有大的灾患。

厥阴风木欲升为司天之左间时，遇金气过胜，而天柱阻抑，则木气受郁。木气之郁发，一定要等到厥阴木气当位之时，应当刺人体的足厥阴之井穴大敦，以泻除木郁。

火欲升为司天之左间时，遇水气过胜，而天蓬阻抑之，则火气受郁，火气之郁发，一定要等到火气当位时，不管君火还是相火，同样应当刺人体心包络手厥阴之荥穴劳宫，以泻除火郁。

太阴湿土欲升为司天之左间时，遇木气过胜，而天冲阻抑之，则土气受郁，土气之郁发，一定要等到土气当位时，应当刺人体的足太阴之腧穴太白，以泻除土郁。

阳明燥金欲升为司天之左间时，遇火气过胜，而天应阻抑之，则金气受郁，金气之郁发，一定要等到金气当位时，应当刺人体的手太阴之经穴经渠，以泻除金郁。

太阳寒水欲升为司天之左间时，遇土气过胜，而天芮阻抑，则水气受郁，水气之郁发，一定要等到土气当位时，应当刺人体的足少阴之合穴阴谷，以泻除水郁。

黄帝问：岁气中的间气应当上升而不上升，所致的疾病是能够预防的，我想了解岁气中的间气应当下降而不能下降，其所致的疾病是不是也可以预先防备呢？

岐伯说：既然明白了间气上升的道理，那么必然能通晓间气下降的理论。间气不能上升、不能下降所致的疾病，都是可以预防的。

例如厥阴风木应当降至在泉的左间，逢金气过胜，地晶金星阻抑，风木之气不能降入其位，木被抑为郁气，等到郁气发散，就可降入其位，气应当降而不能降时，就会郁发，其暴烈程度司天的间气应升不升的郁发一样，应当下降而不能下降，就会迅速形成郁气，下降就可以折减其胜气，应当取手太阴的井穴少商和手阳明的合穴曲池进行针刺治疗。

少阴君火之气应当降在泉之左间，逢水气过胜，地玄水星阻抑，少阴君火不能降入其位，火气被抑为郁气，当火郁之气发散，就可降入其位，折减其胜气水可发散其郁气，应当取足少阴的井穴涌泉和足太阳的合穴委中刺治进行针刺治疗。

太阴湿土之气应当降在泉的左间，逢木气过胜，地苍木星阻抑，土气应当降入其位，土气被郁成为郁气，等到郁气散发，就可降入其位，折减其胜气木可以发散其郁气，应当取足厥阴的井穴大敦和足少阳的合穴阳陵泉进行针刺治疗。

阳明燥金之气应当降在泉的左间，逢火气过胜，地彤火星阻抑，燥金之气应当降而不能下降，等郁气发散，金气就可降入其位，折减其火之胜气就可以使郁气发散，应当取手厥阴的井穴中冲和手少阳的合穴天井进行针刺治疗。

太阳寒水之气应当降在泉之气左间，逢土气过胜，地阜土星阻抑，水气应当下降而不能下降，就会被抑而成为郁气，郁气散后，水气可以降入其位，折减其胜气就可以散去郁气，应当取足太阴的井穴隐白和足阳明的合穴足三里进行针刺治疗。

黄帝问：五运之气有太过和不及之分，有时提前发生，有时推迟而来，五运和六气的升降往来，互有承袭和阻抑，您能把进行针刺治疗其所致疾病的法则讲给我听吗？

岐伯说：应当取六气的生化本源进行治疗。所以岁气太过所致的病证当用泻法治疗；岁气不足所致的病证当用资助之法补益。凡太过之气所致的病证，治疗时要根据致郁之气的五行生克次序抑制其所郁之气，治取五运之气的生化之源，折减郁气的致病作用；不及之气所致的病证应当用资补法治疗，用以扶助运气不足所造成的伤害，从而达到外避邪气的目的。资助之法和取治之法，都出自《密语》。

黄帝问：关于六气当升不升、当降不降而致病的刺治方法，我已经大体知道了。我还想再听一听司天之气不能迁于正位，导致司天之气的气化政令失常，即一切生化都失于正常时，能否预先测知并进行预防，以普济人类。希望能听您讲一讲。

岐伯俯首拜了拜，说：您问的真详尽啊！您论及的这些至理要言，表明圣王您心存仁慈怜悯之心以及普济百姓的愿望。我一定详尽地讲述其中的道理，阐释明白精深微妙的理论。

如果上一年司天的太阳寒水继续行使它的权力，厥阴风木就不能迁正；一旦厥阴风木不能迁正，风木之气就会郁结不通，这时就应当刺治足厥阴肝经的荥穴行间。

如果上一年厥阴风木继续行使它的权力，少阴君火就不能迁正；一旦少阴君火不能迁正，君火之气就会郁结不通，这时就应当用泻法刺治手厥阴心包经的荥穴劳宫。

如果上一年少阴君火继续行使它的权力，太阴湿土就不能迁正；一旦太阴湿土不能迁正，湿土之气就会郁结不通，这时就应当刺治足太阴脾经的荥穴大都。

如果上一年太阴湿土继续行使它的权力，少阳相火就不能迁正；一旦少阳相火不能迁正，相火之气就会郁结不通，这时就应当刺治手少阳三焦经的荥穴液门。

如果上一年的少阳相火继续行使它的权力，阳明燥金就不能迁正；一旦阳明燥金不能迁正，燥金之气就会郁结不通，应当刺治手太阴肺经的荥穴鱼际。

如果上一年阳明燥金继续行使它的权力，太阳寒水就不能迁正；一旦太阳寒水不能迁正，寒水之气就会郁结不通，应当刺治足少阴肾经的荥穴然谷刺治。

黄帝问：关于岁气当迁正而不能实现的道理，我已经懂得了。我还想知道岁气不能退位时，怎样折服它的有余之气，避免它因太过而有所失的情况，您能讲给我听听吗？

岐伯说：上一年的司天之气太过有余，继续行使它的权力，就叫做不退位。因此，在泉之气也就不能退去而行间气之化。当年的司天之气不能迁居于正位，所以上一年的司天之气继续布化其本气的政令。

比如巳年、亥年，司天之气有余，到了子年、午年，厥阴风木仍然不能退位，风气继续运行于上，布散有余的风木之气，对于因此而发的疾病，应当刺治足厥阴肝经的合穴曲泉。

子年、午年司天之气有余，到了丑年、未年少阴君火仍然不能退位，热气仍然运行于上半年，布散有余的火热之气，对于因此而发的疾病，应当取手厥阴心包经的合穴曲泽刺治。

丑年、未年司天之气有余，到了寅年、申年，太阴湿土之气仍然不能退位，湿气仍然运行于上，布散有余的雨湿之气，对于因此而发的疾病，应当刺治足太阴脾经的合穴阴陵泉。

寅年、申年司天之气有余，到了卯年、酉年，少阳相火之气仍然不能退位，热气继续运行于上，布散有余的火热之气，对于因此而发的疾病，应当刺治手少阳三焦经的合穴天井。

卯年、酉年司天之气有余，到了辰年、戌午阳明燥金之气仍然不能退位，燥金之气继续运行于上，布散有余的燥金之气，对于因此而发的疾病，应当刺治手太阴肺经的合穴尺泽。

辰年、戌年司天之气有余，到了巳年、亥年太阳寒水之气仍然不能退位，寒水之气继续运行于上，布散有余的凛冽寒气，对于因此而发的疾病，应当刺治足少阴肾经的合穴阴谷。

所以说，司天在泉之气出现异常变化，人们就会患病，按照上述方法取穴刺治，就可以预先平定将要发生的疾病。

黄帝问：刚干和柔干失守其司天在泉之位，会使司天之气和中运之气都虚吗？在人体造成的疾病，能否平定？

岐伯说：您的提问很深奥啊！请允许我阐明其中的道理。司天在泉之气是逐年更迭变换的，如果刚柔失守，其气被窒，三年左右就会导致疫疠之气流行，只要能找到其产生的根源，必定找到避免感染疫病的方法和门路。

如果甲子年刚柔失守，司天之刚气就不能迁移正位，在泉之柔气也随之孤立而空虚，四时的气候也会失去正常的寒温秩序，气候也像音律一样不相和谐。经过三年左右的时间，大疫就要发生。应当审察刚柔失守的程度，可用针刺方法预防疫病的发生。土疫容易损伤水脏，应当先取背部的肾腧穴，补益肾水，隔三天再刺治足太阴脾经的腧穴太白，以泻所郁的土气。又比如在泉之气己卯不能迁升正位，而司天甲子刚气孤立无配，在三年左右的时间，土疫也可能发生，其补泻方法与上述甲子刚气司天失守不能迁移正位而致疫的治法一样。针刺结束，在七天以内不能夜行和远行，静居密室，神情安静，洁净养神，要素食勿吃油腻，疫邪就不会再度侵袭。凡是原本有肾病的人，可以在寅时面向南方，集中精神，清除杂念，深吸气而不呼，连续七次，如同吞咽硬物一样，伸直颈项用力咽下，这样连续七次以后，再全部咽进舌下的津液。

如果丙寅司天之年刚柔失守，司天的刚干失守其位却不能迁移正位，在泉的柔干不能独主时令，所以丙年虽属阳干，水运业不会太过，不要拘泥常法而论定。司天之气虽有余，但不得迁正而上失其位，司天在泉失守而上下不能相应，如同阳律阴吕一样，气候变化不相协调，自然界的气候变化也会失去正常的秩序，在以后的三年左右时间，疫病就会发生。应当审察刚柔失守的程度，徐缓的会在三年以后发生疾病，严重的可能在三年内发生疫情。水疫容易损伤心脏，应先取足太阳膀胱经的心腧穴，以补心水，隔五天，再针刺足少阴肾经的合穴阴谷，泻除肾水之邪。又比如辛巳年，在泉的柔干不能迁移正位而附随于司天之刚干，这叫做失守，在泉之气必然空虚，以后的三年左右，水疫就会发生。其补泻方法同与上述丙寅刚柔失守，不能迁移正位致疫的方法。针刺结束后，切忌过分的喜悦等情欲纷扰，如果不注意这些禁忌，就会再度耗散正气。病人应该心情安静，少思寡欲，心意坦然踏实，静养七天。

如果庚辰年刚柔失守，司天的刚气失守其位，在泉之位就不能与之相应，乙庚为金运，刚柔失守，则上下不能相应。上年阳明燥金司天之气不退位，在泉之火制胜今年的中运金气，失守指的就是司天在泉之位相错，就像太商阳律姑洗与少商阴吕林钟一样，气候变化不能相应，天运的变化因此而失常，三年左右，大疫就要出现。辨察天运变化的规律以及司天在泉刚柔失守的差异大小，差异微小的年份疫气致病就轻微，三年左右，疫病就会发生；差异大的年份疫气致病就严重，三年左右，疫病就会发生。金疫容易损伤肝脉，应先针刺背部的肝俞穴。三天以后，再刺手太阴肺经的经穴经渠，用泻法泻除肺金盛气。针刺结束后，七天之内切勿发怒，清静宁神，大怒就会损耗真气。又比如乙未年的司天在泉刚柔失守，司天之刚干不能迁移正位，在泉之柔干不至，司天之庚刚干独主时令，也称为失守。在司天和中运之气独主其位的年份，三年左右，金疫就将发生，审察在泉之气的变化规律，推测疫气是轻微还是严重，从而得知疫病发生的迟速。凡是乙庚之年刚柔失守的，刺治方法都一样。病人应当保持平和，切勿发怒，以免损伤肝气。

如果壬午年的刚柔失守，司天的刚干壬不能迁移正位，在泉的柔干丁孤立无配，壬虽为阳年，因为不能迁移正位就变为亏虚，不同于正常之气，司天在泉上下失守，则其有一定的时间，这种差异的微甚是可以计算的，就像太角的阳律与少角的阴律失调，总会有相应的日期，三年左右，大疫就可能发生。木疫容易损伤脾土，应该针刺背部的脾腧穴，补益脾土，三天以后再刺治足厥阴肝经的井穴大敦，以泻除肝木盛气。针刺过后，七天内切勿酗酒，沉溺歌乐，以免损耗真气，保持神情安静，也不要吃得过饱，不要吃生冷食物，保持脾气充实，但不可饱满滞塞，不要久坐不动，不要吃太酸的食物，不可吃一切生的食物，宜食甘淡之味的食物。又或甲子、丁酉年的在泉之气未能及时迁移正位，而失其位，不能相应与中运和司天之气，则在泉之气与司天之气不能配合于上，也称为失守，不能称为合德，由于柔不附刚，也就是说在泉之气与中运之气不相应合，三年左右，疫气就会发生。其预防的方法与针刺木疫致病的方法相同。

如果戊申年的刚柔失守，戊癸虽然属火运阳年，一旦刚柔失守，阳年也不会火运太过，司天之气不得迁移正位，上失其刚，在泉之柔干孤独无配，岁气不正，邪气干犯，司天在泉之位更迭变移，其差异深浅不同，一就好像阳律与阴吕的应同一样，司天刚干与在泉柔干的相应，像这样天运失于正常时位的，三年左右火疫就要发生。火疫容易损伤肺金，应当刺治背部的肺腧穴。针刺过后，七天内切勿过分悲伤，悲伤就会扰动肺气，以免再度耗散真气。使肺气充实，静心宁神，调节呼吸，深吸闭气。又如甲子、癸亥年，在泉之气失守不能迁移正位，司天之刚气失守无配，也叫做戊癸不相合德。中运之气与在泉之气空虚，三年后，火疫就会发生。

以上用五运之气分论五年，阐述刚柔失守的道理，穷尽针刺的法则，就能测知疫疠之气的发生就是根据司天在泉刚柔失守而命名的。虽有二名，但其本质是相同的。刺治疫病的方法也就是上述的五种，这就总结了刚柔失守的刺治方法，都可以用五行的规律统括。

黄帝问：我听说五疫发病可互相传染，不论大人小孩，症状都一样，如果不用上述的方法预防，如何使人们不受感染呢？

岐伯说：五疫发病而不受传染的人，是因为其正气充实内守，邪气能侵犯。以及注意避其毒气，使邪气从鼻孔吸入，又从鼻孔排出，只要正气充盈于脑，邪气就不会侵犯。让正气充盈于脑的具体方法是：在去病室前，先要振作精神，觉得自己心中的阳气好像太阳一样的光明。将要进入病室时，首先幻想自己体内有青气从肝脏发出，向左而运行于东方，化作繁荣的树木，以诱发肝气；然后再想象体内有白气从肺脏出发，向右而运行于西方，化作为金戈铁甲，以诱发肺气；然后再想象体内有赤气自心脏而出，向南运行于上方，化作为炎烈明耀的光芒，以诱发心气；其次再想象体内有黑气自肾脏出发，向北而运行于下方，化作为阴寒凛冽的冷气，以诱发肾气；然后再想象体内有黄气自脾脏出发，存留于中央，化作为生长万物的土壤，以诱发脾气。有了五脏之气防卫身体后，再想象头顶上有明亮的北斗星照耀，如此以后再进入病室。

还有一种方法，在春分这一天，太阳还未出来的时候，运用吐法，吐故纳新。再有一种方法，在雨水节后，用药水洗浴三次，促使出汗，以驱散邪气。还有一种方法，小金丹方：辰砂二两，水磨的雄黄一两，上好的雌黄一两，紫金半两，上药一同放入盒中，外面密封牢固，挖地一尺深，筑成坚实的地坑，不用火炉，也不用药物炮制，只需用燃料二十斤煅烧，七天煅烧完毕冷却，从地坑中取出，次日又将丹药埋入土坑中，七天后再取出；每日研磨，三天后。用熬炼的白沙蜜做成梧桐子大小的药丸，每天清晨日初出的时候，面向东方，深吸精华之气一口，再用冰水送服药丸一粒，连同吸气一起咽下，服用十粒，疫气就不能侵犯了。

黄帝问：人体虚弱时，神气散乱、神志游离失守，使邪气从外部侵犯，导致病人不正常死亡，如何才能保全人的真气？我想了解关于针刺救治这种疾病的方法。

岐伯俯首拜了拜，说：您的提问真高明啊！虽然神气散乱、神志游离失守，但并未离开人的形体，这样并不会导致死亡如果这时有邪气侵袭，人才会短命而亡。

如果厥阴风木司天时，不得迁移正位，司天之气空虚，人体肝气本就虚弱，再感受虚邪之气，两虚相逢，便成重虚，就会导致神魂不能归藏而游离于上，邪气侵犯就会使气机厥逆。要是身体温暖的，还可以用针刺方法救治，先刺治足少阳之脉气所经过的原穴丘墟穴，再用补法刺治背部的肝俞穴，以补肝固本。患有心气虚弱的人，遇到少阴君火或少阳相火司天不得迁移正位而失守其位时，若脏气再次受到损伤，感受外邪，就是三虚，如果适逢火运不及的年份，水疫之邪侵犯，人就会突然死亡。可以先刺治手少阳脉气所经过的原穴阳池穴，再用补法刺治背部心腧穴，以补心固本。

如果人的脾气本就虚弱，又逢太阴湿土之气司天不得迁移正位而失守其位，若脏气再次受到损伤，再感受邪气，就是三虚，如果又适逢土运不及时，木疫之邪乘虚侵犯，人就会突然死亡。可先刺治足阳明脉气所经过的原穴冲阳，再用补法刺治背部的脾腧穴。以补脾气。

如果人的脾气本就虚弱，若逢阳明燥金之气司天不能迁移正位而失守其位，若脏气再次受到损伤，再感受外邪，称为三虚，如果又适逢金运不及之年，火疫之邪侵犯，人就会突然死亡。可以先刺治手阳明脉气所经过的原穴合谷穴，再用补法刺治背部的肺腧穴，以补肺气。

如果人的肾气本就虚弱，若逢太阳寒水之气司天不能迁移正位而失守其位，若脏气再次受到损伤，再感受邪气，称为三虚，如果又适逢水运不及之年，土疫之邪侵犯，人的神魂就像吸去一样，突然死亡。可以先刺治足太阳脉气所经过的原穴京骨穴，再取背部的肾腧穴，以补肾气。

黄帝问：十二个脏器是相互为用的，若脏腑的神气，失守其位，就会使外表的神采不能丰满，容易被外邪损伤，可以用刺法治疗吗？我想听听针刺治疗此病的要点。

岐伯俯首拜了拜，说：您问的真详尽啊！您所问的这些至要的道理的真正宗旨，若不是圣明帝王，岂能深究根源呢？这就是所谓精、气、神，合乎一定的自然规律，符合司天之气。

心的职能好比君主，神明由此而出，发病时可以刺手少阴经的原穴神门穴。

肺的职能好比相傅，有治理与调节的作用，发病时可以刺手太阴脉的原穴太渊穴。

肝的职能好比将军，深谋远虑，发病时可以刺足厥阴经的原穴太冲穴。

胆的职能好比中正，临事决断，发病时可以刺足少阳经的原穴丘墟穴。

膻中的职能好比臣使，欢喜快乐，发病时可以刺心包络经所流的荥穴劳宫穴。

脾的职能好比谏议，智慧周密，发病时可以刺脾足太阴经的原穴太白穴。

胃的职能好比仓廪，饮食五味，发病时可以刺足阳明经的原穴冲阳穴。

大肠的职能好比传导，变化糟粕由此而出，发病时可以刺大肠手阳明经的原穴合谷穴。

小肠的职能好比受盛，化生精微，发病时可以刺小肠太阳经的原穴腕骨穴。

肾的职能好比作强，才能技巧，发病时可以刺肾足少阴经的原穴太溪穴。

三焦的职能好比诀渎，水液隧道，发病时可以三焦少阳经的原穴阳池穴。

膀胱的职能好比州都，精液储藏之处通过气化，才能排出，发病时可以刺膀胱足太阳经的原穴京骨穴。

以上这十二脏器的职能，不得相失，因此刺法不仅能保全神气、调养真元，还能修养真气，并不只能单纯治疗疾病，所以一定要修养与调和神气。调养神气之道，主要在于坚持，补养神气，巩固根本，使精气不能离散，神气内守而不得分离。只有神守不去，才能保全真气，一旦人神不守，就不能达到至真之道，至真的关键在于天玄之气。神能守于天息，复归本元之气，这就叫做归宗。

本病论篇第七十三（遗篇）

黄帝问：天元之气阻抑的情况，我已经熟知了，还想听听有关气交变化，什么是失守呢？

岐伯说：这是关于司天在泉迁正退位以及左右间气的升降问题的。司天在泉的迁正退位，各有经文论述，左右间气各有该升不升、该降不降的时候，这就叫做失守。司天在泉之气不能移易其时位，气交就要发生不同寻常的变化，四时节令就会失去正常的秩序，万物就不能正常生化，人类就会患病。

黄帝问：岁气不能正常上升下降，我想听一听其中的道理，气交发生的变化，怎样知晓？

岐伯说：您的提问真高明啊！这是必须掌握的道理。气交之所以有相应的变化，因为这是天地运转固有的机理，气欲应该降而不能降下的，是由于地之五气阻抑相胜引起的。又有五运之气太过，先天时到来，使气交升降不前，也是受中运的阻抑，气要下下降而不能下降的，同样也是受中运的阻抑。于是就有不能上升的，又有不能下降的，有不能下降反而上升至天的，也有既不能上升也不能下降的，作出这样的区分，是掌握了气交的变化，各不相同，所造成的灾祸也有轻重的分别。

黄帝问：我想听一听气交的相遇、相会、相胜、相抑的原因，当各种变化引发疾病时，病情的轻重情况是怎样的？

岐伯说：气交有胜气相会时，就可以抑伏而使气交有所变化。因此辰戌之年，厥阴风木应从上年在泉的右间，上升为本年司天的左间，若遇到天柱金气过胜的时候，厥阴风木之气就不能上升。若再遇到庚戌之年，金运之气先于天时而至，中运金气过胜，金胜克木，会使厥阴风木之气不能上升为司天左间。木气欲升天，金气却抑制其上升，升而不前，就会发生清凉之气，风气消减，肃杀之气行于春季，露霜下降，草木枯败。人们易患瘟疫、咽喉干燥、两胁胀满、肢节疼痛等。木气不升，日久化为郁气，郁极而发，就要出现大风摧损推拉拔折、鸣声紊乱。人们易患卒中、半生麻痹、手足不仁等病。

因此巳亥之年，少阴君火应从上年在泉的右间，升为本年的司天左间，若逢天蓬水气过胜的阻抑，就不能上升。这如果再遇到厥阴风木司天之气不能迁移正位，少阴君火之气就不能升至司天左间，这是由于受水运阻抑。少阴君火想要升司天左间，而升之不前，清凉的气候就会再次出现，早晚都会有冷气产生。人们容易患阳气内郁的疾病，内热烦闷、惊悸、寒热交作等病。君火之气不升，时间久了就会成为郁气，郁极而发，就要出现暴热发作，火热之气聚积覆盖于上，化为疫气，瘟疫多在温暖之时发作，由于火气暴露化为火疫，则可发生心烦而躁动口渴等症，渴甚的可以泻其火热，则诸症可止。

因此子午之年，太阴湿土之气应从上年的在泉右间上升为本年的司天左间，如果遇到天冲木气过胜的阻抑就不能上升。如果再遇到壬子年，木运太过先天时而至，中运木气阻抑土气，抑制湿土之气升天，就会有风土尘埃四起、时常昏暗遮蔽、雨湿气候不能布化的现象。人们容易患抽搐、昏迷、喉间痰涎上涌、半身麻痹不遂、腹部胀满等病。湿土之气不升，日久就会形成郁气，郁极而发，就要发生土气尘埃，化为疫病，人们就容易突然死亡，患面部、四肢、六腑胀满闭塞、黄疸等病。湿气不能布化，雨水自然减少。

因此丑未之年，少阳相火之气应从上年的在泉右间上升为本年的司天左间，如果遇到天蓬水气过胜的阻抑，少阳相火之气不能升为司天左间。如果再遇到太阴湿土司天之气未能迁居司天正位的情况，少阳相火之气也就不能升于司天左间，这是水运已至而阻抑的缘故。少阳相火之气欲升为司天左间，受到水运的阻抑而不能上升，寒冷的雾露反而布化，气候凛冽寒冷如冬，河水会干涸，再次冻结，有时气候会突然温暖之后就马上会有寒冷气候的产生，冷热忽现而不时出现。人们在这种气候下容易患阳气内伏、心中烦热、惊悸、寒热交作等病。相火之气不繁盛，时间久了化为郁气，郁极而发，就要出现暴热的气候，风火之气聚积覆盖，化为疫气，引发郁热内烦、肢体麻痹而厥逆，甚至血液外溢等病变。

因此寅申之年，阳明燥金之气应从上年的在泉右间上升为本年的司天左间，如果遇到天英火气过胜的阻抑，阳明燥金就不能上升。如果再遇到戊寅戊申年，中运的火气过胜，先于天时而至，阳明燥金也就不能升为司天左间，应时的雨水就不能降下，西风频繁发作，大地干燥，卤碱生于地面。人们容易患气喘、咳嗽、血液外溢等病。燥金之气不升，日久就成为郁气，郁极而发，就会发生白色的埃雾笼罩天空，产生清冷肃杀的气候，人们就容易患胁下胀满、悲伤、伤风、鼻流清涕、打喷嚏、咽喉干燥、手皲裂、皮肤干燥等病。

因此卯酉之年，太阳寒水之气应从上年的在泉右间上升为本年的司天左间，如果遇到天芮土气过胜的阻抑，太阳寒水之气就不得上升。如果再遇到阳明燥金司天，其气尚未迁移退位，土运应时而至，寒水之气受到中运土气的阻郁而不能升到司天左间，于是热而潮湿的气候发生，寒气发生在天地之间，人们就容易患泄泻如注、食谷不化等病。寒水不升日久化为郁气，郁极而发，寒冷之气胜过客热之气，冰雹突然降下。人们容易患厥逆呃逆、热生于内、气阻于外、足胫酸痛的病症，烦恼而发生心悸烦热、暴烦、厥逆等病。

黄帝说：六气升之不前的问题，我已经完全了解了。还想听一听有关六气降之不下的情况，您可以明白地讲给我听吗？

岐伯说：您问得很全面很相近啊！这是关于天气与地气变化的精妙意义，我可以全面地讲述。六气上升到司天之位后，必然还要下降。六气中的每一气，升天三年，第四年一定会下降入地，成为在泉的左间，又停留三年。这样一升一降，一往一来，共是六年，称为六纪。

因此丑未之年，厥阴风木应从上年司天的右间，降为本年在泉的左间，如果遇到地晶金气过胜的阻抑，那么厥阴风木就不能降入。又或遇到少阴君火司天，不能退位，厥阴风木也就不能降至在泉的左间，居中的金运就应时而至。金运居于司天之下而承其气，厥阴风木部的下降，被抑阻而化为郁气，青色的尘埃就远见于上，白气承之于下，大风时常发作，尘埃昏暗，清燥之气行肃杀之令，霜露再次降下，肃杀之气施布其令。如果木气日久不降，其气被抑制就会化为郁气，这时风气与燥气伏郁，气候温暖过后反见清冷，草木虽然已经萌芽生长，严寒霜冻却又发生，蛰虫不能出现，人们害怕这种清凉之气损伤脏气。

因此在寅申年，少阳君火应从上年在泉的右间，降为本年在泉的左间，如果遇到地玄水气过胜的阻抑，少阴君火就不能降入。若再遇到丙申丙寅年，水运太过，先天时而至。少阴君火欲降，水运居中承之，使君火不得降下，于是彤云出现不久，黑色云气又发生，温暖的气候刚令万物舒适，又有寒雪降下，严寒发作，天云惨淡。少阴君火久郁不降，就会化为郁气，郁久发作，所以寒气过胜以后，又有热气发作，火风化为疫气，那么人们就容易患面赤、心烦、头痛、目眩等疾病，火气过分显露，温病就要发作。

因此卯酉之年，太阴湿土应从旧岁的司天右间下降为新岁的在泉左间，如果遇到地苍木气过胜的阻抑，太阴湿土不能下降而入。如果再遇到少阳相火司天之，其气不得退位，也太阴湿土也不能降入在泉左间。或遇到木运应时而至，木运居于司天下方而承制其气，太阴湿土也不能降下，于是黄云刚刚出现又有青色云霞显露，云气郁蒸成风，尘埃过胜，甚至拔树损木。如果太阴湿气久郁而不能下降，就会成为郁气，郁极发作，天空就有黄色尘埃，地面湿气郁蒸，人们容易患四肢不能举动、头晕、目眩、肢节疼痛、腹胀胸满等疾病。

因此辰戌之岁，少阳相火应从旧岁的司天右间下降为新岁的在泉左间，如果遇到地玄水气过胜的阻抑，少阳相火就不能下降。如果再遇到水运太过，先于天时而至，水运居司天之下而承制，则相火不能降下，于是彤云出现不久，黑色云气又发生，温暖的气候刚欲发生，寒冷气候又将出现，甚至结为冰雹。如果少阳相火日久不降，伏抑化为郁气，郁极发作，冷气过后又有热气发生，火气化为疫气，人们容易患面赤、心烦、头痛、目眩等病。如果火气显露，热病就会发作。

因此巳亥之年，阳明燥金应从上年的司天右间降为本年的在泉左间，如果遇到地彤火气过胜的阻抑，阳明燥金就不能降下。如果再遇到太阳司天，其气未能退位，阳明燥金也就不能降入在泉左间；或火运应时而至，火运居于司天下位而承制燥金，则金其不能下降，天气清冷肃杀，火气显露反显温热。人们容易患昏沉困倦、夜卧不安、咽喉干燥、口渴引饮、闷热、内心烦躁等疾病，本来早晚应该清冷，现在反而温热。如果阳明燥金久不得降，伏久不能布化就会化为郁气，郁极发作，天气清凉寒冷，远处有白气产生。人们容易患眩晕、手足强直、麻木不仁、两胁疼痛、视物不清等疾病。

因此子午之年，太阳寒水应从上年的司天右间降为本年的在泉左间，如果遇到地阜土气过胜的阻抑，太阳寒水就不得下降。如果再遇到土运太过，先天时而至，土运居于司天下方而承制，太阳寒水就不能降下，天空就会出现黑气，阴暗惨淡，黄色尘埃刚刚出现，又有湿气弥漫，寒气布化以后，又出现热而潮湿的气候。太阳寒水日久不降就会成为郁气，人们容易患大厥、四肢沉重倦怠、阳萎少力等病，天气阴沉，热气与湿气更替发作。

黄帝说；六气升降不前的问题，我已经完全了解了，还想听一听关于六气升迁正位的问题，您可以给我详细讲解吗?

岐伯说：值年的岁气迁居于一年的中位，就叫做迁正位。司天之气不得迁居于正位的，是因为上年司天之气超过了交司之日，也就是上年司天之气太过，主司时间延长，仍旧治理着本年的司天之数，所以使新的司天之气不能迁正。

巳亥年，如果上年的太阳寒水居司天之位不退，本年的厥阴风木就不能应时施化，花卉就会枯萎。人们易患小便淋漓、目系转、转筋、善怒、小便赤红等病。风气欲施其令，但是寒气不退，温暖的气候不能及时到来，就失去了正常的春令。

子午年，如果上年的厥阴风木居司天之位不退，本年的少阴君火就不得迁正，冷气不退，春天先冷而后又寒，温暖之气不能及时到来。人们就易患寒热、四肢烦痛、腰脊强直等病。上年的厥阴木之气虽有余，但其不退位的情况，不能超过主气二之气君火主令之时。

丑未年，如果上年的少阴君火居司天之位不退，本年的太阴湿土就不得迁正，如果雨水不能及时下降，万物就会枯焦，应当生长发育的不能正常生发。人们易患手足肢节肿满、大腹水肿、胸满不食、飧泄胁满、四肢不能举动等疾病。雨气欲布其令，但因为少阴君火仍居天位而治之，所以温暖之气过胜，缺少雨水润泽。

寅申年，如果上年的太阴湿土居司天之位不退，本年的少阳相火就不能迁正，炎热的气候就不能施布其令，植物的苗莠不能繁荣，少阳之气晚治，那么酷暑就见之于秋季，肃杀之气也必晚至，霜露不能下降。人们易患疟疾、骨热、心悸、惊骇等病，甚至血液外溢。

卯酉年，如果上年的少阳相火居司天之位不退，本年的阳明燥金就不能迁正，暑热之气施化，随即又出现肃杀只祈求，草木反而繁茂荣美。人们易患寒热、鼻塞喷嚏、皮毛脆折、爪甲枯焦等病，甚至咳嗽上气、悲伤不乐。因为炎热之气继续施布，燥金之令不行，所以清冷肃杀之气不得行令，肺金容易受损发病。

辰戌年，如果上年的阳明燥金居司天之位不退，本年的太阳寒水就不得迁正，致使冬季寒冷之令，反而出现于春季，肃杀霜冻之气在前的，严寒冰雪之气在后，如果阳光重新行令，寒冷凛冽之气就不能发作，雾待时而现。人们易患瘟疫、喉闭咽干、烦躁口渴、喘息有声等病。太阳寒水之气，须待燥金之气退去后，才能司天布化，如果燥气逾期不退，时令失正常，就会发生灾害。

黄帝问：关于六气迁正位早晚的道理，我已经很清楚了，我还想听一听六气的退位情况，您可以明白地告诉我吗？

岐伯说：六气不退位，就是指司天之数未尽，即有余，这叫做复布政，又称为再治天。这是因为司天之气尚有余，所以继续行天令而不退位。

子午之年，厥阴风木不退位时，就出现大风早发，雨水不能按时而降，湿令不能布化。人们易患瘟疫、黑斑、肢体偏废，因为风气为病，人们多患有肢节疼痛、头目痛，热气郁伏于内而心烦、咽喉干燥、口渴引饮等疾病。

丑未之年，少阴君火不退位时，冬春季节就会出现温暖的气候，蛰伏之虫早早出现，草木提前发芽生长。人们易患膈热、咽干、出血、惊骇、小便赤痛、丹瘤、疮疡等疾病。

寅申之年，太阴湿土不退位时，寒冷气候和暑热气候就不能按时发生，暗尘弥漫天空，太阴湿土之令不能退去。人们易患四肢无力、饮食不下、泄泻如注、小便淋沥、腹满、足胫寒冷、阳痿、大便闭塞、小便失禁、小便频繁等疾病。

卯酉之年，少阳相火不退位时，春天就会出现炎热气候，暑热逾期不去，冬天气候温暖，流水不结冰，蛰虫就会出现。人们易患少气、寒热交替发作、便血、上部发热、小腹坚硬胀满、小便色赤等病，甚至血液外溢。

辰戌之年，阳明燥金不退位时，春天就会发生清冷气候，草木推迟繁荣，天气或寒或热相间发生。人们易患呕吐、剧烈泄泻、饮食不下、大便干燥、四肢不能举动、头晕目眩等病。

巳亥之年，太阳寒水不退位时，春天就会出现寒冷气候，冰雹降落，阴沉昏暗之气覆盖，到二之气时，寒冷气候仍未退去。人们易患寒痹、厥逆、阳痿、遗尿、腰膝疼痛、温疠晚发等病。

黄帝问：岁气司天的早晚情况，我已经知道了，还想听一听在泉之气的变化，您可以讲给我听吗？

岐伯说：在地的三气，每年有一气迁居在泉正位，一气上升为司天左间，一气退位。如果不能正常进行，大地上万物的生化就不能适时进行。

黄帝问：我听说天地二甲子，十干与十二支配合。司天在泉，上下相合而主治天地之气，其数能相互更移之正位的，有时失守其位，您可以明白地告诉我吗?

岐伯说:失其更移之正位,就是说其气虽然已得岁时正位,但是未得司天正位,会使四时气候失常,发生大疫。

比如甲子年为阳年,土运太过就会受到阻抑,如果上年癸亥年司天的气数太过,在时间上虽然已经交给甲子主司,可是司天厥阴风木仍然居于司天之未退位,本年的阳明燥金在泉之气已经迁正,上年的在泉少阳相火已经退居本年的在泉右间,这样上年司天的厥阴风木在位不退,本年阳明燥金在泉在下已经迁于正位,因此两者不相奉和协调。由于在上的癸和在下的乙反而相合,本当太过的土运就变为虚衰,而被司天的木气所克制,所以就不属于土运太过了。应于土运的黄钟在阳年不应受到阻抑,木气胜土,土之子气燥金来复。金气来复,若少阴君火随之而来,木的胜气就会随从君火之气,所以金之复气作用轻微,这样上甲与下乙失守其位,其后三年就化成土疫,晚到丁卯年,早在丙寅年,土疫一定会发生,发作的大小轻重,要观察当年司天在泉之气的盛衰和太乙游宫的情况推测。

又如甲子年,甲与子配合,交于司天以治天位,而在下的己卯未能迁居在泉的正位,上年戊寅在泉的少阳相火不能退位,也属于上甲与下乙不能合德,土运也不属太过,木气则会乘虚克土,土之子金气来复,反而化成病邪之气。司天在泉的阴阳属性不同,所变化的疫气的致病程度也有大小轻重的分别,这和司天在泉失守的变化规律是相同的。

比如丙寅年为阳年,中运太过,如果上一乙丑年的司天之气太过有余,在时间上虽然已经交给丙寅,可上年的太阴湿土仍居司天正位,本年的厥阴风木在泉已经迁正,上年在泉的太阳寒水已退居本年的在泉右间,这样上年的司天之太阴湿土在位不退,本年的厥阴风木在泉已经在下迁于正位,因此在泉的厥阴风木不能随同太阴司天的气化。在上的乙与在下的辛相会,本当太过的水运变为虚衰而被土气克制,所以水运不属太过,如同太簇之律管与太羽之音不能相应一样。土胜而雨湿布化,水之子木气来复而风化,如此上丙与下辛失守其位,不能相会,其后三年就会化为水疫,晚至己巳年,早在戊辰年。严重的就迅猛,轻微的就缓慢。水疫发作致病的大小轻重,要根据当年司天在泉之气的盛衰和太乙游宫的情况推测。

又如丙寅年,在上的丙与寅相结合,交于司天正位,而在下的辛巳不能迁居到在泉正位,也就是上年庚辰的在泉太阳寒水没有退位,属于上丙和下辛不能相合，这会使水运小虚而有小胜小复，三年后就要化为疠气，称作水疠。其症状如水疫。治疗方法如前所述。

比如说庚辰年为阳年，中运太过，上年己卯年阳明燥金司天太过有余，在时间上虽然已经交给庚辰年，但是阳明燥金仍居位不退，本年的太阴湿土在泉已经迁正，上年在泉的少阴君火已退居在泉右间，这样上年的阳明燥金在上位不退，本年的太阴湿土在下就已经迁居在泉正位，因此太阴在泉不能随从阳明司天的气化。由于上乙与下巳相会，本应金运太过，却因此而变的虚弱，被火气制胜，所以就不属于金运太过了，如同姑洗之律管与太商之音不相顺应一样。火胜热化，金之子气水寒来复，气候先热后寒，则上庚与下乙失守其位不得相会，以后的三年就化为金疫，早在壬午年，迟在癸未年，金疫就要发作。发作致病的大小轻重，可以根据当年司天之气的盛衰和太乙游宫的情况推测。

又如庚辰年，在上的庚与辰相合，交于司天正位，在下的乙未不能迁正，也就是上年甲午的在泉少阴君火没有退位，属于上庚与下乙不能合德，下乙的柔干不能与上庚刚干配合，使金运小虚而有小胜或有胜气而没有复气，后三年化成疫疠，叫做金疠。治疗方法如前所述。

比如壬午年为阳年，木运太过，如果上年辛巳年厥阴风木司天太过有余，在时间上虽然交给壬午年，但厥阴风木仍居位不退，本年的阳明燥金在泉已经迁正，因此阳明在泉不能随从厥阴司天的气化。在上的辛与在下的丁相会合，本应木运太过因此而变虚为金气制胜，所以就不属于木运太过了，如同蕤宾之律管与太角之音不相和一样。金胜燥化，木之子火气来复，就会化成木疫，疫气甚则发作迅速，疫气微则发作徐缓。疫气致病的大小轻重，可以根据当年司天之气的盛衰和太乙游宫的情况推测。

又如壬午年，在上的壬与午相合，交于司天正位，而在下的丁酉未得迁居在泉正位，就是上年甲午的少阴君火在泉不得退位，也属于上庚和下乙不能结合，就是下丁柔干与上壬刚干不能配合，致使木运小虚，并有小胜小复，其后三年化为疫疠，称作木疠，其症状和风疫相似。治疗方法如=如前所述。

比如戊申年为阳年，中运太过，如果上年丁未年的司天之气太过有余，在时间上虽然交给戊中年，但上年的太阴湿土仍然司天，本年的厥阴风木在泉已经迁正，上年戊申的太阳寒水已经退为本年在泉右间，这样上年的太阴湿土在位不退，本年的少阳相火在泉已经迁正而在下，因此厥阴在泉不能随从太阴司天气化。由于在上的丁与在下的癸相会，那么本应火运太过而变虚衰，反为水气克制，所以就不属于火运太过了，就如同夷则之律管与太征之音不相顺应一样。上戊与下癸失守不得相会，后三年就会化为疫疠，迅速的到戊申年发作，发作时大小轻重，可根据当年司天之气的盛衰和太乙游宫的情况推测。

又如戊申年，在上的戊与申相合，应交于司天位正，而在下的癸亥未能迁居在泉正位，就是壬戌的少阴君火未得退位，属于上戊下癸不能合德，就是下癸柔干不能与戊壬的刚干相合，使得火运小虚，有小胜气，或者虽有胜气却无复气，其后三年化为疫疠，叫做火疠。治疗方法如前所述，也可用寒法和泄法治疗。

黄帝说：人的正气不足时若遇上天气虚弱，则精神失守、神气无光，若再遇邪气伤人，则会暴亡，您能都给我讲讲这其中的道理吗?

岐伯说：人的五脏，只要有一脏不足，遇上天气虚弱，就会感受邪气。人若过度忧伤思虑就会损伤心脏，若又遇少阴君火司天之年，天气不足，则间气太阴湿土就会接替主司，这就是天虚，也就是人气与天气同虚。若再遇惊恐而损耗精气，汗出而伤心液，就会形成三虚，则神明失守。心为一身之君主，神明由此而出，神明失守，则游离于丹田，即泥丸宫下，神既失守而不得聚敛，若又遇到火运不及之年，必有水疫之邪气致病，使人突然死亡。

人若饮食不节制、劳倦过度就要损伤脾，若又遇太阴湿土司天，天气不足，则间气少阳相火就会接替主司，这就是天虚，也就是人气虚与天气虚。若再遇饮食过饱、汗出伤胃之液、或醉饱行房。汗出损伤脾液，就会形成三虚，导致脾脏的神志就会失守。脾好比谏议之官，智谋周密自此而出，神既失守其位而不得聚敛，若又遇土运不及之年，或者己年和甲年失守或者太阴司天之气虚衰，必有土疫疠之邪气发病，使人突然死亡。

人若久坐湿地或强力劳动又入水感受水湿邪气，就会损伤肾脏。肾好比作强之官，技巧由此而出，若人虚加以天气虚，就会形成三虚，使肾神志失守，神志失而不得聚敛，若又遇水运不及之年，或者丙年失守，或者太阳寒水司天不及，必有土疫邪气致病，使人突然死亡。

人如果愤怒、气上逆而不下就会损伤肝，若又遇厥阴风木司天，天气不足，则间气少阴君火就会接替主司，这就是天虚，即天虚与人虚。若又遇急走恐惧、汗出而伤肝之液，就会形成三虚。肝好比将军，谋虑自此而出，神志失守其位而不聚敛，如果再遇木运不及之年，或丁年上丁与下壬不相符合，或上壬与下丁失守其位，或厥阴司天之气不及，必有金疫邪气致病，使人突然死亡。

上述五种失守其位的情况，就是因为天气和人的正气同虚，致使神志游离而失守其位，便会有五疫之邪伤人，使人突然死亡，这被称为尸厥。人如果犯了五脏之神而使其移位失藏，就会使神光不能圆满聚敛。不但是疫邪，一切邪气伤人，都是由神气失守其位造成的。所以说，神志内守人就可以生存；神志失守人就要死亡。得神者就会健康，失神者就要死亡。

至真要大论篇第七十四

黄帝问：五气相互交合主岁，太过和不及交替，这个道理我已经知道了。六气分时主治，其司天在泉之气到来时所起的变化是怎样的？

岐伯拜了拜，回答说：您的提问太高明了！这是天地自然的变化规律，也是人体与天地变化相适应的规律。

黄帝说：人体是怎样与司天在泉之气相应的？

岐伯说：这是受自然规律所支配的，是很多医生都困惑不解的问题。

黄帝说：我想听听这其中的道理。

岐伯说：厥阴风木司天，气从风化；少阴君火司天，气从热化；太阴湿土司天，气从湿化；少阳相火司天，气从火化；阳明燥金司天，气从燥化；太阳寒水司天，气从寒化。根据客气所在的脏位，来确定疾病的变化。

黄帝问：在泉之气的气化是怎样的？

岐伯说：与司天之气的气化情况相同，间气的气化也是如此。

黄帝问：什么叫间气？

岐伯说：间气是指间隔于司天和在泉左右的气。

黄帝问：间气与司天、在泉有何分别？

岐伯说：司天在泉是主岁之气，主管一年的气化，间气则主一步（六十天）的气化。

黄帝道：好！一年之中气化的变化情况怎样？

岐伯说：厥阴风木在司天为风化，在泉为酸化，在司岁运为苍化，在间气为动化；少阴君火在司天年为热化，在泉为苦化，不司岁运之化，在间气为灼化；太阴湿土在司天为湿化，在泉为甘化，在司岁运为黅化，在间气为柔化；少阳相火在司天为火化，在泉为苦化，在司岁运为丹化，在间气为明化；阳明燥金在司天为燥化，在泉为辛化，在司岁运为素化，在间气为清化；太阳寒水在司天为寒化，在泉为咸化，在司岁运为玄化，在间气为藏化。因此作为医生，必须了解六气所司的气化，以及五味、五色的产生与五藏之所宜，然后才能理清气化的太过、不及和疾病发生情况的关系。

黄帝说：厥阴风木在泉为酸化，这我已经知道了。风的气化运行情况怎样呢？

岐伯说：风气行于地，这是本于地之气而为风化，火、湿、燥、寒等气也是这样。因为六气本于天的，是天之气；本于地的，是地之气。天地之气相互交合，于是六节气分，万物得以化生。所以说：要谨慎地审察六气之所宜，不能贻误病机，就是这个意思。

黄帝说：六气司天在泉而发病时，如何用药？

岐伯说：依据每年司岁之气的情况，收备相应的药物，就不会有所遗漏。

黄帝问：每年与岁气相应的药物是怎样的？

岐伯说：得岁气的药物能得到天地纯净之精气。

黄帝问：每年与岁运相应的药物是怎样的？

岐伯说：司岁运的药物和主岁气的药物相同，唯一不同的是岁运有太过和不及之别。

黄帝说：不得司岁之气的药物是怎样的？

岐伯说：其气散而不专。所以与属于司岁之气化的药物相比，虽然外形相同，在等级上却存在分别，如气味有厚薄的不同、性能有躁静的不同、疗效有较大不同、药力所及有深浅的不同，说的就是这个道理。

黄帝说：六气主岁时损伤五藏的情况，应当怎样阐释？

岐伯说：用脏气所不胜之气来阐释，才是关键。

黄帝说：如何治疗？

岐伯说：如果司天之气淫胜在下的运气，就以其所胜之气来平调；如果在泉之气淫胜其内的五运，就以其所胜之气来治疗。

黄帝说：说得好。但也有岁气平和而得病的，又该如何治疗？

岐伯说：仔细观察阴阳病变所在的位置，进行调整，以达到下调、稳定的状态。正病用正治法，反病用反治法。

黄帝说：先生说观察阴阳所在的位置来调治，医论中说人迎和寸口脉象顺应，像牵引绳索一样大小相等的，称为平脉。那阴脉在寸口应该是怎样的？

岐伯说：看主岁的是南政还是北政，就可以知道了？

黄帝说：请您详细地给我讲一讲。

岐伯说：北政主岁的年份，其气居北，少阴在泉，两手寸口脉象沉细而伏，都不应指；厥阴在泉，则右手寸口脉象沉细而伏，不应于指；太阴在泉，其左手寸口脉象沉细而伏，不应于指。南政主岁的年份，其气居南，少阴司天，两手寸口脉象沉细而伏，都不应指；厥阴司天，则右手寸口脉象沉细而伏，不应于指；太阴司天，则左手寸口脉象沉细而伏，不应于指。凡是寸口脉不应于指的，根据南政北政所应相反的规律来诊察就可以见了。

黄帝问：尺部的脉候是怎样的？

岐伯说：北政主岁的年份，三阴在泉，则寸部不应；三阴司天，则尺部不应。南政主岁的年份，三阴司天，则寸部不应；三阴在泉，则尺部不应。左右脉是一样的。所以说：能掌握要领的，用一句话就可以概括，而不能掌握要领，就会散乱无绪。说的就是这个道理。

黄帝说：说得好。司天在泉之气，淫胜于内而致病的情况是怎样的？

岐伯说：厥阴在泉的年份，风气淫盛，则地气不明，原野昏暗，草类提早成熟。人们多发的疾病是洒洒然颤抖，怕冷，常常呻吟，打哈欠，心痛并感觉撑满，而两侧胁里拘急不舒，饮食不进，咽鬲不利，进食则呕吐、腹胀、多嗳气，大便或放屁后感觉轻松，好像病情有所消减，浑身沉重。

少阴在泉的年份，热气淫盛，川泽中阳气蒸腾，阴处反觉清明。人们多发的疾病是腹中鸣响、逆气上冲胸脘、气喘、不能久立、寒热、皮肤疼痛、视力模糊、齿痛、项肿、寒热交争如疟疾、少腹疼痛、腹部胀大。因为气候温热，所以虫类迟迟伏藏。

太阴在泉的年份，草类提早开花，湿气淫胜，山岩峡谷之间昏暗浑浊，黄色见于水位，与至阴之气色相交合。人们多发的疾病是饮邪积聚而心痛、耳聋、反应迟钝、咽喉肿胀、喉痹等症状、阴病并有出血、少腹疼痛、小便不通、气上冲头痛、眼如脱出、颈项部似拔折、要不似折断、大腿不能转动、膝弯积滞不灵、小腿肚像要裂开。

少阳在泉的年份，火气淫盛，郊野烟明，天气时寒时热。人们易患泄泻如注、下痢赤白、少腹疼痛、小便赤红，严重的甚至大便下血。其余症候与少阴在泉之年的症状相同。

阳明在泉的年份，燥气淫盛，雾气清凉昏暗。人们多发的疾病是时常作呕，呕吐苦水，频频叹息、胁部疼痛不能转侧，甚至咽喉干燥、面有尘灰之色、身体干枯无光泽，足外侧觉得发热。

太阳在泉的年份，寒气淫盛，气候寒凉肃穆。人们易发的疾病是少腹部疼痛牵引睾丸、腰脊疼痛，上冲心脘作痛、出血、咽喉痛、颌下肿大。

黄帝说：说得好。该如何治疗呢？

岐伯说：凡是在泉之气，风气太过而浸淫体内的，用辛凉药主治，并以苦味药辅佐，用甘味药缓和肝木，用辛味药驱散风邪；热气太过而浸淫体内的，用咸寒药主治，并以甘苦药调治，用酸味药收敛阴气，用苦味药发泄热邪；湿气太过而浸淫体内的，用苦热药主治，并以酸淡药辅助，用苦味药干燥湿气，用淡味药渗泄湿邪；火气太过而浸淫体内的，用咸冷药主治，并用苦辛药辅助，用酸味药收敛阴气，用苦味药来发泄火邪；燥气太过而浸淫体内的，用苦温药主治，并用甘辛药辅助，用苦味药泄下；寒气太过而浸淫体内的，用甘热药主治，并用苦辛药辅助，用咸味药泻除水气，用辛味药润泽，用苦味药加固阳气。

黄帝说：说得好。司天之气的变化又是怎样呢？

岐伯说：厥阴司天，风气淫胜，则天空尘埃昏暗，云雾扰动不宁，寒冷的季节出现春天的气候特征，流水不能结冰，蛰虫不去潜伏。人们易患胃脘、当心处疼痛、上撑两胁、咽鬲不利、饮食不进、舌头僵硬、食则呕吐、冷泻、腹胀、小便不通。因为气候温暖，蛰伏的虫类迟迟不藏，发病的根源在于脾脏。如果冲阳脉断绝，说明胃气已败，不可医治。

少阴司天，热气淫胜，天气郁热，君火施政，热极就会有大雨来临。人们易患胸中烦热、咽喉干燥、右胁胀满、皮肤疼痛、寒热、咳喘、唾血、便血、衄血、鼻塞流涕、喷嚏、呕吐、小便颜色异常，甚至疮疡、浮肿、肩、背、臂、臑以及缺盆等处疼痛，心痛、肺胀、腹胀满、气满鼓胀、咳嗽，发病的根源在肺脏。如果尺泽脉断绝，说明肺气已败，不可医治。

太阴司天，湿气淫胜，天气阴沉昏暗，乌云满布，雨水增多反而使草木枯槁。人们易患浮肿、骨痛、阴痹，阴痹之病按压而不知痛处，腰、脊、头项疼痛，时时眩晕、大便困难、阳痿、饥饿而不欲进食、咳唾则有血、心悸如悬等病症，发病的根源在肾脏。如果太溪脉断绝，说明肾气已败，不可医治。

少阳司天，火气淫胜，温热之气布化，秋季燥金的政令不平。人们易患头痛、发热恶寒而发疟疾、热气在上、皮肤疼痛、色便黄赤，传于里则为水病，身面浮肿、腹部胀满、仰面喘息、泄泻暴注、下痢赤白、疮疡、咳嗽吐血、心烦、胸中闷热，甚至鼻腔出血等病症，发病的根源在肺脏。如果天府脉断绝，说明肺气已败，不可医治。

阳明司天，燥气淫胜，树木繁荣推迟，草类生长较晚，在人则筋骨发生变化。大凉之气会使天气反常，树木生发之气被抑制而郁伏于下，草类的花叶均现焦枯，蛰伏的虫类出动。人们易患胠胁疼痛，寒凉清肃之气感受之后则为疟疾，咳嗽、腹中鸣响、暴注泄泻、大便稀溏、心胁突然剧痛、不能转侧、咽喉干燥、面如尘色、腰痛，男子㿗疝，妇女少腹疼痛，眼睛昏昧不明，眼角疼痛，疮疡痈痤等症状，发病的根源在肝脏。如果太冲脉断绝，说明肝气已败，不可医治。

太阳司天，寒气淫胜，寒气非时而至，水多结冰，如遇戊癸火运炎烈，则有暴雨冰雹。在人则血脉变化于内，发生痈疡，易发厥逆心痛，呕血、便血、衄血、鼻塞流涕、时常悲伤、眩晕仆倒、胸腹满胀、手热、肘臂挛急、腋部肿、心悸不安、胸胁胃脘不舒、面部发红、眼睛色黄、常常嗳气、咽喉干燥，甚至面黑如炲，口渴欲饮，发病的根源在心脏。如果神门脉断绝，说明心气已败，不可医治。所以说，通过脉气的搏动情况，就可以推测其相应脏器的发病情况。

黄帝说：说得好。该如何治疗这些疾病呢？

岐伯说：司天之气，风气淫胜，用辛凉药主治，佐以苦甘药调治，以甘味药舒缓木气，以酸味药泄除风邪；热气淫胜，用咸寒药主治，佐以苦甘药调治，以酸味药收敛阴气；湿气淫胜，用苦热药主治，佐以酸辛药调治，以苦味药燥湿，以淡味药泄湿；如果湿邪甚于上部而有热，用苦味温药主治，佐以甘辛药调治，以发汗法恢复其常态而止；火气淫胜，用咸冷药主治，佐以苦甘药调治，以酸味药收敛阴气，以苦味药发泄火邪，以酸味药复其真气，热淫淫胜的与此相同；燥气淫胜，用苦温药主治，佐以酸辛药调治，以苦味药下其燥结；寒气淫胜，用辛热药主治，佐以苦甘药调治，以咸味药泄其寒邪。

黄帝说：说得好！本气虚弱不足而邪气偏胜所引发的疾病，应该如何治疗？

岐伯说：风气在泉，而反被清气所胜的，用酸温药主治，佐以苦甘药调治，以辛味药平之；热气在泉，而反被寒气所胜的，用甘热药主治，佐以苦辛药调治，以咸味药平之；湿气在泉，而反被热气所胜的，用苦冷药主治，佐以咸甘药调治，以苦味药平之；或握在泉，而反被寒气所胜的，用甘热药主治，佐以苦辛药调治，以咸味药平之；燥气在泉，而反被热气所胜的，用平寒药主治，佐以苦甘药调治，以酸味药平之；以冷热平和为目的；寒气在泉，而反被热气所胜的，用咸冷药主治，佐以甘辛药调治，以苦味药平之。

黄帝问：司天之气反被邪气所胜而引发的疾病，应该如何治疗？

岐伯说：风木之气司天，清凉之气偏胜的，用酸温药主治，佐以甘苦调治；热气司天，寒水之气偏胜的，用甘温药主治，佐以苦酸辛调治；湿气司天，热气偏胜的，用苦寒药主治，佐以苦酸药调治；火气司天，寒气偏胜的，用甘热药主治，佐以苦辛药调治；燥气司天，热气偏胜的，用辛寒药主治，佐以苦甘药调治；寒气司天，热气偏胜的，用咸冷药主治，佐以苦辛药调治。

黄帝问：人六气偏胜会引发哪些疾病？

岐伯说：厥阴风木之气偏胜，就会耳鸣头眩，胃中翻腾混乱而欲吐，胃脘横鬲处寒冷的症状。大风屡起，倮虫不能生长，人们就会胠胁气滞，化而成热，出现小便黄赤，胃脘当心处疼痛，上支两胁胀满，肠中鸣响，少腹疼痛，利下赤白，甚至呕吐，咽鬲之间堵塞不通。

少阴君火之气偏胜，就会病心下热，常常感觉饥饿，脐下有动气上逆，热气游走三焦。炎暑到来时，树木因之流津，草类因此枯败，人们易患气逆呕吐，烦躁，腹部胀满疼痛，大便溏泻甚至传变成血痢。

太阴湿土之气偏胜，火气郁于内而盛疮疡，流散在外则病发腋下至胁部疼痛，甚至心痛。热气格拒在上部，所以会出现头痛、喉痹、颈项僵硬。如果只是因为湿气偏胜而内郁，寒迫下焦，就会痛于头顶，牵引至眉间，胃中满闷。多雨之后，湿化之象才开始出现，在人则出现少腹胀满，腰臀部沉重而强直，妨碍入房，泄泻如注，足下温暖，头部沉重，足胫浮肿，水饮发于内而浮肿见于上部。

少阳相火之气偏胜，热气客于胃，人易患烦心、心痛、目赤、欲呕、呕酸、易饥饿、耳痛、小便赤色、易惊、谵妄。暴热之气销烁津液，草木萎枯，河水干涸，介虫屈服。人们易患少腹部疼痛，痢下赤白等病。

阳明燥金之气偏胜，那么清凉之气发于内，左侧腋下至胁部疼痛，大便溏泄，在内则咽喉阻塞，呼吸吞咽不利，在外则为颓疝。寒凉肃杀之气布化，草木的花叶变色，有毛的虫类死亡。人们易患胸中不舒，咽喉阻塞而咳嗽的病症。

太阳寒水之气偏胜，凝肃凛冽之气到来，有非时之冰冻，羽类之虫延迟生化。人们多发痔疮、疟疾，寒气入胃就会产生心病，阴部生疮疡，小便不利，疼痛连及两股内侧，筋肉拘急麻木，血脉凝滞，络脉郁滞充盈而色变，或为便血，皮肤因气血郁积而肿胀，腹中痞满，饮食减少，热气上逆，因为头项巅顶脑户等处疼痛，目疼如脱出，寒气入于下焦传变成水泻。

黄帝道：如何来治疗这些疾病？

岐伯说：厥阴风气偏胜所产生的疾病，用甘清药主治，佐以苦辛药调治，用酸味药泻其胜气；少阴热气偏胜所产生的疾病，用辛寒药主治，佐以苦咸药调治，用甘味泻其胜气；太阴湿气偏胜所产生的疾病，用咸热药主治，佐以辛甘药调治，用苦味药泻其胜气；少阳火气偏胜所产生的疾病，用辛寒药主治，佐以甘药咸调治，用甘味药泻其胜气；阳明燥金偏胜所产生的疾病，用酸温药主治，佐以辛甘药调治，用苦味药泻其胜气；太阳寒气偏胜所产生的疾病，用苦热药主治，佐以辛酸药调治，用咸味药泻其胜气；

黄帝问：六气报复而致病的情况是怎样的？

岐伯说：您问得真详细啊！厥阴风气来复，就会导致少腹部坚满，腹胁之内拘急暴痛的症状，在自然界就会树木倒卧、尘沙飞扬、倮虫不得繁荣。人们还会气厥心痛、多汗、呕吐、饮食不下，或食入后又吐出，筋脉抽痛，眩晕、手足逆冷，甚至风邪入脾，食入痹阻不能消化，必吐出而后已。如果冲阳脉断绝，多属死证。

少阴火气来复，就会出现懊恼烦热的症状，使人出现烦躁、鼻塞流涕、打喷嚏、少腹绞痛。火势旺盛现于外，咽喉干燥，大便时泄时止，动气生于左腹部而向上逆行于右侧，咳嗽、皮肤疼痛、突然失音、心痛、昏迷，战栗寒战、谵语妄动、寒罢而发热，口渴欲饮水、少气、骨软萎弱、肠道梗塞而大便不通、肌肤浮肿、呃逆、嗳气。少阴火热之气生化推迟，因此流水不会结冰，热气流行，介虫不蛰伏。人多病痱疹、疮疡、痈蛆、痤、痔等外症，甚至热邪入肺，咳嗽、鼻渊。如果天府脉断绝，多属死证。

太阴湿气来复，则湿气变化而大行，于是人就会出现身体沉重、胸腹满闷、饮食不消化、阴气上逆、胸中不爽、水饮生于内，咳喘有声等病。

如果经常大雨发作，洪水就会淹没田地，鱼类游行于陆地，人们多病头顶痛而重，抽痛瘛疭加剧，呕吐、神情默默、口吐清水，甚至湿邪入肾，泄泻不止。如果太溪脉断绝，多属死证。

少阳热气来复，则大热来临，干燥灼热，介虫亦死亡。人就多病惊恐、痉挛抽搐、咳嗽、衄血、心热烦躁、小便频繁、怕风、厥逆之气上行，面如土色，眼跳不止。火气内生则上为口糜、呕逆、吐血、便血，发为疟疾，则恶寒鼓栗、寒极转热、咽喉部干槁、渴而善饮，小便变为黄赤、少气、脉萎弱。气蒸热化则为水病，发为浮肿，甚至邪气入肺，咳嗽、便血。如果尺泽脉断绝，多属死证。

阳明燥金来复，清冷肃杀之气流行，树木苍老枯败，兽类多生疫病。人们多发病于腋下至胁部，燥气偏行于左侧，善于叹息，甚至心痛痞满，腹胀而泄泻，呕吐苦水、咳嗽、呃逆、烦心。病在膈中，头痛，甚至邪气入肝，惊骇，痉挛。如果太冲脉断绝，多属死证。

太阳寒气来复，则寒气上行，水结成雨和冰雹，禽类因此死亡。人们则多患心胃生寒气、胸腹滞塞堵闷、心痛痞满、头痛、易伤悲、时常眩仆、饮食减少、腰臀部疼痛，屈伸不便。如大地开裂，冰厚而坚，阳光不温暖，人们就多病少腹痛牵引睾丸并连及腰脊，逆气上冲于心，导致反吐清水或呃逆嗳气，甚至邪气入心，易忘易悲。如果神门脉断绝，多属死证。

黄帝说：说得好。如何治疗这些疾病呢？

岐伯说：厥阴之气来复所产生的疾病，用酸寒药主治，佐以甘辛药调治，以酸泻其邪，以甘缓其急；少阴之气来复所产生的疾病，用咸寒药主治，佐以苦辛药调治，以甘泻其邪，以酸收敛，辛苦发散，以咸攻其坚；太阴之气来复所产生的疾病，用苦热药主治，佐以酸辛药调治，以苦泻其邪，燥其湿、渗其湿；少阳之气来复所致的病，用咸冷药主治，佐以苦辛药调治，以咸攻坚，以酸收敛，以辛苦发汗，发汗之药不必避忌热天，但不要触犯温凉的药物，少阴复气所致的病，用发汗药物时与此法相同；阳明之气来复所产生的疾病，用辛温药主治，佐以苦甘药调治，以苦渗泄，以苦通下，以酸补虚；太阳之气来复所产生的疾病，用咸热药主治，佐以甘辛药调治，以苦坚其脆弱。

治疗各种胜复之气所产生的疾病，寒的用热药，热的用寒药，温的用清药，清的用温药，气散的用收敛之药，气抑的用发散之药，燥的使用润泽之药，急的使用缓和之药，坚硬的使用柔软之药，脆弱的使用坚固之药，衰弱的用补药，亢盛的使用泻药。用各种方法安定正气，使其清静安宁，于是病气衰退，各归其类属，自然无偏生之害。这是治疗的基本方法。、

黄帝道：说得好。气分上下是怎么回事？

岐伯说：身半以上，气有三，是人身应天的部分，由司天之气主管；身半以下，气也有三，是人身应地的部分，由在泉之气主管。用上下来指明它的胜气和复气，用气来指明人身部位和疾病。“半”就是指天枢。所以上部的三气强胜而下部的三气都病的，就用地气之名来命名人身受病的脏气；下部的三气强胜而上部的三气都病的，就用天气之名来命名人身受病的脏气。上面所说的，是指胜气已经到来，而复气还在伏藏没有发生；若复气已经到来，不能用司天和在泉之名来区分，就应该以复气为依据。

黄帝问：胜气和复气的变化，有一定的时候吗？到时候就一定有胜气和复气出现吗？

岐伯说：四时有固定的位置，而胜复之气的有无，却不一定。

黄帝问：这是为什么呢？

岐伯说：初之气至三之气，由司天之气主持，是胜气常见的时位；四之气至终之气，由在泉气主持，是复气常见的时位。有胜气才有复气，没有胜气就没有复气。

黄帝道：说得好。复气已经退去，胜气却又出现的情况是怎样的？

岐伯说：有胜气就一定有复气，这本没有一定的规律，知道气衰败才会停止。复气之后又有胜气发生，而胜气之后没有相应的复气发生，就会出现灾患，这是因为破坏了生机。

黄帝道：有复气到来而复气本身反病的，又是什么原因呢？

岐伯说：复气到来的时候，不是它的时令的正位，其气与其位不能想得。复气若大复其胜气，复气本身就虚，而主时之气又胜，因此反而致病。这是指火、燥、热三气来说的。

黄帝道：如何治疗？

岐伯说：六气之胜气所致的疾病，轻微就随顺它，严重就制止它；复气所致的疾病，和缓就平调它，暴烈就削弱它。都应该随着胜气来治疗被抑制之气，不论用药的次数多少，总以达到和平为目的。这是治疗的基本

原则。

黄帝说：说得好。客气与主气的胜复情况怎样?

岐伯说：客气与主气之间，只有胜而没有复。

黄帝道：如何区别是逆是顺?

岐伯说：主气胜是逆，客气胜是顺，这是自然规律。

黄帝问：它们发病的情况是怎样的?

岐伯说：厥阴风木司天，客气胜则耳鸣、眩晕，甚至咳嗽；主气胜则胸胁疼痛，舌头僵硬不能说话。少阴君火司天，客气胜则鼻塞、喷嚏、颈项强硬、肩背发热、头痛、少气、发热、耳聋、目眩，甚至浮肿，出血、疮疡、咳嗽气喘；主气胜则心热烦躁，甚至胁痛，支撑胀满。太阴湿土司天，客气胜则头面浮肿、气喘；主气胜则胸腹胀满，食后胸腹闷乱。少阳相火司天，客气胜则发疹于皮肤，以及丹疮疡、呕吐气逆、喉痹、头痛、咽喉肿痛、耳聋、血溢，内症为手足抽搐；主气胜则胸满，咳嗽抑息，甚至咳血。阳明燥金司天，清气复而有余，则咳嗽、衄血、咽喉等色、心膈中热，假如咳嗽不止而咳血，就会死亡。

太阳寒水司天，客气胜则胸闷不利、鼻流清涕、受寒即咳嗽；主气胜则喉咙有痰鸣。厥阴风木在泉，客气胜则大关节活动不利，在内则拘挛抽搐，在外则运动不灵；主气胜则筋骨振摇强直，腰腹时时疼痛。少阴君火在泉，客气胜则腰痛，尻、股、膝、髀足部疾病，以及闷乱烦热、浮肿不能长久站立，大小便就会失常；主气胜则逆气上冲，心痛发热，膈内病以及众痹发作，病发于胠胁，汗出不止、四肢厥逆等。太阴湿土在泉，客气胜则足痿，行走困难，不能长久站立，大小便频繁，如果湿客下焦，就会引发濡泻、浮肿、房事不利等；主气胜则寒气上逆而痞满，饮食不下，甚至发为疝痛。少阳相火在泉，客气胜则病腰腹痛而反恶寒，甚至泄下白沫、小便白浊；主气胜则热反上行而侵犯到心胸，心痛，发热，中焦格拒而生呕吐。少阴君火在泉的病症与此相同。阳明燥金在泉，客气胜则清气扰动于下，少腹坚满而频频腹泻的病症；主气胜则病腰重，腹痛，少腹生寒，大便溏泄，寒气逆于肠内，上冲胸中，甚至喘息、不能长久站立。太阳寒水在泉，寒气的复气在内有余，就会出现腰尻疼痛，屈伸不利，股、胫、足、膝中疼痛的病症。

黄帝说：说得好。由六气司天、在泉、主气胜、客气胜所引发的疾病呢?

岐伯说：对于上冲的，用抑制降逆法；对于陷下的，用举陷升提法；对于有余的，用折减法；对于不足的，用补益法；这样有利于正气的辅助，用适宜的药食来调和，必须使主客之气平和，根据其寒温，客主之气相同的用逆治法，相反的用从治法。

黄帝说：治寒用热药，治热用寒药，主客之气相得用逆治法，不相得用从治法，我已经知道了。那么怎样适宜运用药味呢？

岐伯说：厥阴风木之气为主气主位致病时，泻应当用酸法，补应用辛法；少阴君火、少阳相火之气为主气主位致病时，泻应当用甘法，补应当用咸法；太阴湿土之气为主气主位致病时，泻应当用苦法，补应用甘法；阳明燥金之气为主气主位致病时，泻应当用辛法，补应当用酸法；太阳寒水之气为主气主位致病时，泻应当用辛法，补应当用苦法。

厥阴风木之气为客气致病时，补应当用辛法，泻应当用酸法，缓应当用甘法；少阴君火之气为客气致病时，补应当用咸法，泻应当用甘法，收应当用酸法；阴客气为病，补应当用甘法，泻应当用苦法，缓应当用甘法；少阳相火之气为客气致病时，补应当用辛法，泻应当用甘法，坚应当用咸法；阳明燥金之气为客气致病时，补应当用酸法，泻应当用辛法，泄应当用苦法；太阳寒水之气为客气致病时，补应当用苦法，泻应当用咸法，坚应当用苦法，润应当用辛法。这都是为了开发腠理，使津液通利和阳气通畅。

黄帝说：说得好。我想听听阴和阳划分为三阴三阳的问题，如何划分的呢？

岐伯说：它是根据阴阳之气的多少和作用的大小来划分的。

黄帝问：阳明是如何确定的？

岐伯说：阳明就是太阳和少阳相合的时位。

黄帝问：厥阴又是如何确定的？

岐伯说：厥阴就是太阴和少阴交接结束的位置。

黄帝说：六气有太过和不及之分，引发的疾病有虚实之别，治疗有缓急的不同，方知有大方和小方的差异，我想听听这方面有什么原则？

岐伯说：病气的部位有高下的差别，所患的疾病有远近的区分，症状有内外的差异，治疗用药法有轻重的不同，总之要让药物直接作用发病部位，以发挥药效。《大要》说，君药一味，臣药二味，这是奇方的原则；君药二味，臣药四味，这是偶方的原则；君药二味，臣药三味，这是奇方的原则；君药二味，臣药六味，这是偶方的原则，患病的时间短，就用奇方，患病的时间长，就用偶方；发汗治疗时不用奇方，攻下治疗时不用偶方；补益上虚与治疗上邪时用缓方，补益下虚与治疗下邪时用急方；急方气味纯厚，缓方气味淡薄。要让药物直接到达发病部位以发挥疗效，指的就是这个道理。病位深而远，药物运行到中途就能发挥作用，还能够凭借饮食的作用使药物直达病位，但一定不能违背上述的组方原则和各方剂的使用法则。所以调理气机时，病位浅而近，用奇方或偶方剂量要小；病位深而远，用奇方或偶方剂量要大。方剂大的是药味数少而量重，方剂小的是药味数多而量轻。药味多的用九味，药味少的用两味。假如用奇方，在疾病尚未痊愈时再用偶方，叫做重方；假如用偶方，在疾病尚未痊愈时，可用相反的药物佐配，这就是药物的寒热温凉性质和所治疗的疾病性质相反的道理。

黄帝说：说得好。疾病发生的根源是风、寒、暑、热、湿、燥、火六气，这些我已经知道了。如果疾病的发生和三阴三阳之标有关系，怎样进行治疗呢？

岐伯说：疾病的发生和六气之本的性质相反，而与三阴三阳之标一致，在治疗时只要反求其本，就能找到治标的方法。

黄帝道：说得好。如果六气偏胜，怎样诊察疾病？

岐伯说：观察六气偏胜，主要观察偏胜之气到来后对其所胜脏器的影响。清气大来，燥气为胜，金胜克木，风木受邪，肝病就发生了；热气大来，火气为胜，火胜克金，燥金受邪，肺病就发生了；寒气大来，水寒气为胜，水胜克火，火热受邪，心病就发生了；湿气大来，湿土气为胜，土胜克水，寒水受邪，肾脏病就发生了；风气大来，风木气为胜，木胜则克土，湿土受邪，脾脏病就发生了。也就是说，内脏感受了胜气所产生的邪气就会得病；如果遇到运气不及的年份，邪气就重；如果岁气和四时之气不和，邪气也重；月廓空虚的时候，其邪会更加严重；重复感受邪气，其病就危险了。有了胜气，一定有复气出现。

黄帝问：六气引发疾病时，人体的脉象有何变化？

岐伯说：厥阴风木之气到来时，脉象为弦；少阴君火之气到来时，脉象为钩；太阴湿土之气到来时，脉象为沉；少阳相火之气到来时，脉象为大而浮；阳明燥金之气到来时，脉象短而涩；太阳寒水之气到来时，脉象为大而长。脉来平和，气机就调和；脉来大而急，就是病脉；脉象的阴阳属性和季节气候的阴阳属性相反，则很快就会死亡。

黄帝问：六气各有标本之分，但从化却不相同，这是为什么？

岐伯说：六气有从本而化的，有既从本也从标而化的，还有既不从标也不从本而化的。

黄帝说：我希望听你详细地讲一讲其中的道理。

岐伯说：少阳、太阴从本化，少阴、太阳既从本又从标，阴明、厥阴不从标本而从其中气。所以从本的化生于本；从标的化生于标；从标本的化生于标本；从中气的化生于中气。

黄帝说：脉象与症状一致却与疾病的本质相反，怎样辨察呢？

岐伯说：脉象和病症表面看是符合的，但是按而无力不能应指而搏，好像是阳证又不是阳证，这就是各种真寒假热症的脉象和疾病本质不一致的情况。

黄帝说：在各种阴证中，如果脉象和病症相反，如何根据脉象诊察？

岐伯说：脉象和病症表面看是符合的，但是按而搏指有力。这就是相符的情况。所以，各种疾病的发生，有的在六气之本，有的在三阴三阳之标，有的在中。治疗时，病在本的，按六气之本的规律就能够痊愈；病在标的，按三阴三阳的规律就能够痊愈；病在中气的，按中气的规律就能够痊愈；病在本也在标的，标本兼治就能够痊愈；有的在本而治标就能够痊愈；有的在本就治本，在标就治标，在中气就治中气就能够痊愈。违逆其病气而治疗的，是正治；顺从其病气而治疗的，是逆治。

所以说：掌握了标与本的理论，临证时就不会迷惑不解；明白了逆与顺的治法，就能进行正确的治疗。没有困惑指的就是这个意思。不知道这些理论，不仅不能深入谈论诊法，对经义的理解也会错乱。所以《大要》说：医术粗浅的医生，沾沾自喜，以为什么病都明白了，临证实刚说是热症，寒病又发作了。这是因为即便是相同的邪气所生的病变也会有不同，假如不懂六气标本逆从的理论，就不能正确诊断疾病，甚至会扰乱经旨，指的就是这个道理。

标本的理论，简明宽泛，精深博大，只要掌握要领，就能通晓许多病的变化。掌握理论虽然容易，但运用不当就会造成伤害。仔细辨察标本的变化，就能根据气候和规律正确调治气机。懂得胜复之气的理论，就可以指导人们养生防病。这就是自然界六气变化的正常规律。

黄帝问：胜气与复气的变化，其早至、迟至是怎么回事？

岐伯说：胜气的致病情况是，胜气到来时就会发病，待病气积聚时，复气就会发生。复气的致病情况是，胜气结束时就会发病，如果在复气所应的时位病情就严重。胜气有轻重，复气有多少，胜气平缓，复气也平缓，胜气虚，复气也虚，这是自然界六气变化的正常规律。

黄帝说：胜复之气的发作，有时与六气时位不一致，或后于时位而出现，这是为什么？

岐伯说：因为六气的发生和变化，盛衰有所不同。寒暑温凉，就是六气盛衰变化所产生的，表现在辰戌丑未四季月的变化。故阳气的运动，开始于温而盛于暑；阴气的运动，开始于凉而盛于寒。春夏秋冬四季，有一定的时差。所以《大要》说：春天的温暖，渐渐转变为夏天的暑热；秋天的凉爽肃杀，渐渐转变为冬天的凛冽。洁身辨察四季月的变化规律，掌握气候的回归，如此可以知道六气变化的结束，察知六气变化的开始。就是这个意思。

黄帝问：时间差有没有固定的度数？

岐伯说：大概有三十度。

黄帝道：那么这种情况在脉象上有何表现？

岐伯说：时差与正常时的脉象相同，当令的气候多去，应时的脉象就会随之消失。《脉要》说：春天没有沉脉，夏天没有弦脉，冬天没有涩脉，秋天没有数脉，这是四时气候不相通。春沉而太过、夏弦而太过、冬涩而太过、秋数而太过，就是病脉。交错杂乱、反复出现、提早消失、推迟消失的，也是病脉。和季节完全相反的，就会死亡。所以说：季节的变化和人体的生理病理变化是完全一致的，如同秤杆秤砣，协调才能维持平衡。阴阳之气清静和缓，生化就正常；扰动不宁，就会引发疾病。就是这个道理。

黄帝道：幽和明是什么意思呢？

岐伯说：太阴、少阴相交至尽的时位是幽；太阳、少阳接合的时位是明。幽明阴阳配合，就有了寒暑的分别。

黄帝问：二分和二至各是什么意思？

岐伯说：气来并且极盛的叫做至，气平分均等的叫做分。冬至、夏至时，季节变化与时令一致，春分、秋分时，集结地变化明显不同。因此，二分二至是自然界变化的总纲。

黄帝说：您说的春分秋分，气候开始于交节之前；冬至夏至，气候开始于交节之后，我已经知道了。然而六气往来变化，六气主岁不是固定不变的，其补泻的方法又是怎样的呢？

岐伯说：根据司天和在泉之气所主之时的不同，决定治疗用药。然后根据六气所宜，正确选用药味，这是治疗的法则。左右间气的治法也与此相同。《大要》说：少阳相火主令，先甘后咸；阳明燥金主令，先辛后酸；太阳寒水主令，先咸后苦；厥阴风木主令，先酸后辛；少阴君君火主令，先甘后咸；太阴湿土主岁，先苦后甘。不仅要遵守上述的规则，还要佐以所宜的药物，助其化生的本源之气，这样就算是适合了六气。

黄帝说：说得好。所有的疾病都是由风、寒、暑、湿、燥、火六气的变化所产生的。医经上说：实证用泻法，虚证用补法，我把它告诉了医生，但是医生们在运用中并不能收到十全的效果。我想要这些重要的理论广泛流行，让治疗效果像用槌打鼓，用手拨刺，用水清污一样有把握，使他们都能成为医术高超的医生，您可以详细地告诉我吗？

岐伯说：要仔细辨析病机，准确无误地判断，就一定要掌握六气的规律，不能有偏差。

黄帝说：我想听您讲述一下病机，它的内容有哪些？

岐伯说：凡是风病出现头摇、肢体震颤、头晕目眩的，病邪在肝；凡是寒病出现筋脉拘急的，病邪在肾。凡是气病出现喘急胸闷的，病邪在肺。凡是湿病出现浮肿胀满的，病邪在脾。凡是热病出现神志昏乱、肢体抽搐的，病邪在火。凡是疼痛出现瘙痒疮疡的，病邪在心。凡是厥逆出现二便不通畅或失禁的，病邪在下焦。凡是痿证出现喘逆呕吐的，病邪在上焦。凡是出现口噤不开、鼓颌战抖、神志不安的，病因都属于火。凡是出现痉病、颈项强急的，病因都属于湿。凡是出现气逆上冲的，病因都属于火。凡是出现胀满腹大的，病因都属于热。凡是出现躁动不安、发狂越常的，病因都属于火。凡是出现突发强直的，病因都属于风。凡是出现因病有声、叩之如鼓的，病因都属于热。凡是出现浮肿、疼痛酸楚、惊骇不宁的，病因都属于火。凡是出现转筋反折、排泄水液的，病因都属于热。凡是出现排泄的水液澄明清冷的，病因都属于寒。凡是出现呕吐酸水、急剧的下利的，病因都属于热。

所以《大要》说：谨慎地掌握病机理论，根据疾病属性，对已出现的症状探求原因；对未出现的症状探求原因；对属实的疾病，寻求发生实证的原因；对属虚的疾病，寻求发生虚证的原因。首先分析五气中何气偏胜、五藏中何脏偏盛，然后疏通其血气，使之调和通畅，趋于正常，就是这个意思。

黄帝道：讲得好。药物的五味阴阳属性以及作用是怎么样的呢？

岐伯说：有辛甘发散作用的药物，属阳；有酸苦涌泄作用的药物，属阴；有咸味涌泄作用的药物，属阴；有淡味渗泄作用的药物，属阳。辛甘酸苦咸淡六者，其作用有的收敛，有的发散，有的缓和，有的迅急，有的燥湿，有的润泽，有的柔软，有的坚实，根据各自的功能进行选择，以调理气机，平复偏胜之气给人体造成的损伤。

黄帝说：有的疾病不是因六气的胜复变化而发生的，应该怎样进行治疗呢？有毒和无毒药物，应该先用哪种、后用哪种呢？我想听听其中的道理。

岐伯说：有毒无毒药物的运用必须视疾病具体情况而定，以病情轻重和方剂大小为依据。

黄帝说：请您讲讲制方的基本原则。

岐伯说：君药一味，臣药二味，是小方的组成法；君药一味，臣药三味，佐药五味，是中方的组成法；君药一味，臣药三味，佐药九味，是大方的组成法。寒病用热药治疗，热病用寒药治疗，病轻的逆其病气而治，病重的从其病气而治，坚实的用消减法，邪气客犯的用驱除法，虚劳的用温养法，郁结的用消散法，滞留的用攻伐法，干燥的用滋润法，拘急的用舒缓法，惊悸的用安神法，上逆的用上越法，下位的用下泻法，或用按摩法，或用洗浴法，或用敷贴药物法，或用截断制止法，或用宣通开泄法，或用发散法，实际运用要适可而止，依据病情来酌定。

黄帝问：什么是逆治和从治？

岐伯说：逆治就是正治法，从治就是反治法。顺从病症的药物多少，要根据病情来制定。

黄帝问：什么是反治？

岐伯说：就是假热用热药，假寒用寒药，胀满用补养药，泄利用泻下药。要制伏疾病的本质，必先探求其发病的根本原因。反治之法开始，药性与病性有些相同，但最终本质上是不同的。这种方法可以消除积聚，发散坚结，调理气机，使疾病痊愈。

黄帝说：说得好。应和六气的变化而发生的疾病，应该怎么治疗？

岐伯说：有逆治法，有从治法，有先逆后从法，有先从后逆法。不管怎么治，目的都是疏通气血，使气机通达，这是治病的关键。

黄帝说：说得好。如何治疗体内病症和体表病症呢？

岐伯说：体内病症影响到体表的，就应当先治其体内病；体表病症影响到体内的，就应当先治其体表病；如果体内病症影响到体表而偏重于体表的，应当先治其体表，后治体内病；如果体表病症影响到体内而偏重于体内的，应当先治其体内，后治体表病；如果是体内与体表病症不相干的，就治疗主要病症。

黄帝说：说得好。火热之气来复，使人恶寒发热，就像疟疾的症状一般，有的一天一发，有的间隔数天一发，这是为什么呢？

岐伯说：因为胜复之气相逢时，阴阳之气有多少的关系。阴气多而阳气少，发作的间隔时间就长；阳气多而阴气少，发作的间隔时间就短。这是因为胜气与复气相互搏斗，阴气阳气互有盛衰。疟疾病的发作规律也是这个道理。

黄帝说：医论说，治寒症用热药，治热症用寒药，医生是不能违背这些准则而改变其规律的。但是总有这种情况：有些热病，服用寒药后反而更热；有些寒病，服用热药后反而更寒。这样不但原有的寒与热依旧存在，还增加了新病，应当怎么办呢？

岐伯说：热病用寒药而反热的，应该滋养其阴；寒病用热药而反寒的，应该补益其阳，这就是求其属类的治疗方法。

黄帝说：说得好。服寒药而反热，服热药而反寒，这是什么原因呢？

岐伯说：这是因为只治疗了当旺之气，而没有兼顾脏腑本气，所以会出现相反的结果。

黄帝说：治求其属，而不是只治旺盛之气，可还是会出现相反的结果，为什么？

岐伯说：您问得真详尽啊！这是因为对药物的五味运用不当。五味进入肠胃后，各有其发挥作用的部位，酸味先入肝，苦味先入心，甘味先入脾，辛味先入肺，咸味先入肾。长期服用，能增强脏腑之气，这是物质生化基本规律。但长期增补脏气，会使脏气偏盛引发疾病。

黄帝说：说得好。方剂组成中的君和臣是什么意思？

岐伯说：治病的主要药物是君药，辅佐君药的药物是臣药，辅助臣药的药物是使药，并不是指药物的上、中、下三品的意思。

黄帝问：药物的上、中、下三品是指什么？

岐伯说：药物的上、中、下三品是用来说明药物有无毒性和毒性大小的。

黄帝问：说得好。疾病的内外以及治疗原则是怎样的呢？

岐伯说：依据六气的变化规律治疗时，必须辨识阴阳，确定病位的内外，然后根据病因和病位，内病从内治，外病从外治，浅轻的用调和法，严重的用平定法，急重的就要使邪气快速排出，病在体表的用发汗法，病在体内的用攻下法。选用寒热温凉不同属性的药物，根据疾病的性质和部位，随其所宜来用药，以退病邪。谨慎地遵守以上的治疗法则，就能取得全效，使气穴畅达，使人健康长寿。

黄帝说：说得好。

著至教论篇第七十五

黄帝端坐在明堂，召见雷公，问道：你精通医学的道理吗？

雷公说：我虽然通读医书却不能理解其中的道理，即便能理解，但不能分析辨别，有的虽能分析辨别却不知其中的精奥，有的虽能了解其中的精奥却不能在临证时去做。所以我的医术用于治疗百姓还是可以的，却不能够治疗侯王的疾病。我很希望能得到用以分析天地自然之道的法度，并据以综合四时阴阳，测察日月星辰，从而使经典昭明于天下，使后世更加明了，其功勋可以与二皇媲美。

黄帝说：很好。不要忘掉，这些内容都是阴阳表里、上下雌雄相互应和、感应的道理。就医学而言，应该上通天文、下通地理、中晓人事，这样的学术才能长久流传，用来教导群众，也不会再产生丝毫困惑，可以传给后世，并将成为宝贵的资料。

雷公说：请您将这些理论传授给我，以便我阅读学习，钻研理解。

黄帝向雷公问道：你知道《阴阳传》这本著作吗？

雷公说：我还不知道。

黄帝说：三阳之气守护人身之表，顺应天气变化的作用。如果手足经脉运行不正常，那么内患外邪就会相合而生病，损害阴阳之用。

雷公问："三阳莫当"这句话是什么意思？

黄帝说：三阳独至，就是手足太阳二经邪气偏胜，合并而至，来势猛烈，上犯于头引发头顶疾病，下犯于腹使大小便失禁。在外没有明显的征象，在内不知道病传何处，病变与一般发病规律不同，因此临证诊断时，经常无法确定其病属上属下，应据《阴阳传》加以识别。

雷公说：我医术粗浅，所治疾病很少能够治愈，请您说说其中的原因，解除我的疑惑。

黄帝说：三阳是至盛之阳，阳气积并而发病，主要表现为惊骇，起病像风一样迅速，像霹雳一样猛烈，九窍因此而闭塞不通，阳气盈溢，咽干喉塞。若邪气并入于阴分，会导致上下失常，下迫于肠，就会引发肠澼。这是三阳之邪积并，影响经脉，坐下就不能起立，卧下而全身沉重。以上虽然说的是三阳之病，但从中可以进一步知道天与人的关系，也能知道如何区别四时阴阳，以及如何与五行的相互配合。

雷公说：您讲得如此清晰，我尚且不能理解，您如果讲述得晦涩，我就更加不能理解了。请您再讲解得详细一些，以使我通晓这个深奥的道理。

黄帝说：你受老师的传授，如果不能把它和精深重要的理论相配合，就不能完全领会，甚至困惑。我现在告诉你这其中的要领：若人患病伤及了五藏，筋骨就会日渐小。如果像你所说的不清不楚，世上的医学就会失传。例如肾气将绝，人就会终日惶恐不安，早晚尤其严重，浑身无力，即便空闲无事，也不愿出门，厌恶应酬人事。

示从容论篇第七十六

黄帝安闲地坐着，召唤雷公问道：你研习医术，诵读医书阅览了医学以外的著作，能鉴别异同，可以说融会贯通了医学理论。对我谈谈你的学习心得吧。比如五藏、六腑、胆、胃、大肠、小肠、脾、胞、膀胱、脑髓、鼻涕、唾液、哭泣、悲哀以及水液运行，都是人体赖以生存的，也是临证时容易出差错的，必须通晓了这些道理，在治疗中才能取得好的效果，如果不能明白，就会因为失误治疗而遭到人们的怨恨。

雷公说：我诵读过《脉经》上、下篇很多遍，但鉴别异同、取类比象还不能尽善尽美，又怎能说完全懂得呢？

黄帝说：那么你在《脉经·上下篇》之外，根据通晓的知识，来讲讲五藏的病变、六腑的不和、针石的禁忌、毒药的适宜、汤液的滋味等，要尽量具体地对我描述，我也会详尽地回答你，如有其他疑问，请提出来。

雷公说：肝虚、肾虚、脾虚都能使人身体沉重、心情烦躁，采用毒药、刺灸、砭石、汤液等方法治疗后，可有的治愈，有的没有治愈，我想知道这应如何解释？

黄帝说：你的年龄很大，可所提的问题却如此幼稚，也许是我提的问题不恰当吧。我问的是《脉经·上下篇》以外的比较深奥的道理，而你却从《脉经·上下篇》的内容来回答，是什么缘故呢？脾脉虚浮像肺脉，肾脉本应微沉，肾脉小浮像脾脉，肝脉急沉像肾脉，这是很多医生都容易诊察错误的。但是按照正确的法则就能分辨清楚。至于脾、肝、肾三脏分属木、土、水，部位相近，都在膈下腹里。这是小孩子都知道的，你为什么还要问呢？

雷公说：假如有个病人头痛、筋脉拘挛、骨节沉重、虚怯少气、哕噫腹满、时常惊骇、不想睡觉，这是哪一脏器有病呢？他的脉象浮取而弦，重按坚硬如石，我不了解其中的道理，还要再问问如何用三脏的脉象比类？

黄帝说：这就需要从容详细地分析。一般来说，年长的人多饮食过度，所以应该从六腑来测知；年少的人经常运动，所以应从经络来探求；

年壮的人大多嗜欲伤情，所以应从五藏去诊察。现今你所谈的与这三条都不相符。八风积聚热气，五藏消损内伤，这是外部的邪气向内传变。所以脉浮取而弦者，是肾气不足；重按而石坚者，是肾气内著而不行；虚怯少气的人，是水津不能输布以致形体消损，气息怯弱；咳嗽烦闷，是肾气上逆的缘故。这是人受邪的情况，其病变部位在于肾脏，如果认为肝脾肾三脏俱病，是不合医理和临床实际的。

雷公又问：有一个病人，四肢怠惰无力、喘息咳嗽、肠道出血，我去诊察，以为是肺受伤，切诊其脉象却浮大而紧实，我就不敢治疗了。有个医术粗陋的医生用砭石治疗了，病出血更多，血止住后全身就感觉轻快，这是什么病呢？

黄帝说：你所能治疗的和能熟知的疾病，已经很多了，可是就此病来说，错却在你。比如鸿雁，有时也会飞至高空，那个医术粗陋的医生不过是偶然所得而已。圣人治病，总是遵循法度，引物比类，以达到高深的境界，察上可以及下，不拘守一经。现在，病人的脉象浮大而虚，这是脾气外绝，不能为胃输送津液，导致津液全部归于阳明。二火不能胜三水，所以脉象就散乱失常了。四肢倦怠无力，是脾精不能输布的缘故。气喘咳嗽，是水气并走阳明的关系。大便出血，是经脉缩急，血不畅行而旁溢的缘故。假如把本病诊断为伤肺，这是极其错误的。不能引物比类，主要是认识还不够透彻、明确。肺气受伤，则脾气不足，胃气不清，肺经之气丧失应有功能，肺脏虚损败坏，经脉偏绝不行，不能宣发和肃降输布精气，五藏精气漏泄，不衄血则呕血。这就是伤肺伤脾的不同。就如天之无象可求，地无方可理，黑白相差很远。你这次诊断失误是我的过错，我本以为你已经了解了所以没有告诉你，这里明确引用并比类《从容》的内容，所以称为诊法的法则，因为它们确实是高深奥妙的医学要理啊。

疏五过论篇第七十七

黄帝说：深远啊！探求医学之道就如同探视万丈深渊，又好像仰望天空中的浮云，深远尚且可以测量深度，而浮云却不能看到它的边际。圣人的医术，是众人的典范，其讨论裁定医学上的知识，必有一定的法则。只有遵从自然规律来探求医学理论，才能为众人造福。所以，医生有五过和四德，你知道吗？

雷公离开座位，拜了拜说：我年少愚笨，见识浅薄，不曾听说过五过和四德。虽然也能比类形证名目，但只是空洞地引用理论，不能真正明白深远博大的道理，不能回答你的问题。

黄帝说：医生给病人诊治之前，必须询问清楚患者的职位高低情况。如果是从前位居显贵后来失势，病人虽然没有受到外邪的侵袭，疾病也会由内而生，这种病叫“脱营”。如果是原来富贵后来穷困而生的病，就叫“失精”。这些病都是由于五脏之中的邪气留滞不去，使得病情兼并并日渐累及而成的。

医生诊病时，认为病变不在脏腑，身体形态会没有明显变化，就疑惑不能确定疾病的属性。但患者的身体日渐瘦削，气虚精竭，病情加重，就会阳气耗散，变得怕冷。时常惊恐不安。这种病势之所以会日益加重，是因为情志郁结，外部耗损了卫气，内部劫夺了荣血的关系。若遇到这些疾病，即便是医术很高的医生，如果不问清病人的有关情况。就不能找出原因，治愈疾病。这是诊断治疗疾病上的第一种过失。

医生诊病时，一定要问清楚病人的饮食情况和居住环境，有无突然喜乐、悲伤、或先喜乐后悲伤，这些都会损耗精气，使精气枯竭，形体衰败。暴怒则伤阴，暴喜则伤阳，阴阳都损伤，会使人气厥逆而上行，气血上涌，导致经脉胀满，形体羸瘦。医术粗陋的医生，在诊治这种疾病时，不知道该用补法还是泻法，又不了解病情，致使精气日渐虚损衰弱，让邪气盛实。这是诊断治疗疾病上的第二种过失。

擅长诊脉的医生，一定会将一般得疾病和异常的疾病类比，细致深入地了解病人的脉象变化。如果医生不懂得这个道理，做出的判断就没有值得称许的了。这是诊断治疗疾病上的第三种过失。

医生诊病时，有三种情况一定问清楚，即病人的贫贱、富贵、苦乐。首先是要问明病人在社会的地位贵贱，其次要了解他是否遭遇到地位的变迁和挫折，以及是否有当官的欲望。因为原来高官显赫的人，一旦失势，虽然没有受到外部邪气的侵袭，而精神上却会感到伤害，导致身体损坏，甚至死亡。

如果病人原来富有后来贫穷，虽然没有受到外部邪气的侵袭，也会导致皮肤毫毛焦枯不泽、筋脉拘急，进而发生痿躄或拘挛。对这些疾病，如果医生没有严谨认真的态度，就不能转变病人的精神意识，而仅是曲从病人之意，敷衍诊治。这样病人的疾患不能消除，这样的治疗也没有疗效。是诊断治疗疾病上的第四种过失。从医生的嘱咐，而表现得柔弱无能，举止不当，从而导致治疗失败，不能很好的根除疾病。这是第四种易犯的过失。

医生诊病时，必须了解发病的全部过程，以及与疾病相关的情况。在切脉诊病时，应参照男女的生理特点和病理差异。如果出现了生离死别、情绪郁结、忧伤惊恐或喜怒等情志变化，都会使五脏空虚，气血离散。如果医生不知道这些，还谈什么诊疗方法呢！原来富有的人，由于失去了财势导致身心受到了创伤，导致筋脉的荣养断绝，却仍然勉强劳作，导致津液不能产生，所以形体损败，气血滞留于内，郁结而从阳化热，使肌肉腐烂而生痈脓，亦可产生寒热病。医术粗陋的医生治疗时，总是针刺阴阳经脉，使病人的身体日渐消瘦、不能行动自如、四肢痉挛拘急，这样病人的死期也就不远了。所以，当医生不能明辨病情，不问疾病发生的原由，只看到疾病的预后不良症状，这只能是一个草率的庸医。是诊断治疗疾病上的第一种过失。

上述的五种过失，都是由于医生的学术不精，又不清楚人情世故所致。

所以说：圣人治病，必须通晓自然界阴阳的变化，四时寒暑的规律，五脏六腑经脉阴阳表里的关系，然后施用针刺、艾灸、砭石、毒药疗法，还要懂得人情事理，了解诊治疾病的常规。人因贵贱贫富而各有不同的品性，体质强弱、年龄长幼、个性勇怯等也各有不同，医生要注意这些情况，审察病色出现的部位，这样会知道病的本源，并结合四时八风正气及三部九侯的脉象进行分析，才能正确诊断并治疗疾病。

治病的关键，是人体脏气内守，并以此探求邪正变化的机理。如果人体五脏的变化不大，他的病便是介于阴阳内外之间。治病时应遵守一定的规范，不要违背取穴的方法，能这样来进行医疗，就能终身避免医疗过失。如果不清楚取穴的方法，而妄加刺灸，会使五脏之气郁结化热，六脏出现臃肿。若诊病不能审慎周密，就叫失常，只有遵守这些诊治法则，才能与经旨相符。根据《上经》、《下经》、《揆度》、《阴阳》、《奇恒》的相关理论，在通过观察病人的面部色泽审察疾病初起与终了的过程，治疗时就能得心应手，无治不效。

徵四失论篇第七十八

黄帝坐在明堂里，雷公在近旁侍坐。

黄帝说：你读书受业已经多时了，你试谈谈对医疗上的成功与失败的看法，为什么有时候能成功，为什么有时候会失败。

雷公说：在我学习医学和治疗疾病的过程中，大家都说遵循医经上的理论和老师传授的技术就可以得到十全的效果，可我这样去做了，却还是难免会有过失，这是问什么呢？

黄帝说：您是因为你年少而考虑不周到呢？还是杂合了众人的学说而缺乏分析呢？十二经脉和三百六十五络脉，这是人们所知道的，也是医生所遵循和常用的。你之所以不能收到十全的疗效，是因为治病时注意力不够集中，没有认真分析探求，不明白体外和体内病变之间的关系，所以常常产生疑惑，出现失误。

诊病不知道阴阳逆从的道理，这是治病失败的首要原因。

随同师傅学习，尚未精通就半途而废，盲目施行不正规的疗法，将错的东西误以为真理，乱立病名夸大自己的功劳，乱施砭石之术，不但治不好疾病，反会给病人留下终身痛苦。这是治病失败的第二个原因。

治病不了解病人的贫富贵贱、居处环境的好坏、身体的寒温、不注意病人饮食的喜恶宜忌、不区分病人性情的勇怯、不知道用比类异同的方法进行分析，就足以使自己头脑混乱，不能明确诊断。这是治病失败的第三个原因。

诊病的时候不问病人发病的缘由，以及是否曾有过精神上的伤害，饮食是否没有节制，生活起居是否没有规律，是否中毒等情况，就仓促切脉。怎能确诊病情？于是胡言乱语，编造病名。这种粗率的治疗作风会贻害无穷。这是治病失败的第四个原因。

有的医生喜欢夸大其词，其言语夸大到千里以外，但却不明白尺寸的道理，不明白人情事理。医生诊病时，要细致深入地分析病情，有的医生只知道诊察寸口，却诊断不出五脏之脉，更不知道疾病的起因，遇到难题，就埋怨自己学术不精，甚至归罪于老师教得不好。所以治病如果不能遵循医理，即使开业行医，没有医术也只是盲目治疗，偶然治愈就沾沾自喜。唉！医道之精微深奥，有谁能彻底了解其中的道理？医学理论就像天地一样远大，就像四海一样广深，必须反复研习。如果不懂得这个道理，即便老师传授得好，也不能彻底明白。

阴阳类论篇第七十九

立春这天，黄帝安闲地坐着，欣赏四面八方的远景，伺察着八风所至的方向，问雷公道：按照阴阳的分析方法和经脉理论，以及五藏主时的规律，你认为哪一脏器最重要？

雷公说：春季是四季的开始，属甲乙木，颜色为青，五藏中主肝，肝旺盛在春季七十二日，此时也是肝脉当令之时，所以我认为肝脏最重要。

黄帝说：我根据《上下经》中的《阴阳》、《从容》篇可以知道，你所认为最重要的，却恰恰是五藏中最不重要的。

雷公斋戒了七天，清晨又在黄帝身旁侍坐。黄帝说：三阳为经，二阳为纬，一阳为游部，知道了这些，可以知道五藏之气运行的终始了。三阳为表，二阴为里，一阴为阴气之最终，又是阳气的开始，好像阴晦的交界，都符合阴阳终始的道理。

雷公说：我还不懂其中的意义。

黄帝说：所谓的三阳，是指太阳经脉，其脉至于手太阴寸口，见脉象弦浮不沉，这是病脉，应判断气血盛衰，并参照阴阳之论，来分辨出好坏。所谓二阳，就是阳明经脉，其脉至于手太阴寸口，见脉象弦而沉急无力，这是病脉，如果出现在火热大至之时，就有死亡的危险。所谓一阳，就是少阳经脉，其脉至于手太阴寸口，上连人迎穴。见脉象弦急而不绝，这是病脉，如果出现有阴而无阳的真脏脉，就会死亡。

三阴就是手太阴肺经，是六经的主宰，其气交会于寸口，如果脉象浮鼓不浮，是太阴之气下陷而不能上升，以致心志空虚。二阴就是少阴，其脉至于肺，其气归于膀胱，外与脾胃相连。一阴就是厥阴，如果其脉独至于寸口，是经气已断绝，而脉气浮取于外的现象，所以脉不能鼓，钩而滑。

以上六种脉象，或者阳脏见阴脉，或者阴脏见阳脉，交属相并，错综复杂，都是通过五藏气化而出现的，要运用阴阳之理来分析。如果出现上述脉象，则先出现在寸口之处的为主，后出现在寸口的为客。

雷公说；我已经完全知道您的意思了，您以前传授给我的经脉道理以及我从《从容》上读到的道理，和今天您所讲的从容之法是相符合的，但我还不懂其中阴阳和雌雄的意义。

黄帝说：太阳经就像父亲那样高尊，阳明经就像一个护卫，少阳经相当于枢纽；太阴经就像母亲般滋养诸经，少阴经就像雌性那样内守，厥阴经就像使者般交通着阴阳。

二阳一阴是阳明主病，二阳不胜一阴，阳明脉虚软不动，九窍之气沉滞而不通利。三阳一阴为病，太阳脉胜，寒水之气亢盛，一阴之气不能遏制，使五藏内乱，外现惊恐。二阴二阳则病在肺，少阴脉沉而无力，少阴之气胜肺伤脾，可损伤四肢。二阴与二阳皆至交会，土邪欺辱水，病在肾，则有狂骂妄行，巅疾倒仆的症状。二阴一阳，阴胜于阳，病在肾，阴气客游在心脘，阳气不能敷布四肢，汗孔被阻塞而隔闭不同，四肢好像跟躯体分离了一样。一阴一阳，假如木胜克土，出现间歇代脉这是厥阴之气上至于心发生的病变，或上或下，没有固定的地方，饮食无味，二便不能控制，咽喉干燥，病在脾。二阳三阴发病，包括至阴脾土在内。阴气不能至于阳，阳气不能达于阴，阴阳相互隔绝，阳浮于外则内成血瘕，阴沉于里则外成肿疡；如果阴阳之气都亢盛，而病变趋向于下，在男子则会阳道生病，女子则会阴道生病。上观天道，下察地理，参合诊察来判断病人的死生日期。这样才能懂得一年当中何气居首，五藏之中何脏最重要。

雷公说：请问为什么人患上某些疾病后会在很短的时间内死亡？

黄帝没有回答。雷公再次发问。

黄帝才回答说：这在古代医经里有论述。

雷公又问：如何知道哪些疾病会在短期内死亡呢？

黄帝说：冬季三月的时候生病，如果病症脉象都属阳盛，春季正月时，脉象就有死征，初春交夏，阳盛阴衰的时候，病人就会死亡。冬季三月生病，如果病人脉证之理毫无生机，则死期是草发芽柳生叶之时，如果到春天阴阳之气都散尽，病人在正月就会死亡。春季三月生病，叫“阳杀”，阴阳之气都散尽，死期秋季草木干枯的时候。夏季三月生病，脾病而有死征的，不超过十天就会死；脉象阴阳交错，水清之时就会死。秋天三月生病，如果出现三阳的症状，不用治疗也会自己痊愈。若是阴阳交错导致的病，则会出现站立不能坐下，坐下而不能站起。如果丹阳脉单独出现，有阳而无阴，则冰坚如石时会死；二阴脉独至，有阴而无阳，死期则是正月雨水节。